精神保健福祉士シリーズ

精神保健福祉論
支援システム論

**8**

# 精神障害者の生活支援システム

[第3版]

福祉臨床シリーズ編集委員会編
責任編集＝上野容子・宮﨑まさ江

弘文堂

# はじめに

　2010（平成22）年に改正された精神保健福祉士法では、精神保健福祉士の役割が、①医療機関におけるチームの一員として治療中の精神障害者に対する相談援助、②長期在院者を中心とした精神障害者の地域移行支援、③精神障害者が地域で安心して暮らせるよう相談に応じ、必要なサービスの利用支援、地域生活の維持・継続の支援、④関連分野における多様化する精神保健福祉課題に対する相談援助、の4点に整理されました。その上で、今後の精神保健福祉士に必要な専門的知識および技術として、①医療機関等の関係機関・職種との連携・協働、②家族調整・住居確保等の地域移行促進・定着支援、③包括的相談援助のための地域における医療・福祉サービスの利用調整、④就職に関する相談や支援、⑤ケアマネジメント、コンサルテーション、チームアプローチ、ネットワーキング等、⑥行政、労働、司法、教育分野での精神保健に関する相談援助、⑦各疾患およびライフサイクルに伴う生活上の課題に対する相談援助、の7点が挙げられ、現在に至っています。

　本書『精神障害者の生活支援システム』は、従来の精神保健福祉論の一部として構成されていた精神障害者の地域生活支援に関する制度理解と生活支援の項目を新たに独立させたものと理解しています。精神保健福祉士として、精神障害者の生活を支援する活動がより重要視されているのではないでしょうか。

　本書の構成と内容は、「序章」「第1章」では、精神障害者の生活支援に向き合う精神保健福祉士の原点と視点の理解、「第2章」「第3章」では、精神障害者の生活の実態や人としての権利が侵害されてきた状況と精神保健福祉士の立ち位置と活動、「第4章」「第5章」では、居住支援、就労支援制度とそれを活用した相談援助や生活支援活動、「第6章」では、地域生活支援システムとして、ピア（当事者）活動をはじめ、各関係機関の役割・機能とそれらがソーシャルサポート・ネットワークとして機能する意味、「第7章」では、行政機関における相談援助と精神保健福祉士の活動状況と役割、「終章」では、精神保健福祉士として、どのように現代社会を捉え、問題意識をもち、精神障害者の生活支援に取り組んでいくのかについてを示しています。精神保健福祉士をめざすみなさんには、これらの基本的理解、制度・施策、ソーシャルワークの援助、生活支援等に関する知識の習得およびソーシャルな視点での問題意識などが求められています。

本書を学ぶ過程を通して、ソーシャルワークの原点である社会と人間の相互関係から対象者（精神障害者）の理解を深め、精神障害者を一人の生活者として捉える視点をしっかりと根付かせてほしいと期待しています。

　また、近年、精神保健福祉に関連する諸制度・施策がめまぐるしく変化していますので本書発行後の改定については、みなさんが学ぶ過程で確認をしていただきたいと思います。改定された制度・施策が、生活支援システムとして、実際に精神障害者にとって役に立ち、彼らが望む支援であるのかについて、学びながら理解を深めていくことができますようにと願っております。

　最後にご多忙な中、精神保健福祉士として素晴らしい実践を蓄積してこられた諸先生にご執筆いただくことができ、本書の特色を出すことができましたことを心から感謝申し上げます。そのおひとりであります谷中輝雄先生（享年73歳）は、2012年12月に逝去されました。この度の改訂にあたり、先生が遺してくださったやどかりの里をはじめとした貴重な地域生活支援活動のご実践や想いの数々を、精神保健福祉士をめざすみなさんにひき続き学んでいただきたく、原文をそのまま掲載しておりますことをご了承ください。

2018年1月

責任編者
上野容子・宮﨑まさ江

精神保健福祉士シリーズ 第8巻 精神障害者の生活支援システム［第3版］

# 目次

はじめに ……………………………………………………………………………………… iii

## 序章　精神障害者の生活支援とは何か ……………………………………………… 1
### 1. 精神障害者とは …………………………………………………………………………… 2
　　　　A. 医学モデルとしての定義付け ……………………………………………… 2
　　　　B. 医学モデルから生活モデルへ ……………………………………………… 3
　　　　C. 精神障害者が「障害者」として福祉施策の対象に
　　　　　　そして生活モデルから社会モデルへ …………………………………… 3
### 2. 障害の概念 ………………………………………………………………………………… 4
　　　　A. 新たな障害概念の定義―国際生活機能分類 …………………………… 4
### 3. 生活支援の意味を考える ……………………………………………………………… 5
　　　　A. 生活とは ……………………………………………………………………… 5
　　　　B. 生活の構成要素 ……………………………………………………………… 6
　　　　C. 病気と生活との関連性を考える …………………………………………… 6
### 4. 地域生活支援活動の経過と現況 ……………………………………………………… 7
　　　　A. 制度に基づいた公的な活動の開始 ………………………………………… 7
　　　　B. 民間活動が開始された背景 ………………………………………………… 7
　　　　C. 地域生活支援活動が法制化されていくプロセス ……………………… 8
　　　　D. 地域生活支援の制度化と精神障害者の人生 ……………………………… 9
　　事例　グループホームの活用（グループホームが制度化された翌年〔1988年〕に入居）
　　　　　………………………………………………………………………………… 9
　　　　E. 市町村における精神障害者の地域生活支援 …………………………… 10
　　　　F. 障害者総合支援法「生活支援」から「福祉サービス」へ …………… 11
　　　　G. 協議会が果たす役割 ………………………………………………………… 11
### 5. 生活支援の意味と今後の課題 ………………………………………………………… 12

## 第1章　精神障害者の基本的理解 …………………………………………………… 15
### 1. 精神障害者の定義と特性 ……………………………………………………………… 16
　　　　A. 精神障害者の定義 …………………………………………………………… 16

v

　　　　B. 精神障害者の特性 …………………………………………………… 17
　　　　C. 障害と福祉の視点 …………………………………………………… 18
　2. 人間存在としての精神障害者 …………………………………………… 20
　　　　A. 病いは残酷 …………………………………………………………… 20
　　　　B. 病気への突入 ………………………………………………………… 21
　　　　C. 病いの受容 …………………………………………………………… 22
　　　　D. 開き直り ……………………………………………………………… 22
　3. 生活者としての精神障害者 ……………………………………………… 24
　　　　A. 病者から生活者へ …………………………………………………… 24
　　　　B. 生活者とはいうものの ……………………………………………… 25
　　　　C. 意識の変革 …………………………………………………………… 26
　　　　D. 生活者への支援 ……………………………………………………… 27
　(コラム) 生活支援システムはどのように役に立つの？ ……………………… 30

## 第2章　精神障害者の生活 …………………………………………………… 31
　1. 精神障害者の生活実態 …………………………………………………… 32
　　　　A. 精神障害者はどこで暮らしているのか …………………………… 32
　　　　B. 精神疾患と精神障害者 ……………………………………………… 32
　　　　C. 在宅で生活する精神障害者 ………………………………………… 33
　　　　D. 病院や施設で暮らす精神障害者 …………………………………… 36
　　　　E. 安心して生活し続けるということ ………………………………… 36
　2. 生活状況の事例 …………………………………………………………… 38
　　　　A. 親愛なる父 …………………………………………………………… 38
　　　　B. 入院生活 ……………………………………………………………… 39
　　　　C. 人生の先輩K氏の存在 ……………………………………………… 39
　　　　D. 病気の転機 …………………………………………………………… 40
　　　　E. 社会適応訓練事業制度の活用 ……………………………………… 40
　　　　F. 仲間の存在 …………………………………………………………… 41
　　　　G. H作業所でリカバリーをする ……………………………………… 41
　　　　H. 必ず母がそばにいた ………………………………………………… 42
　　　　I. よいこと、悪いこと、すべてがいまの自分を創っている ……… 42
　3. 精神障害者と家族との関係 ……………………………………………… 42
　　　　A. 法制度から精神障害者と家族の立場を考える …………………… 42
　　　　B. 家族も当事者 ………………………………………………………… 43
　　　　C. 家族の社会的な活動 ………………………………………………… 43

|       |                                                              |    |
|-------|--------------------------------------------------------------|----|
|       | D．家族の生活状況と求めているもの                              | 44 |
|       | E．精神障害者と家族との関係                                    | 45 |
| 事例1 | 発達障害のNさんの事例（母親へのインタビューから）              | 46 |
| 事例2 | 恋愛・結婚・子育てに挑戦する本人を支援する家族                | 49 |
|       | F．家族が求める支援とは                                        | 50 |
| コラム | 長期入院から地域移行へ―奪うことと与えること                  | 52 |

## 第3章　精神障害者の生活と人権　　53

### 1．精神障害のある人の権利をめぐる状況　　54
　　　　A．精神障害のある人の生活支援としての権利擁護の重要性　　54
　　　　B．精神障害のある人の権利をめぐる状況　　54
　　　　C．精神障害のある人の権利を阻む社会的障壁　　59

### 2．地域生活における精神障害者の人権　　60
　　　　A．「生きづらさ」を感じる理由―精神障害者に対する人々の思い　　60
　　　　B．普及啓発に当たって―学校教育の現場で　　62
　　　　C．精神障害者の人権が護られるようになってきた近年　　63
　　　　D．地域で暮らす精神障害者の自立に向けた諸課題　　64

### 3．精神保健福祉士に求められる権利擁護の視点と役割　　66
　　　　A．精神保健福祉士誕生の経緯と求められる役割　　66
　　　　B．精神障害のある人が主体となる援助・支援活動　　66
　　　　C．精神保健福祉士の倫理とジレンマ　　67
| 事例 | セルフ・アドボカシーを高めるかかわり　　68
　　　　D．精神保健福祉士としての立場を活かした権利擁護活動を目指して　　69

### 4．精神障害のある人の権利を護るシステム　　71
　　　　A．権利擁護を具現化する主たるシステム　　71
　　　　B．成年後見制度―成立の経緯と概要　　72
　　　　C．日常生活自立支援事業の創設の経緯と概要　　74
　　　　D．法定後見制度の利用事例　　75
　　　　E．最近の動向と精神保健福祉士としてのかかわり　　76
| コラム | 精神保健福祉士に望むこと　　78

## 第4章　精神障害者の居住支援　　79

### 1．精神障害者にとっての住生活の意味　　80
　　　　A．住生活とは　　80

　　　　B. 精神障害者の処遇の歴史と住生活 ································ 80
　　　　C. 地域で暮らす時代の中で ········································ 82
　　　　D. 精神に障害のある人への居住支援 ································ 83
2. 居住支援制度の概要 ······················································ 84
　　　　A. 適切な住居に住むことは権利として ································ 84
　　　　B. 精神保健福祉施策と居住資源 ···································· 85
　　　　C. 精神障害者が利用できる居住資源 ································ 87
　　　　D. 住生活を支える施策 ············································ 88
3. 居住支援における専門職の役割と機能 ······································ 90
　　　　A. 専門職に求められる視点 ········································ 90
　　　　B. 居住支援における精神保健福祉士の役割と機能 ···················· 91
　　　　C. 本人が望む地域生活の支援 ······································ 93
4. 住居支援事例 ···························································· 94
　　　　A. 精神保健福祉士の役割 ·········································· 94
　　事例　退院にネガティブなIさんへの支援 ································ 94
　　　　B. 精神保健福祉士の支援の視点 ···································· 98
5. 住居支援における近年の動向と課題 ········································ 99
　　　　A. 精神保健福祉施策の動向 ········································ 99
　　　　B. 障害者総合支援法における住居支援 ······························100
　　　　C. 生活の場を作り出していくこと ··································104
6. 住居支援の担い手と連携・協働 ············································104
　　　　A. 顔のみえるネットワークの形成で一人暮らしへの生活支援 ··········104
　　事例　40歳代後半の統合失調症の男性 ····································104
　　　　B. アウトリーチ支援 ··············································106
　　　　C. 地域生活支援の精神保健福祉士の視点 ····························108
　　　　D. 協議会 ·······················································108
　　コラム　長期入院患者の地域移行 ········································109

# 第5章　精神障害者の就労支援 ··············································111
1. 精神障害者にとっての就労の意味 ··········································112
　　　　A. 働く意味 ·····················································112
　　　　B. 精神障害者の生活状況 ··········································113
　　　　C. 精神障害者の就労状況 ··········································113
　　　　D. A子さんの就労—病気と障害を受容した時 ························114
2. 就労支援制度の概要 ······················································116

　　　　A. 労働・福祉の各分野で行われている就労支援 …………………116
　　　　B. 障害者福祉施策における就労支援制度 …………………………116
　　　　C. 障害者雇用施策における就労支援制度 …………………………118
　　　　D. 精神障害者の就労支援制度 ………………………………………122
3. 就労支援に関わる専門機関・専門職の役割と機能 ……………………125
　　　　A. ハローワーク ………………………………………………………125
　　　　B. 地域障害者職業センター …………………………………………126
　　　　C. 障害者就業・生活支援センター …………………………………127
　　　　D. 障害者職業能力開発校 ……………………………………………128
　　　　E. 就労移行支援事業所 ………………………………………………128
　　　　F. 就労継続支援事業所 ………………………………………………129
　　　　G. 企業 …………………………………………………………………129
4. 就労支援—連携と支援システムづくり ………………………………131
　　　　A. 変化してきた就労支援 ……………………………………………131
　　　　B. 就労支援ネットワークづくりの現状 ……………………………132
　　　　C. 連携・ネットワークづくりに大切なこと ………………………134
5. 就労・雇用支援事例 ………………………………………………………135
　　　　A. 作業所利用から一般就労へステップアップしたNさん ………136
　　　　B. 障害者自立支援法の事業所を通したSさんの就労支援 ………138
6. 就労支援における近年の動向と課題 ……………………………………140
　　　　A. 近年の動向 …………………………………………………………140
　　　　B. 今後の課題 …………………………………………………………142
　　コラム　働くとは ………………………………………………………………144

## 第6章　地域社会における生活支援システム ……………………145
1. 生活支援システム構築の意味 ……………………………………………146
　　　　A. 地域資源の生活支援システム ……………………………………146
　　　　B. 潜在能力と自由を保障する—平等にある権利 …………………147
　　　　C. 学び支え合う責任を分かちもつパートナーシップ ……………147
　　　　D. 活動原則 ……………………………………………………………148
　　　　E. 相互支援を基盤とした生活支援システム ………………………151
2. 精神障害者のピア活動 ……………………………………………………153
　　　　A. ピア活動との出会い ………………………………………………153
　　　　B. ピア活動を通して …………………………………………………156
　　　　C. 職業としてのピア活動 ……………………………………………157

  D. 新しい世界観―"ピアサポート" ……………………………………………… 158
  E. ピアサポートをめぐる最近の動向（2013〜2017）…………………………… 159

## 3. 家族支援の動向 ……………………………………………………………………… 161
  A. 家族が元気になるための14の原則 ………………………………………… 161
  B. 精神保健福祉分野における家族支援の系譜 ………………………………… 162
  C. 家族を支えるケアマネジメント ……………………………………………… 164
  D. 家族支援に関する調査報告 …………………………………………………… 164

## 4. 地域生活支援事業とは ………………………………………………………………… 166
  A. 地域生活支援事業の実施主体 ………………………………………………… 166
  B. 地域生活支援事業の目的 ……………………………………………………… 166
  C. 地域生活支援事業の概要 ……………………………………………………… 167
  D. 地域生活支援事業の財源 ……………………………………………………… 169
  E. 地域生活支援事業所の機能 …………………………………………………… 169

## 5. 医療機関の役割と機能 ………………………………………………………………… 171
  A. 精神科医療の歴史 ……………………………………………………………… 171
  B. 精神科医療の現状 ……………………………………………………………… 172
  C. 今後の医療機関における課題 ………………………………………………… 174

## 6. 行政機関の役割と機能 ………………………………………………………………… 175
  A. 行政機関が置かれている状況 ………………………………………………… 175
  B. 行政立法と施策 ………………………………………………………………… 177
  C. 精神保健福祉に関する行政機関 ……………………………………………… 177

## 7. 相談支援の成り立ち …………………………………………………………………… 181
  A. これまでの経緯 ………………………………………………………………… 181
  B. 基本相談支援 …………………………………………………………………… 182
  C. 相談支援事業者 ………………………………………………………………… 183
  D. 障害者総合支援法における計画相談 ………………………………………… 184
  E. 相談支援の構成 ………………………………………………………………… 185
  F. 地域移行支援・地域定着支援 ………………………………………………… 186
  G. 地域相談事例 …………………………………………………………………… 186

## 8. 生活支援システムづくりの事例 ……………………………………………………… 189
  A. 自立と生活支援システム ……………………………………………………… 189
  B. 支援システムがうまく機能しなかった事例 ………………………………… 190
  事例1 Kさんの危機に気付かなかったシステム ………………………………… 190
  C. 地域ピアサポーターと結びついた支援システム …………………………… 191
  事例2 支援システムを動かしたNさんの強い意思 ……………………………… 191

　　　　　D. 生活支援システムづくり ……………………………………………192
**9. ソーシャルサポート・ネットワークの今後の課題** …………………………193
　　　　　A. 生活を支える資源 ……………………………………………………193
　　　　　B. ソーシャルサポート・ネットワークとは …………………………194
　　　　　C. ソーシャルサポート・ネットワークの活用 ………………………195
　　　　　D. ソーシャルサポート・ネットワークの今後 ………………………196

## 第7章　行政における相談援助 ……………………………………………199
**1. 市町村における相談援助の担い手** ……………………………………………200
　　　　　A. 市町村による精神障害者への相談援助の背景 ……………………200
　　　　　B. 市町村における相談援助の担い手 …………………………………202
　　　　　C. 行政による相談支援の担い手としての精神保健福祉士の役割 …203
**2. 市町村における相談援助の事例** ………………………………………………206
　　　　　A. 市町村の体制はいろいろ ……………………………………………206
　　　　　B. 市町村におけるソーシャルワークの事例 …………………………206
　　事例1　長期入院者の初めての退院、地域生活 ……………………………206
　　事例2　民生委員が悩む、地域の有名人 ……………………………………207
　　事例3　相談支援事業所とともに支える ……………………………………208
　　事例4　保健センターでキャッチ　精神科受診へ …………………………208
　　事例5　医療中断の生活保護受給者 …………………………………………209
　　事例6　地域包括支援センターより「息子が介護の邪魔をする」………209
　　事例7　義務教育・子育て支援、本当に必要なのは母の支援 ……………209
　　事例8　市長同意から後見人へ ………………………………………………210
　　事例9　医療観察法に基づく地域処遇 ………………………………………210
　　　　　C. 市町村相談支援のまとめ ……………………………………………211
**3. 広域行政機関** ……………………………………………………………………211
　　　　　A. 行政機関における相談援助の原則 …………………………………211
　　　　　B. 精神保健福祉センターにおける相談援助 …………………………211
　　　　　C. 保健所における相談援助 ……………………………………………213
　　　　　D. 広域行政機関と市町村との関係 ……………………………………214
　　　　　E. 広域行政機関における課題 …………………………………………214
**4. 広域行政機関における事例** ……………………………………………………216
　　　　　A. 広域行政機関の相談支援のあらまし ………………………………216
　　　　　B. 相談支援の実際 ………………………………………………………217

|  事例1  | 精神保健福祉法23条の対応 | 217 |
|---|---|---|
|  事例2  | 精神保健福祉法24条の対応 | 217 |
|  事例3  | 受診援助 | 218 |
|  事例4  | 思春期精神保健事例の対応 | 218 |

   C. 地域精神保健福祉活動の実際——児童青年期マネジメント事業 … 219
   D. 広域行政機関の今後の課題 … 220

|  コラム  | 動き出したソーシャルファーム | 221 |
|---|---|---|

## 終章　精神障害者と現代社会 … 223

### 1. あたりまえの生活をめざして … 224
   A. あたりまえの世界の喪失 … 224
   B. 失って知る仲間の大切さ … 225
   C. 再生と創造 … 226

### 2. 市民として生きる … 228
   A. 生活支援システムと市民 … 228
   B. 互いに助け合う社会の構築——相互交流と地域貢献 … 229
   C. 相互支援の権利擁護活動——ピアサポート … 229
   D. ピアカウンセリング … 229
   E. ピアアドボケイトに学ぶ … 230
   F. リカバリーの道を地域に拓く … 233
   G. 相互支援の地域力形成 … 234

### 3. ソーシャル・インクルージョンの理念と現代社会 … 236
   A. 現代社会の問題とその背景 … 236
   B. 現代社会の問題に対する改善・解決に向けて … 237
   C. ソーシャル・インクルージョンの理念を施策化へ … 239

## キーワード集 … 241

## 索引 … 252

# 精神障害者の生活支援システム (30時間)〈シラバスと本書との対応表〉

## シラバスの内容　ねらい

- 精神障害者の生活支援の意義と特徴について理解する。
- 精神障害者の居住支援に関する制度・施策と相談援助活動について理解する。
- 職業リハビリテーションの概念及び精神障害者の就労支援に関する制度・施策と相談援助活動(その他の日中活動支援を含む)について理解する。
- 行政機関における精神保健福祉士の相談援助活動について理解する。

| シラバスの内容 含まれるべき事項 | 想定される教育内容の例 | | 本書との対応 |
|---|---|---|---|
| ①精神障害者の概念 | ○精神障害の特性と人としての一般性 | ●疾病と障害の併存 | 序章1-2、第1章 |
| ②精神障害者の生活の実際 | ○精神障害者の生活実態 | | 第2章、第4章1、第5章1 |
| ③精神障害者の生活と人権 | ○精神障害者の生活支援の理念と概要 | ●統合的生活モデル | 序章3-5、第3章1・3 |
| | ○地域生活における精神障害者の人権 | | 第3章2・4 |
| ④精神障害者の居住支援 | ○居住支援制度の概要 | | 第4章2 |
| | ○居住支援に係わる専門職の役割と連携 | | 第4章3 |
| | ○居住支援の実際 | | 第4章4 |
| | ○居住支援における動向と課題 | ●援助付住宅 | 第4章5 |
| | ○関係する組織、団体、専門職、自助組織等との連携 | ●国・都道府県・市町村の役割と連携 | 第4章5-6 |
| ⑤精神障害者の就労支援 | ○就労支援制度の概要 | ●障害者の雇用の促進等に関する法律(障害者雇用促進法)、ジョブガイダンス<br>●障害者雇用率 | 第5章2 |
| | ○就労支援に係わる専門職の役割と連携 | | 第5章3-4 |
| | ○就労支援の実際 | | 第5章5 |
| | ○就労支援における動向と課題 | | 第5章6 |
| | ○関係する組織、団体、専門職、自助組織等との連携 | ●国・都道府県・市町村の役割と連携、ハローワークとの連携<br>●地域障害者職業センター | 第5章3-4 |
| ⑥精神障害者の生活支援システムの実際 | ○精神障害者の自立と社会参加 | | 第6章 |
| | ○生活支援の実際 | ●海外における生活支援モデル | 終章 |
| | ○ソーシャルサポートネットワーク | ●ピアサポートシステム | 第6章9、終章2 |
| ⑦市町村における相談援助 | ○精神保健福祉相談員 | | 第7章1-2 |
| ⑧その他の行政機関における相談援助 | ○都道府県、保健所、精神保健福祉センター等における精神保健福祉士の機能と役割 | | 第7章3-4 |

注)この対応表は、厚生労働省が発表したシラバスの内容が、本書のどの章・節で扱われているかを示しています。
　全体にかかわる項目については、「本書との対応」欄にはあげていません。
　「想定される教育内容の例」で挙げられていない重要項目については、独自の視点で盛り込んであります。目次や索引でご確認ください。
出典)社会福祉振興・試験センター　精神保健福祉士国家試験出題基準・合格基準　試験科目別出題基準別添「精神保健福祉士国家試験　試験科目別出題基準」より。
　http://www.sssc.or.jp/seishin/kijun/attachment.html#seishin17(最終アクセス2017年9月21日)

# 序章　精神障害者の生活支援とは何か

**1**
精神障害者は、歴史的に法制度上どのように定義されてきたのかをふり返る。

**2**
精神障害者を生活モデル・社会モデルとして捉えることの重要性を考える。「生活とは何か」、あらためてその意味を自らの生活を通して考えてみよう。

**3**
精神障害者を生活モデル・社会モデルとして捉え、その支援活動はどのような歴史的経過を辿ってきたのかを知る。

わが国における精神障害者の地域生活を基盤とした生活支援が注目されるようになったのは 1980 年代からであるが、それ以前の 1960 年代後半頃から地域生活支援の活動は既に始まっていた。当初生活支援に関する制度は皆無な状態にもかかわらず、全国に草の根的に作業所や居住支援の形態で展開され拡がっていった。精神障害者が地域生活を維持・継続するためには、どうしても地域に受け皿が必要で、家族や精神障害を有した当事者にとっては目の前に迫ったニーズだったからである。

本章では、生活支援活動は、精神障害者を一人の生活者あるいは生活モデル・社会モデルとして対象化した実践の証であることをあらためて確認したい。全国的に生活支援活動が実体化して拡大していき、やっと 1987（昭和 62）年の精神保健法において作業所は授産施設として、居住支援は援護寮として制度化された。つまり、実体化の成果として制度化されたのである。以降、障害者総合支援法に至るまで、施策・制度は少しずつ充実してきているが、医療費助成と比較すると地域生活支援活動に関する助成制度はまだまだ大きな較差がある。なぜ地域生活支援活動の必要性が叫ばれながらこのような状況なのか、あらためて精神障害者にとって生活支援はどのような意味があるのか、生活支援の意味を問いながら、精神障害者の生活支援のあり方を考えてみる。

# 1. 精神障害者とは

## A. 医学モデルとしての定義付け

法制度上、精神病者に代わり「精神障害者」の名称が用いられるのは、1950（昭和 25）年の精神衛生法からで「精神障害者とは、精神病者（中毒性精神病者を含む。）精神薄弱者及び精神病質者をいう」と定義している。岡上和雄他編著の『精神保健福祉への展開―保健福祉ニードからみた到達点と課題』（1993）によると、これは、世界保健機関（WHO）が 1948 年に改訂した国際疾病分類第 6 版（ICD-6）の mental disorders を精神障害と訳したことから使われるようになったとされている。しかし、精神衛生法においては、かなり限定されたもので「医療と保護を必要とする者」と対象範囲を規定した。

1993（平成 5）年の精神保健法改正では、精神障害者を「精神分裂病、

---

精神保健法

障害者総合支援法

精神病者

精神障害者

精神衛生法

世界保健機関（WHO）

国際疾病分類
International Classification of Diseases; ICD
1900 年に第 1 回国際死因分類として国際統計協会により発表された。以降、10 年ごとに見直しされている。第 7 版から、死因だけでなく疾病分類が加わり、医療機関において疾病管理に使用されるようになった。現在のICD-10 は 1990 年に世界保健総会で採択されたもので 2007 年に改訂版が出されている。

中毒性精神病、精神薄弱、精神病質その他の精神疾患を有する者をいう」と定義し、1999（平成11）年の精神保健福祉法改正ではさらに対象疾病を拡大し、WHOの国際疾病分類第10版（ICD-10）のカテゴリーF（精神および行動の障害）すべてを精神障害とした。つまり、精神衛生法から精神保健福祉法まで制度上定義された精神障害者は「医学モデル」として「医療と保護が必要な人」として捉えられていたといえる。

> 精神保健福祉法
>
> 医学モデル

## B. 医学モデルから生活モデルへ

　精神障害者を医学モデルではなく、一人の生活者、すなわち「生活モデル」として捉え、福祉の対象とする障害者の概念が出てきたのは、1980年の国際障害分類（ICIDH）からである。ICIDHの理論に基づいてわが国で発表した上田敏の障害論を、蜂矢英彦が精神障害の場合に合わせて理論構築し直し、精神障害における疾患と障害の構造論として「陰性症状であれ陽性症状であれ、その症状の存在によって日常生活に困難・不自由・不利益が生じていれば障害があるというべきである」とした。当時、精神障害者の生活支援に携わっている関係者は、既に対象者を「生活者」として捉え、「精神病はその人が有している病気の一つであり、その人のすべてではない」と認識していたので、蜂矢の理論は、その当時において、精神障害者に対する生活支援の根拠を示すものとして大きな意味をもった。しかし、この理論もやはり、疾病から起因して構造化されていることから、完全に医学モデルから脱したものではなかった。

> 生活モデル
>
> 国際障害分類
> ICIDH; International Classification of Impairments Disabilities and Handicaps

　1986（昭和61）年、当時の公衆衛生審議会において、「精神障害者の社会生活の援助体制作りにあたっては、精神障害者が単なる病者というだけでなく、社会生活上の困難、不自由、不利益を有する障害者であるという点を共通理解とする必要があることはいうまでもない」という見解を出した。審議会には地域生活支援関係者が委員として出席しており、地域生活支援の現場では、既に生活モデルとして精神障害者を捉え、生活を支援する視点と活動はあたりまえの支援となっていることを意見具申してきた結果が反映されたものであった。

> 公衆衛生審議会

## C. 精神障害者が「障害者」として福祉施策の対象に そして生活モデルから社会モデルへ

　1993（平成5）年、心身障害者対策基本法が障害者基本法と呼称が変わり3条「全ての障害者は、個人の尊厳が重んぜられ、その尊厳にふさわ

> 心身障害者対策基本法
>
> 障害者基本法

**[欄外キーワード]**
ノーマライゼーション

国際障害者年行動計画
普通の市民

社会福祉法

福祉サービス

障害者基本法

い生活を保障される権利を有する」と理念が記されている。第一号では、「全て障害者は、社会を構成する一員として社会、経済、文化その他あらゆる分野の活動に参加する機会が確保される」とノーマライゼーションの理念も盛り込まれ、さらに社会モデルとして位置づけられた。これは1980年の国連の国際障害者年行動計画で定義された「通常の人間的なニーズを満たすのに特別の困難を持つ普通の市民」が反映されたものといえる。また2000（平成12）年に制定された社会福祉法4条「地域福祉の推進」では、障害者を「福祉サービスを必要とする地域住民」と捉えており、病院や施設でなく、地域であたりまえに暮らすことが前提となっている。さらに2004（平成16）年の障害者基本法改正では、2条で障害者の定義が「障害があるため、継続的に日常生活又は社会生活に相当な制限を受ける者」とされた。法制度上、医療の対象であった精神障害者が、障害者基本法によって身体・知的障害とともに「障害者」として位置付けられ、障害者施策の対象となり、生活モデル、社会モデルとして制度上認知されたのである。さらに、2011（平成23）年の障害者基本法の一部改正では、2条において、「障害者が受ける制限は、機能障害のみに起因するものではなく、社会におけるさまざまな障壁と相対することによって生ずる」とする「社会モデル」として障害者の定義を見直し、「障害がある者であって、障害及び社会的障壁により継続的に日常生活又は社会生活に相当な制限を受ける状態にあるもの」とした。

# 2. 障害の概念

## A. 新たな障害概念の定義―国際生活機能分類

国際生活機能分類
ICF; International Classificaition of Functioning,Disability and Health

2001年、ICIDHの改訂版としてWHO総会で承認されたのが国際生活機能分類（ICF）である。障害を焦点化せず、人々の生活にかかわるすべてを対象とし、生活上の障害は日々の生活を支える環境（さまざまな諸条件）により大きく影響を受け、障害の有無にかかわらず、常に環境との関連において変化するという考え方で、障害者の障害に限定せず、人々の生活に関するすべての機能を包括的に捉えることとした。背景因子（環境因子・個人因子）が加わったことにより、障害が構造的に固定されたものでなく、環境因子によって相互に影響し合うという概念が取り入れられたこ

とになる（図 序-2-1）。

　これは、精神障害者の生活と障害との関連性を考える上でとても重要なことである。環境因子は家族、近所付き合い、学校、勤務先、近隣との関係などの地域の状況、行政施策、制度、支援機関など、生活に関係し影響を与えるすべての資源を意味している。精神障害者の生活支援においては、環境因子と本人、本人の障害特性との関係性を捉え、両方が相補の関係となるよう働きかけることが求められる。

図 序-2-1　ICIDH から ICF へ

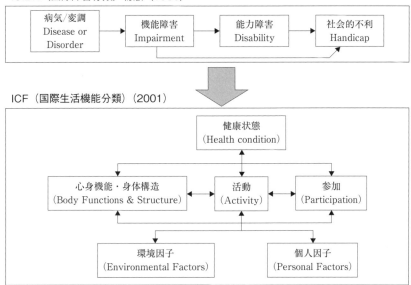

出典）世界保健機関（WHO）／障害者福祉研究会編『ICF 国際生活機能分類―国際障害分類改定版』中央法規出版，2003, p.17 より改変.

# 3. 生活支援の意味を考える

## A. 生活とは

　生活（Life）とは、人が生きている限り、その命を維持し、育むために営んでいく必要不可欠の活動である。

　基本となる衣・食・住の他、日常生活行動、仕事、余暇を楽しむこと、コミュニケーションをとること（人とつながること）や社会人としての営みのすべてが生活と考えられる。

## B. 生活の構成要素

　生活の意味をインターネットや辞書で引いてみると、生活を構成する要素には以下のようにさまざまなものが挙げられている。各要素は生活していく上で必要不可欠のものであるが、生活の営みにおける各要素の構成状況は個々の生活史や生活様態によって一人ひとり異なるので、生活の質や満足度も一様でなく多様であることを理解しよう。

①食事：生活の糧(かて)
②居住：住む、自分の住まいを住みやすい空間にする
③服飾（衣）：着る、自分らしい服飾
④労働：働く、活動する、目的のある所定の行動をとる
⑤家計：家の経済、エンゲル係数
⑥コミュニケーション：話す、聞く（聴く）語らう、家族団らん、議論、意見交換
⑦性：各々の性を意識し、お互いを尊重し合う
⑧恋愛・結婚：恋愛し、結婚してよき伴侶をもつ
⑨出産・育児：子どもを産み育て教育する
⑩扶養：家族や親族の世話をする
⑪葬儀：死に伴う人生の儀式
⑫余暇：趣味などの自由な時間を楽しむ
⑬信仰：人生の糧となる拠りどころ

　以上のことから各自の生活は多様性をもっており、精神障害者の生活も同様である。生活支援をする場合、一人ひとりの生活を尊重する視点がとても重要である。

> エンゲル係数

## C. 病気と生活との関連性を考える

　病気によってその人がこれまで営んでいた生活が、変化を余儀なくされることは誰にでも起こりうることである。病気が回復してくればその人が営んできた生活を取り戻すことができるはずだが、失ったものを再び取り戻すことは容易なことではない。

　特に精神障害者の場合、病気が悪化している時は入院治療や療養を余儀なくされた医療中心の生活となり、場合によっては休学や退学、休職や離職を選択せざるをえない状況となる。病状が回復して再び就職を目指してもなかなか期待通りにいかず、精神病を発症したことにより、その人が築いてきた生活基盤があっけなく崩れ生活構造が変化してしまう。そのよう

な時でも再び立て直した生活目標や課題にそった支援を受けることができれば、必ずしも失ったままの生活を強いられるのではなく、その人なりの生活を取り戻し、希望する生活に近づけていくことができるはずである。

しかし、それを修復するための生活支援システムは1987（昭和62）年に成立した精神保健法まで構築されてこなかったのである。

# 4. 地域生活支援活動の経過と現況

## A. 制度に基づいた公的な活動の開始

1965（昭和40）年の精神衛生法一部改正において、地域で生活している精神障害者の予防活動、再発防止活動が保健所の役割として位置付けられ、保健師の訪問活動が開始された。公的な地域生活支援活動の幕開けである。

当初、未治療状態にある精神障害者を治療に結びつけることが制度上の目的であったが、保健師が地域にいる精神障害者の実生活に直接触れるようになると、これまでにみえてこなかった実態が浮き彫りになってきた。例えば、自宅以外に居場所がなく、ひっそりと閉じこもっている様子や、仕事に就ける状態まで回復しているが仕事がみつからない、一日中家族が保護している状況など、地域で孤立している様子に遭遇したのである。

その後、医療機関とは異なり、精神障害者の地域生活を支援し、地域生活を可能とするためのリハビリテーション活動を目的として、1971（昭和46）年に日本初の公設リハビリテーションセンターである川崎市社会復帰医療センター、その後、東京都に世田谷リハビリテーションセンター、熊本県にあかね荘、北海道に音更リハビリテーションセンターなどが開設されていった。しかしそれらも設置数が少なく、全国的に偏在しており、地域に根ざしたものとはいいがたい状況で、医療・保健関係者からの紹介ルートで利用する以外はほとんど周知されず、当事者や家族にとって決して利用しやすいものではなかった。

> 川崎市社会復帰医療センター

## B. 民間活動が開始された背景

1970（昭和45）年、埼玉県大宮市（現さいたま市）にやどかりの里が

> やどかりの里

開設される。

　当時、埼玉県の精神病院のソーシャルワーカーであった谷中輝雄（2012〔平成24〕年没）は、病気が安定しているにもかかわらず、家族と音信が途絶えていたり、家族が受け入れを拒否しているために退院ができない患者の「退院したい」という声に応え、退院後のアフターケアとして、近隣の建物を借り上げて退院した人たちの居住施設を開設したのが民間における精神障害者の地域生活支援活動の始まりである。

あさやけ作業所

　その後、地域の市民団体と養護学校の教員たちが共同して創設したあさやけ作業所（東京都小平市）の「働く場づくり」としての作業所づくりなど、関係者の熱意に支えられながら、全国的に精神障害者の地域生活支援活動が展開されていった。この原動力は、国の制度が何も整備されていない中、地域で生活する精神障害者の再発防止、地域に同じ病気や障害をもった人たち同士の支え合い・交流の場の確保、家族同士の支え合いなどのニーズに応えるために、自ら創設せざるをえない必要に迫られた状況に拠るところが大きかった。

## C. 地域生活支援活動が法制化されていくプロセス

　1987（昭和62）年に成立した精神保健法により精神障害者社会復帰施設（精神障害者生活訓練施設（援護寮）、精神障害者授産施設、精神障害者福祉工場、精神障害者福祉ホーム）、地域生活援助事業としてグループホームがそれぞれ法制化された。

精神障害者生活訓練施設（援護寮）
精神障害者授産施設
精神障害者福祉工場
精神障害者福祉ホーム
精神障害者小規模作業所

### ［1］精神障害者小規模作業所の活動の状況

　精神保健法制定後も作業所は相変わらず法定外施設のままであったが、1987（昭和62）年から国庫補助が開始され、1985（昭和60）年に185か所であったのが、10年後の1995（平成7）年には1,000か所を超えるほど増設されていった。作業所の活動は、これまで医療の対象として捉えていた精神障害者を生活モデルとして捉えるモデル転換に大きな役割を果たした。

グループホーム

### ［2］グループホームの法制化

　長期入院後、病状が安定して退院をしてこようとしている人、家族から独立して一人住まいを始める人たちにとって、住まいを確保することは必須のことであったが、家族の保証人引き受け拒否、保証人がいないなどが理由で、住まいの確保は困難を極めた。また、長期入院後の退院者に対し

ては、一人暮らしの練習が必要であった。そのための受け皿としてグループホームの制度化は待ち望まれていたものだった。

### [3] 精神障害者社会復帰施設の法制化

精神障害者小規模作業所の活動が拡大発展していき、精神障害者授産施設や精神障害者福祉工場が法制化された。精神障害者社会復帰施設は、働く支援をより充実させていくために設置されたものである。

精神障害者授産施設は、一般企業での就職が困難な人たちが、支援を受けながら働くことができる場である。精神障害者福祉工場は、雇用関係を結びながら労働者として働ける場であり、必要な生活支援も受けることができる。

就労支援を積極的に行っている作業所は、授産施設や福祉工場に移行する所も出てきた。制度化されたことによって、補助金の額が増額され、スタッフ数、施設規模などが以前より充実するようになった。一方、法定外施設であった作業所時代は、個々の独自性や特徴を自由に発揮して活動することができたが、法定施設となると制度基準に依拠したものでなければならず、これまで当事者とともに築いてきた活動の独自性や個性が損なわれる面も出てきた。

1999（平成11）年精神保健福祉法において精神障害者地域生活支援センターが制度化された。2000（平成12）年に全国社会福祉協議会が地域生活支援センター活動の基本構想を打ち出しているが、その中で障害者に対する地域生活支援について「地域生活支援とは、本人の足りないところをサポートして、現存している能力のままで、地域生活を成り立たせ、社会参加を図ろうとするものである」「医療や能力を伸ばすことに直接の目的をもつリハビリテーションも重要なサービスであるが、あくまでも資源の一つにすぎない」としている。精神障害者の地域生活支援も同様なのである。精神障害者地域生活支援センターは、従来の授産施設などの社会復帰施設とは異なり、生活上の相談に訪れたい人たちは誰でも利用することができる場として相談機能をより充実させることが期待されて設置された。

*精神障害者社会復帰施設*

*精神障害者地域生活支援センター*

*全国社会福祉協議会*

## D. 地域生活支援の制度化と精神障害者の人生

**事例** グループホームの活用（グループホームが制度化された翌年〔1988年〕に入居）

Yさんは、23年の入院生活を経て退院許可が出た。しかし、家族とはだいぶ以前から音信不通で、退院しても家族の下に戻れないし、病院外の生活は想像しにくいこともあり不安感が募るばかりで、当初退院を拒否し

**グループホーム**

ていた。病院のソーシャルワーカーは、隣接地域でグループホームが開設されたとの情報を得て、Yさんに、同じような仲間が共同して住むことができるグループホームの概要を説明し、ひとまず見学してみようということになった。同行して見学をし、スタッフに説明を聞く中で、病院に入院しながらその部屋にお試し宿泊ができることをYさんは知った。恐る恐る1泊2日から宿泊の練習を開始し、徐々に宿泊回数を増やしていき、Yさんはゆっくりと地域生活に慣れていった。病院外の地域で生活している仲間の生活ぶりを見聞きする機会を重ねていくうちに、いつの間にか退院したい気持ちになっている自分に気がついた。現在は、グループホームで生活しながら、入院前に働いていたクリーニングの仕事を生かして、作業所でYさんはユニホームの洗濯とアイロンがけの仕事をするようになった。

　グループホームが制度化されたことによって、従事する職員を配置できるようになり、入居している人たちの身近な所で、食事作りなどの家事援助や生活上の困りごとの相談に応じることができるようになった。

## E. 市町村における精神障害者の地域生活支援

　2002（平成14）年より保健所から市町村へ精神保健福祉業務が移管し、3障害を総合的に支援する体制づくりが開始され、市町村としての責任性、主体性、普遍性、透明性などが強く求められるようになった。2006（平成18）年には障害者自立支援法が施行され、市町村に課せられた業務はこの10年間で大幅に拡大されており、実施機関としての役割と責務は増える一方である。しかし、相談窓口に関係機関との連絡・調整機能（ケアマネジメント機能）をもっている社会福祉士や精神保健福祉士が配置されている市町村は増加傾向にあるとはいえ、まったく配置されていない市町村も多く、市町村が責任主体である相談支援活動は、民間に委託されていく傾向にある。

**障害者自立支援法**

　近年、市町村の厳しい財政状況において、社会福祉士や精神保健福祉士の専門職を配置することが困難な状況の改善については、今後も大きな期待がもてないであろう。行政だけですべての支援ができるはずがない。そこで市町村における地域生活支援システムを、対象者のニーズを身近に把握可能な民間の障害福祉サービス事業所（NPO・社会福祉法人など）や、住民活動との協力体制の下に構築していくことが急務となっている。

　そのために行政と、民間の障害福祉サービス事業所、ボランティアなどの住民が地域生活支援を進めていくためのネットワークづくりが求められ

る。その際に、各々の立場や職種によって、ネットワークづくりに果たす役割と機能を明確にし、その上でどのような協力体制が構築できるのか、共有することが重要になる。地域生活支援に取り組む関係機関、関係者のお互いの関係性は対等であることも充分認識しておこう。このような共通理解と関係性が構築されて、初めて地域における生活支援ネットワークシステムは形成されていく。

## F. 障害者総合支援法「生活支援」から「福祉サービス」へ

　精神障害者の地域生活支援を支えてきた社会復帰施設や作業所は、2006（平成18）年に制度化された障害者自立支援法によって施設機能がなくなり、訪問系サービス、日中活動系サービス、居住系サービスを提供する福祉サービス事業所として位置付けられた。福祉サービスを受ける障害者は、障害の程度によりどの程度の支援が必要なのかを認定する障害支援区分認定調査を受けた上で、17の福祉サービスの中からサービスを受けることになる。それらのサービスをニーズに応じて組み合わせて利用することもできる。これらの福祉サービスを利用する者は、福祉サービスを買う消費者として存在することになる。「生活支援」の用語は、市町村と都道府県が実施主体となった「地域生活支援事業」の中で位置付けられている。

　障害者自立支援法における障害者福祉は、これまでの障害種別で分かれていた施設体系から、地域において在宅で生活し続けるライフステージに応じた福祉サービス体系に移行し、2013（平成25）年4月より「障害者総合支援法」（障害者の日常生活及び社会生活を総合的に支援する法律）と名称変更され、新たに福祉サービスの対象に難病等を加えた。

> 福祉サービス事業所

> 障害者総合支援法

## G. 協議会が果たす役割

　2006（平成18）年の障害者自立支援法77条に規定されている事業（相談支援事業）を始めとする「地域の障害者福祉に関するシステムづくりに関し、中核的な役割を果たすもの」として、都道府県、市町村に自立支援協議会は設置されていった。これは「障害のある人が普通に暮らせる地域づくり」を目的として、地域の実態や課題などの情報を集約・共有し、保健・医療・福祉・教育・就労などの他分野・多職種による多様な支援を一体的かつ継続的に提供できるよう関係者のネットワーク体制と官・民が協働するシステムの構築を目指したもので、地域で障害者を支える地域づくりの中核となっていくものと期待されている。設置開始期は各地の取り組

> 相談支援事業

み状況に差がみられたが、相談支援事業の充実、権利擁護の体制づくり、社会資源の開発・改善、関係機関のネットワークづくり、市町村への提言などの具体的な協議の場として機能しており、障害者総合支援法制定以降その名称は「協議会」となり、市町村の相談支援体制の充実が求められている。

# 5. 生活支援の意味と今後の課題

　精神障害者の生活支援は、これまで述べてきたような歴史的変遷を辿ってきたが、あらためて生活支援とは何かを考えると、原点は一人ひとりの生活の質（QOL）を高め、本人がこうありたいと望む生活が実現できるよう、本人が主体的にその生活や人生を選び（自己選択）、決めていく（自己決定）その過程に寄り添い、必要な時に必要なことを支援することであるといえる。決して支援者が先導していくものではないし、支援者と本人との関係性の中で完結するものでもない。本人が築いてきている人間関係や社会的なつながりを最大限尊重し、その関係性を維持継続していくことができるような支援がもっとも重要である。これが生活モデルから社会モデルへの捉え方の変化である。制度が充実してくることは喜ばしいことであるが、対象者のニーズを充分に理解し把握した上で、ニーズにそって制度を活用すべきであり、制度上の既存のサービスを前提にして、それを本人に当てはめる「当てはめ支援」は絶対にしてはならない。サービスを受ける主体は精神障害者本人であることを忘れてはならない。

　生活支援における今後の課題は、新制度の下で提供される福祉サービスが、サービスの送り手と受け手の立場を分けてしまうような関係性が地域の中に構築されるのではなく、精神障害者も含む住民、市町村行政、生活支援活動に従事している関係者が、日常的な関係性を相互に全体的に協働して構築できるようなソーシャルインクルージョンシステムを構築していくことにある。

*欄外注：*
- 生活の質　QOL; Quality Of Life
- 当てはめ支援
- ソーシャルインクルージョンシステム

**参考文献**

- WHO「国際疾病分類ICD-10」
- 上野容子「当事者の生活支援における各専門職種の主体性と連携のあり方」『精神障害とリハビリテーション』VOL.3NO.1，日本精神障害者リハビリテーション学会，1999.
- 谷中輝雄・三石麻友美・仁木美知子『生活支援Ⅱ—生活支援活動を創り上げていく過程』やどかり出版，1999.
- 『みんなの障害福祉サービス』東京都社会福祉協議会，2010.
- 寺谷隆子『精神障害者の相互支援システムの展開—あたたかいまちづくり・心の樹「JHC板橋」』中央法規出版，2008.
- 柏木昭・荒田寛・佐々木敏明編『これからの精神保健福祉—精神保健福祉士ガイドブック』へるす出版，2009.
- 精神保健福祉白書編集委員会編『精神保健福祉白書（2012年版）東日本大震災と新しい地域づくり』中央法規出版，2011.
- 「平成19年度都道府県アドバイザー等連絡会議資料」日本障害者リハビリテーション協会，2007.
- 「自立支援協議会の運営マニュアル」財団法人日本障害者リハビリテーション協会，2008.
- 『「リカバリー」再考：生きがいを支援する』精神科臨床サービス編『精神臨床サービス第10巻4号』星和書店，2010.
- 田中英樹『精神障害者の地域生活支援—総合的生活モデルとコミュニティソーシャルワーク』中央法規出版，2001.

# 第1章 精神障害者の基本的理解

**1**
精神障害者の定義と特性。
精神障害者の障害について理解する。

**2**
人間存在としての精神障害者。
精神病者が語る
手に入らない小さな幸せ、存在の薄さ、
痛みとかなしみ、希望について理解する。

**3**
生活者としての精神障害者。
病者から生活者へ、生活支援への形成、
支援の方法、支援者との関係性について理解する。

# 1. 精神障害者の定義と特性

## A. 精神障害者の定義

精神障害者とは「統合失調症、精神作用物質による急性中毒又はその依存症、知的障害、精神病質その他の精神疾患を有する者」と定義（精神保健及び精神障害者福祉に関する法律5条）している。

これは「精神疾患を有する者」という医学的レベルでの捉え方である。その例示として「統合失調症、精神作用物質による急性中毒又はその依存症、知的障害、精神疾患」が挙げられている。この定義は、1993（平成5）年精神保健法改正時に改正されたものである。この改正以前は「精神病」という表現であった。そのため現場では「病い」の側面から判断をし、「障害」という側面についての配慮はなされなかった。

すなわち病気が治ったのか否かが判断されたため、多くの人は、退院は治ったものだとして、すぐに職場復帰や就労へと急いだのである。

その当時、1960年代後半から1970年代にかけて「中間施設」の必要性が各地の人々、特に家族会の方々から要請された。この「中間」という意味は、「病院」と「地域」の間に「施設」を設けることを意味した。その場は医療ではなく福祉の役割とした。結果はこれらの案は否定されてしまった。「医療の傘の中」でないとうまくいかない、危険である、患者を不幸にするといった意見が中心を占めたのであった。この「中間」なる言葉の中には「障害」という概念も論じられたのであったが、当時は、病気は治るものであると確信していたのであろう精神科医は「障害」を認めようとはしなかった。病気が完全に治るという意味での「治癒」という医学用語を使わずに、病状が安定している状態を「寛解（かんかい）」と表現した。病気が改善しても、新たなストレスや不安が増大すると再燃・再発に結びつくからであった。

したがって精神障害者への支援は病気が再燃・再発しないような方法を中心としたものであった。

今日でいう精神障害者社会復帰施設が誕生したのは、それから約20年後の1989（平成元）年のことである。障害の概念が明確にされるまでにはかなりの時間を要したのであった。1993（平成5）年障害者基本法の中にこれまで病者としての対象であった精神障害者が身体障害、知的障害と

---

精神保健福祉法
正式名称は、「精神保健及び精神障害者福祉に関する法律」。

精神保健法

中間施設

寛解

障害者基本法

ともに精神障害と並記され、ようやくわが国でも障害施策の対象となったのである。

2004（平成16）年の障害者基本法の改正により、障害者の定義が「障害があるため、継続的に日常生活又は社会生活に相当な制限を受ける者」（2条）とされ、日常生活の困難さに着目されるに至った。

しかし、いまだに定義は「精神疾患」であり、精神疾患に該当する個々の病名はWHOによる国際疾病分類（ICD）に基づいている。

このことから、精神疾患を生活上の不適応現象（障害）と捉え、「精神疾患」と「精神障害」を同一の概念とみなしているのである。しかしながら、1993（平成5）年改正の附帯決議に「精神障害の定義については、国際的な疾病分類に準拠したものであることを周知徹底するとともに、引き続き検討を行うこと」とされた。

さらに、2011（平成23）年8月の障害者基本法の改正により、

> **障害者基本法**
> （定義）
> 第2条　この法律において、次の各号に掲げる用語の意義は、それぞれ当該各号に定めるところによる。
> 　第1号　障害者　身体障害、知的障害、精神障害（発達障害を含む。）その他の心身の機能の障害（以下「障害」と総称する。）がある者であって、障害及び社会的障壁により継続的に日常生活又は社会生活に相当な制限を受ける状態にあるものをいう。
> 　第2号　社会的障壁　障害がある者にとって日常生活又は社会生活を営む上で障壁となるような社会における事物、制度、慣行、観念その他一切のものをいう。

とされた。これによって、障害および社会的障壁を明確に打ちだしたのである。

WHO

国際疾病分類
ICD; International Classification of Diseases

## B. 精神障害者の特性

一般的に精神障害者の特性で挙げられることは、「対人関係が下手」「臨機応変ができない」「意欲の無さ」等である。市民ボランティアの方々が精神障害をもっている人たちの活動から感想を述べてくれることの中にも同じような事柄がでてくる。「融通がきかない」「不器用である」と嘆く人。「正直」「生一本（きいっぽん）」「まじめ」と「あれでは世間を渡っていけない」と指摘してくれる人。「裏表がない」「建前と本音の使い分けができない」とあきれる人。「こだわりの人」「がんこな人」と決めつける人。「やさしい」「気配りの人」と感心してくれる人など、さまざまである。聞いている私は、市民の方々の率直な感想はみな当たっていると思ってうなずいてしまう。

先に述べた「対人関係が下手」などと比較してみても、市民の方々の感

想からは、そうだよなと納得してしまうところがある。

　しかし、待てよと考えることがある。「正直」「裏表がない」「やさしい」「気配りの人」は、みな人としての特性としては、優れてプラスの面ではないかと思うのである。「あれでは世間を渡っていけない」という側面ももっともだとも思うのである。それでは精神障害をもっている人の特性というのは何であろうか。この特性を障害に置きかえてはいないだろうか。それは違う。もし、精神障害をもっている人の個人因子としての共通項だとしたら、この特性はすべて対極に環境因子として、親子、兄弟、近隣の人たちといった人たちとの関係が浮かび上がってくる。入院体験もその一つであろう。

　統合失調症で入退院を何度も繰り返した人たちから「消しゴム」をくださいといわれたことがあった。なぜかと質問すると、自分の人生をすべて消したいのだという。この人だけでなく、多くの人が死を考え、自分の人生を自分の手で消したいという。病気によって打ちくだかれ、入院の体験などもマイナスに反応して、自らを責めて追いこんでいく様が浮かんでくる。ほとんどの人たちが自己否定的であり、等身大の自分よりも縮んでしまっている状態である。

　精神障害の特性とは、このように精神障害をもっている個とその人の環境の相互作用に着目することである。自己の存在を否定している個人因子と環境因子との関連は何であろうか。反対に環境因子によって、自己の存在のあやうさが安心・安全を保証されて、存在感が増してくる関連は何であろうか。いずれにしても個人因子と環境因子との相互作用に着目し、そこにはどのような関連があるのか、理解を深めることが大切である。この相互作用の中から精神障害をもっている方々も自らを受け入れ、新しい価値をもって生きる希望へとつながるのである。

　そのためには、精神障害をもっている人たちの持ち味といったものや、強味を見出すことである。弱味も強味に変えることができるものだと、発想を変えてみる方法もよいであろう。障害の特性を障害そのものとみなさないで、その人なりのよさと受け止め、日常生活の中で大いに発揮してもらうことが大切なのである。

国際障害分類
ICIDH; International Classification of Impairments Disabilities and Handicaps

国際障害者年

世界行動計画

## C. 障害と福祉の視点

　1980年、国際障害分類（ICIDH）「機能障害・能力障害・社会的不利」が発表された。その基本理念は、1981年の国連の国際障害者年、翌1982年の障害者に関する世界行動計画に採用され、障害者運動を含め障害関連

の事業に大きな影響をもたらした。

図 1-1-1 ICIDH モデル

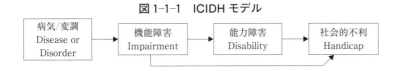

ICIDH モデル（図1-1-1）はこの三つのレベルから「障害」を表した。従来は「機能・形態障害」のみを障害だと考えていた側面に、「能力障害」を加え、さらに「社会的不利」にまで幅が広がって「障害」を捉えたものであった。

しかしICIDH モデルへの批判があがった。マイナス面だけをみている、環境的因子が考慮されていない、障害のある人の参加がなかったなどであった。この批判を受けて、障害当事者も加わり、全世界的な改定作業が始まり、2001年に国際生活機能分類（ICF）ができあがった（図1-1-2）。

機能・形態障害

能力障害

社会的不利

国際生活機能分類
ICF; International Classification of Functioning, Disability and Health

図 1-1-2　ICF モデル

**生活機能・障害・健康の国際分類**
International Classification of Functioning, Disability and Health

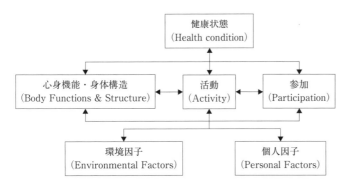

出典）世界保健機関（WHO）／障害者福祉研究会編『ICF 国際生活機能分類—国際障害分類改定版』中央法規出版, 2003, p.17. より改変。

重要なことは、健康状態からみた広い概念である。妊婦・高齢・ストレス状態などを含むものである。さらに生活機能というプラス面に注目したこと、環境因子と個人因子を導入したこと、生活機能の三つのレベルの相互作用を重視したことなど、人が生きることの全体像から「障害」を捉えたものである。

先に述べたようにわが国における障害の捉え方は精神障害が精神疾患と同じく考えられてきた。しかし「生きる」ことの不自由さ、「生活」する

健康状態

環境因子

個人因子

精神疾患

**QOL**

ことの困難さに注目し、より生きやすく、より豊かな生活（QOL）を目指していくことが求められているのである。そこには福祉の視点が重要である。精神障害の特性について触れ、個人因子と環境因子の相互作用に着目することを指摘したが、まさに障害を固定したものと考えるのではなく、人が生きること、生活することの困難さとして捉え、より豊かな人生、生活を目標にしていくことをわれわれに投げかけていることなのである。

**心身機能・身体構造**
**活動**
**参加**

　心身機能・身体構造は生命レベル、活動は生活レベル、参加は人生レベルといわれている。

**福祉の視点**

　福祉の視点とは、活動の制限を極力排除していくこと、参加の制約をなくしていくことへのサポートを意味している。精神障害の定義と特性と福祉的視点は、必ずしも同一方向を向いているとは言えないが、ICFモデルから、障害を再度捉えなおして、福祉的支援を位置付けることも重要なことである。

# 2. 人間存在としての精神障害者

## A. 病いは残酷

　「この病いは残酷である。人と人との間を切り裂き、自らもひき裂くほどに苛酷で、きつい。或る方は「多くを望んではいないのです。ふつうの生活が暮らせて、ほんの一握りの幸せが欲しいのです。それさえも奪っていったこの病気が憎い」と訴えられた。確かにこの病気、精神分裂病（統合失調症）は大変な病いであり、この病いに多くの方がうちのめされてきた。」

**やどかりの里**

　これは『失われたものを追い求めずに―精神障害者の生活の記録』[(1)]の「はじめに」の中に私が書いた一節である。やどかりの里の当事者で作成し続けた雑誌『爽風』を基に編集したものである。一人ひとりの病いの体験や退院した後の生活のことを記録したものである。生々しく病いのことや自らの体験を基に生きることが語られている。病いをした人が病いを語ることは辛いことではあるが、語らなくてはどんな病いなのかはわからない。ましてや、病いから回復していくための苦悩も充分には理解し難い。彼等はお互いの体験を語りつつ、自分をみつめた。病気への突入から、病

気を受容し、再生を目指す生きざまを引用しつつ、人間存在としての精神障害者の一面を理解することとしたい。

受容
再生

## B. 病気への突入

「中学以来、体を休めることなく、恐怖と不安の生活の中で、とうとう恐るべき事態が起こったのです。人に追いかけられているような妄想に襲われ出したのです。耳もとで、私のことを悪く言っている人の声が聞こえ、人に会うことが苦痛になり、太陽が恐くなり、手当り次第に物を壊すようになりました。家族に注意されると大声で言い返し、逆に殴るようになってしまいました。まわりのすべてのものが自分にとって敵であるかのような錯覚に陥り、千円札まで破ってしまうようになりました。自分で自分の感情が抑えられなくなったのです。」[2]

彼は子どもの頃をふり返って「私は小さい時、ひねくれていたのでしょうか。近所の仲間たちから相手にされず、いつも一人ぼっちでした」と語る。高校時代、成績は常にトップであった。「もし自分が勉強で人に負けたら、誰からも相手にされなくなるのではないか。……がむしゃらに勉強しました。」と。

これが中学以来体を休めることもなかったという理由であった。病気に突入した後も病いは次から次へと襲ってきたのである。一日中テレビをみていたり、顔つきが狼のようになっていく自分をみつめていたという。無為自閉の世界に入っていったのであった。

この間、彼は精神科病院に受診するのであるが、薬の効き目が疑わしかったので通院をやめてしまった。彼は転地を試みた。大学を地方の大学にしたのであった。そこでのことを次のように述べている。

「そこの大学は大学とはいっても名ばかりで、実際に受験に失敗した学生たちの吹き溜りでした。でも、そこは私にとって失なった自分自身を取り戻すのに恰好の場所でした。そこでの友だちは、私の過去を知っている者は誰一人としていません。」

彼は「競争のない社会」「空気のおいしい景色のよい所」「みんな気持ちのよい仲間」「女生徒の中には、私にやさしい言葉をかけてくれ」「だんだんと自分自身の心の中に、かすかな光が見えて」回復していった。薬も使用せず、相談相手もなくて、環境を変えただけで回復していったことは私には驚きだった。また、このように自分の病いを実によくみて、文章に書けることも今から25年前には考えられなかったことだった。彼は自分の

病いとその回復について、同じ病気をした人に役立ってほしいと思っていたのだろう。

## C. 病いの受容

「今までの私の元の丈夫な体に戻りたいと、それだけを願って生きてきました。そして何度泣いたか解りません。もう涙も枯れてしまいました。しかし、今となってはもはやそのような大きな野望は捨てました。というのは、発病前の体を100%とすると、現在はどんなに努力しても70%しか戻らないことが解ったからです。また、70%を求めて努力したところで疲れがたまるだけですから、60%ぐらいのコンディションを維持できればそれでいいと思うようになりました。人間の体とは不思議なもので、恐怖や不安にさらされる時間がある一定の限界を超えると、たとえそれが過ぎ去っても、精神も肉体もその一部に変化を起して元に戻らなくなるようです。ちょうど伸びきったゴム糸が元に戻らないように。」(3)

受容

彼は病気に突入し、病いの中をさまよい、転地して好転した。その後、たびたび病いの中に突入するのであった。いわゆる再発だった。そして、ゆるやかに回復をしていくのだったが、その体験の中で病いを受容していき、自分なりの肩幅で生活していくコツをつかむのである。「やどかりの里」の仲間たちは70点主義を主張する。今日は自分の評価は70点でよくやった、あとの30点は明日に残しておこうといって、常に自分で自分をほめてやるというのである。

私は病いの厳しさを体験した方々の中で、その後の人生がまったく自分の考えていたものとは違ってしまっても、新しい人生を歩み始めたのだなと納得することがよくある。「伸びきったゴム糸が元に戻らないように」はならないのである。彼がそうであるごとく、ゴム糸の弾力性は、時間はかかるけど、徐々に戻ってくると考えている。それにしても、自らを取り戻すという作業の中で、自分との闘いなどを経て、自分なりの生き方を身につけていく様に学ばされることが多いのである。

## D. 開き直り

「この頃は、徐々に、僕の心に暖かいものを感じる様になってきた。退院して10年以上もたてば当然と言えば当然かもしれないのだが。
そして、僕の病気は、ある程度は納得のいくまで治ってきた、と言って

良いだろうか。病状はまだ残っているとは言うものの、光が見えてきた感があるのである。この位の状態なら、まあ良いだろうという状態になるところまで行くのではないか、という事である。確かに、確実に、僕の病気は良くなってきているのだから。何も完全治癒を望むだけが能じゃない。ややイタんだ果物に独特の味がある様に、人間の精神だって、完全に健康なものが至上だとは言い切れないのかもしれないのだ。最も完全に健康な精神をもっている人間が、どれだけいるかは分らないが。」(4)

　彼は常に私に問いかけてきた。「何年経ったらこの病気は治るのか」と。私は「わからない」といったり、沈黙するだけだったり。彼は主治医にも同じ問いかけをした。「10年になったら治りますよね」と。主治医は笑った。彼は「主治医が10年で治るといってくれた」と私に報告にきた。私は彼の思いこみとわかったが、あえて否定はしなかった。
　数年後、「ちょうど今日が、発病から10年が経過した日だ」と報告にきた。「やっぱり駄目か」と失意のどん底に。彼は治ることを元の健康な姿に戻ると考えていた。10年間かかって元の姿に戻っていないと落胆した。
　発症20年後の心境が語られた。
　彼は「ややイタんだ果物に独特の味がある様に」と、「病気はしてもそれなりの人生はあるのだ」といいつつ、「健康な精神をもっている人間がどれだけいるのか」と反発する。
　私はこの独特の味に注目した。彼は開き直っているのではあるが、病気をしなかったら違っていたかもしれないのだ。病気をしたために違う味、持ち味ができたと理解したい。独特の味を否定的に思うのではなく、むしろ独自性として肯定的に考えようということである。彼のように、長い闘いの末に変化したものを「ややイタんだ果物」といってはいるけど、そこに独特の味があれば、それなりの価値はあるのだと考える。問題はその独特の味の価値を認識し、その味で勝負するかどうかである。時に居直りや開き直りは人生に一つの新しい出発点ともなりうる。病気になったことで人生失敗だらけと多くの人はいうが、彼のような開き直りの中から、また新しい、独自の世界を拓いていくこともあるのだ。
　このようにみていくと、病気をした人として、病気の疾患だけを問題にするのではなく、病気を通して、その人自身に生きることが問われていることに注目することが大切である。
　不安や苦しみやかなしみも伝わってくるが、何より生きる力や工夫、まわりの人や環境の影響も伝わってくるのである。人間としての成長や可能性、尊厳を感じるのである。病いを超えて人間の存在そのものが問われて

いるのである。

# 3. 生活者としての精神障害者

## A. 病者から生活者へ

　あたりまえの生活を主張しようとシンポジウムを企画した。20年も前のことである。会を進めるに当たって、司会者が当事者に向かって、「あなた方のことをどのように呼んだらよいでしょうか」と質問された。主催者は「心の病いの方々」とポスターには表記してあった。ポスターの表記について、2時間を超える議論が交わされた。彼等の主張は「心は病んでいない」「精神が分裂してはいない」「障害って偏見ではないか」等々、議論はつきなかった。

　その時に一人の方が「私は自分のことを精神障害だとは思いたくないけど、まわりの人たちがそういうのであれば、精神障害者と真正面からいったらどうでしょう」と発言した。「精神障害をもった人」ということで会を進めることを決めたのである。

　同じ年に、私はアメリカのロサンゼルスに海外研修として20名ほどの人をお連れした。参加された方がアメリカの当事者の方に質問をした。「アメリカでは精神障害をもっている人のことをどのように呼んでいるのでしょうか」と。「ユーザー（消費者）と呼んでいたが、最近はコンシューマ（当事者）と呼ばれている」と答え、「でも私はピープル（市民）と呼ばれたい」と答えられた。

　わが国では、精神障害をもつ人を患者、クライエント、利用者、当事者などと呼んでいた。最近のアメリカでは、本人自らがサバイバーと名乗ったり、プロシューマという呼び方などがされてきた。プロシューマとは病気のプロフェショナルとコンシューマをかけあわせた造語である。

　アメリカとわが国の開きの大きさに驚くばかりである。市民として呼ばれ、市民の一員として認めてほしいといった人の気持ちが、痛いほどわかるのである。

　地域の中で生活していたやどかりの里の当事者も、「患者さん」であった。まずは、呼び方から地域で生活する人として変えていかなければならないと考えた。「生活者」であると位置付け、「患者」はやめたのであった。

プロシューマ

生活者

実際は市民の一員として自覚しようという提案であったにしかすぎなかった。市民として、文字通り生活者としてみなされるには時間が必要であった。

しかし、名は体を表すという通り、徐々に生活者の視点から物事をみるようになった。少しずつだが、変化が生じてきたのであった。

## B. 生活者とはいうものの

やどかりの里の初期の活動から考えていくことにする。

病院から地域の中で共同生活を開始したものの、何の活動かを伝えなければならず、大変困ったことがあった。それでも精神障害者のための社会復帰活動として、社会福祉的援助活動と位置付けた、そこでは「病者」でなく、「生活者」としてあたりまえの生活を礎く(いしず)のだと目標を掲げたのであった。

しかし、当初はふつうの暮らしにはほど遠かった。当時の暮らしは8〜10年の長期入院の者との共同生活であった。彼等は仕事を終え、食事をすませるとすぐ布団にもぐりこんでしまう。食事もラーメンを作るのに、ガスコンロの前に順番を待つ列ができるありさま。私は全員からラーメンを集めて、そこに野菜と卵を入れて作り、各自の器に入れた。私の配分が平等であるか、確認のために全員が集まってくる、各自が各々のナベで作ることがわかった気がした。

これらは病院での暮らしをそのまま地域での暮らしに再現していたものである。長期入院の弊害であった。徐々にふつうの生活に近づける努力をしたのであったが、原因はそれだけではなかった。彼等が語るには、家族との団欒(だんらん)の時がなかったり、料理などはしたことがないという。生活者というには程遠く、生活する技術を身につけていなかった、さらには、一人で食べた方がうまいというのであった。あらためて、長期入院の弊害、学習の機会がなかったこと、人と付き合うことに疲れを感じてしまう人たちなのだと知らされたのであった。

「生活者」と位置付けたが、これでは地域で暮らしていく一市民ではない。共同生活を仲間で助けながら生活できるように切り替えたり、市民ボランティアの力を借りたりして、生活は徐々に変化し始めた。2〜3年経過した頃には、食事作りをはじめ、寮の決めごとなど、自主的な形で営めるようにはなっていった。家庭的な雰囲気として大変居心地のよいものだった。

そこで問題が生じた。1年間という限定した利用の場であったところが、1年を超えても地域の中に移行できない、したくないと、1年間という約

共同生活

市民ボランティア

束が守られなかった。そこで、1年間限定ではあるが、施設化しないために、共同生活は廃止された。4年間で23名の方々を地域に送り出し、その他グループの活動40名の人たちの緊急避難所として機能していた。当時所属する人のうち、アパート一人暮らしの人は全体の1/3程度の20名であった。やはり、施設の中では生活者たりえなかったということで、アパート暮らしをいかに支えるかが大きな課題となっていった。

## C. 意識の変革

　生活者というものの実態がなかった。それは、私たちかかわる者も、病院における援助関係を引きずったままの地域での活動であったからである。

患者
作業療法
活動プログラム

「患者」とは呼ばなくても、「病気の人」としてみて、院内作業療法の延長のような活動プログラムであった。

　変化は、私たちの側から起こった。第一は買い物に行きたがらない人と一緒にスーパーに行った時のことであった。おいしいインスタントラーメンを注文されたものの、どれがおいしいかを選択するのにとまどい、さらに釣銭を確認するのに時間を要した。後になって、みんなに怒られたり、馬鹿にされるのではないかと心配で、買い物を拒否していたことがわかった。買い物を拒否する彼女をみていて、私は病気の悪化を思った。また意欲減退になったとか、自閉的になったと病いの再発を疑ったのであった。そうではなく、失敗を恐れるあまり行動を起こさないという、防衛的な気持ちの表れであった。このような困難に直面した時の行動から、生活者としての日常生活は、長期間入院していた人にとっては常に危機的な状況なのだと理解していった。そして、病気としてみるのではなく、生活上の困

生活のしづらさ

難さとしてこれをみることにした、いわゆる「生活のしづらさ」である。

　第二の変化は、就労への取り組みとして職親を依頼していった時のことであった。なんとか採用していただいたのではあったが、企業は企業なりの見方をする。病気をした人かどうかでなく、仕事をこなせるかどうかということである。何日も試験見習をして、ようやく採用された人の時に、職親は「病院の先生方と違って、わしらは使えるかどうかで判断しなければならない。よいものをもっていれば採用するよ。先生たちは悪いところしかみてないんだろう」とのこと。「そんなことはない」と反発したものの、カルテ記載や自分の記録は悪いところの羅列であった。よいところ探

ストレングス視点

しをすることへ変化した。いわゆる「ストレングス視点」である。

　第三の変化は、やはり職親からのものであった。給与日にいつもトラブルを起こしていた人がいた。連絡があって、かけつけたら、問題は解決し

たという。話を聞くと、給与日のトラブルは、会計係と毎月給与の額が違うことで起こった。会社は、「月の支払いは前月の21日から支払月の20日迄の計算になっている。ご本人は、月の一日から月末までの計算を主張している。合うわけがないのだが、何回説明しても納得しない」という。そこで社長は、「彼が計算したメモに基づいて支払いをするようにといって、事を解決した」というのであった。大変恐縮した。社長は「できるかぎり相手の要求を受け入れてあげたら……、健康でゆとりのある者が」と。礼を述べて、会社の門を出るまでに私の頭の中をかけめぐったのは、私が社長の立場であったらどうしたかであった。世の中の常識、仕組み、風習などを教えなければならないと考えるであろう。「そんな考えでは世の中に通じない」と説得もしたり、もっぱら相手方の考えの変更を求めたに違いないのである。考えてみたら、相手の意をわかろうとする前に、世の中の常識やしきたりがまかり通っていたのである。「そんなことでは生きてはいけないよ」などといって、いつのまにか、自分の考えている方向に向かせていたのであった。私たちの方が、いわゆる「当事者中心」ではなかったことに気づかせてくれたのであった。

当事者中心

## D. 生活者への支援

　私たちの考えの変更がなされてから、支援の方法も変わったといえる。
　問題は何かというニーズから入るのではなく、願いや夢は何かと尋ねるところから始まった。あらかじめ考えられた活動プログラムや相手方の能力において、活動を設定して段階的に押し上げていく方法をやめた。
　従来のインフォームド・コンセント（説明・同意）をインフォームド・チョイス（説明・選択）に切り替えた。それには選択肢を多くしなければならなかった。ご本人の選択と決定を明確なものにし、当事者中心の支援にした。そして、自己責任も当然ながらついてまわった。この当事者の選択・決定・責任は、失敗がついてまわった。しかし、失敗したら元に戻って、援助プランを検討して、再修正をした。いわゆる再度アセスメントをすることであった。私たちはこの再アセスメントを重視した。失敗から立て直すプランはより具体的、現実的なものとなった。そして、必ず目標達成までの期間を計画の中に入れた。
　これらの繰り返しの中で、相手の方とは共に作戦を練ることで、「援助者」というよりも目標達成への「パートナー」という役割に変化をしていった。作戦を進めるに当たって、まわりの人々の支援や協力を要請したり、活用できる資源をみつけたり、開発したり、もっぱら地域社会の中から必

インフォームド・コンセント

インフォームド・チョイス

アセスメント

要なものをつかみだした。

　これらの支援方法から、同じ病いの仲間や地域の方々からの支援が大切なことに気づき、そのためのネットワークづくりを行った、いわゆる「インフォーマルネットワークの構築」である。支援の目標は、QOL（クオリティオブライフ）である。より豊かな生活や人生を目指していこうということであり、希望をもって自分なりの人生を生きるという「リカバリーへの道」である。

　「生活者」を標榜したものの「生活者」になることに、多くの時間を要し、悪戦苦闘をした。考えてみれば、彼等はもともと「生活者」として生活をしていた方々であった。「病い」によって精神疾患をもち、変調をきたし、必要において入院と安静があり、しかも在宅でゆっくり精神と身体を休ませていたなら生活の困難さはもっと少なかったに違いない。隔離収容、長期入院の問題がそこには浮かび上ってくるのである。地域住民も病院に収容されてしまった精神障害者と出会うことなき生活であった。彼等への理解なき態度というよりも、知らず知らずのうちに彼等への恐怖や危ないという気持ちが肥大していったものである。地域の中で生活を営み、地域の方々との協働・協調のもと、再び生活者であることを獲得していくのであった。このことから精神障害の定義や特性は、生活者として生きる精神障害をもった方々には重要な概念である。生活者としての実体に迫る概念とその支援方法を確立することが重要である。それだけでなく、人間として、病いを抱えながら、その人なりに独自の人生を切り開いていく姿から学ぶ姿勢も忘れてはならないことであろう。

注）
(1) 谷中輝雄編『失われたものを追い求めずに―精神障害者の生活の記録』精神衛生実践シリーズ9, やどかり出版, 1988.
(2) 前掲書（1），p.270.
(3) 前掲書（1），p.277.
(4) 前掲書（1），p.226.
※ 法制度が激変する関係で、本書の改訂も第3版となるが、2012年12月に病いで亡くなられた谷中輝雄氏の本章の文章は、とても重要で不変的なものであるので継続して掲載している。

**参考文献**
- 日本精神保健福祉士養成校協会編『精神保健福祉論』新・精神保健福祉士養成講座4, 中央法規出版, 2009.
- 上田敏『ICF（国際生活機能分類）の理解と活用——人が「生きること」「生きることの困難（障害）」をどうとらえるか』KSブックレット5, きょうされん, 2005.
- 谷中輝雄編『失われたものを追い求めずに——精神障害者の生活の記録』精神衛生実践シリーズ9, やどかり出版, 1988.
- 谷中輝雄『生活支援——精神障害者生活支援の理念と方法』やどかり出版, 1996.

## 理解を深めるための参考文献

- 全国精神障害者社会復帰施設協会編『精神障害者生活支援の体系と方法——市町村精神保健福祉と生活支援センター』中央法規出版, 2002.
  生活支援センターを軸にした市町村の活動についてふれたものである。
- 藤井達也『精神障害者生活支援研究——生活支援モデルにおける関係性の意義』学文社, 2004.
  生活支援に関するさまざまな考えを述べている。
- 田中英樹『精神障害者の地域生活支援——統合的生活モデルとコミュニティソーシャルワーク』中央法規出版, 2001.
  医療モデルと生活モデルを包括して、コミュニティへの働きかけについて述べている。
- 「生活支援再考——我々は『生活のしづらさ』を理解できているのか？」『精神保健福祉 Vol.44 No.4 通巻96号』公益社団法人日本精神保健福祉士協会, 2013.
  専門職は、当事者の生活のしづらさを真に理解して、それに即した支援ができているのかを読者に問いかけている。

生活支援システムはどのように役に立つの?

　「精神障害者の生活支援システム」を学ぶ上で最も重要なことが二つある。一つは、当事者の地域生活支援を進める場合、「まず、本人のニーズをしっかりと把握すること」、次に、「そのニーズを満たすためにはどのような制度やシステムが有効なのか、活用できるのかを本人とともに考え、実行していくこと」である。以下に事例を紹介する。

　Aさんは、自分でアルバイトをして夢であった海外に語学留学をしたが、留学中に統合失調症を発症して日本に連れ戻され入院となる。1年後、病状が安定してきたので退院の話が進んできたが、すぐ仕事に復帰できる状態ではなかった。

　家族はAさんが14歳の時に父親が病死し、母親は妹とAさんを育てながら一所懸命働いてきた。経済的に余裕がないし、日中Aさんを看ている時間もないということで、Aさんは、家族から独立して一人暮らしをすることを決断した。

　その時に、これからの生活や仕事のことで相談にのってくれたのが精神保健福祉士のOさんだった。一人暮らしをしたことがないAさんは、一人暮らしをしたいが不安もあることをOさんに伝えた。すぐに仕事に就くことも困難なので経済的な問題もある。そこで二人で話し合った結果、グループホームを見学してみることにした。何か所か見て回り、1か月後に空きが出る所があることを確認し、申し込みをすることに決めた。そこは生活を見守ってくれるスタッフがいることが心強いと感じた。生活費は、働いて自活できるまで生活保護を受けることをOさんが勧めてくれた。手続きは福祉事務所に行って申請しなければならなかったが、Oさんが同行してくれたので心強かった。母親が国民年金に加入していたので、障害年金も受けることができ、あわせて手続きをとることができた。仕事に就くための準備も少しずつしていきたいとAさんは考えており、グループホームの生活に慣れてきたら、ぼちぼち仕事を探していくつもりでいる。同じ病気の仲間から、仕事に就くまでの間、利用できる就労支援事業所があることを教えてもらい、近々見学に行こうと思っている。

　Oさんは、じっくりとAさんの不安を受け止めながら、Aさんの希望が叶えられるようAさんのニーズにそって制度や社会資源を活用している。制度や支援システムを活用することでAさんの一人暮らしが可能となったのである。

# 第2章 精神障害者の生活

**1** 精神障害者は、人としてあたりまえの生活を送ることが難しい環境に置かれてきた歴史がある。その重い現実を理解しながら、共生社会を目指すことの重要性を理解する。

**2** 一人の人間が精神障害を患うことにより、その人生にどう影響をおよぼすのか。症状の経過と社会復帰への道を事例を通して考える。

**3** 家族はその一員が精神障害となることで、その関係にさまざまな影響が出る。社会の環境や障害の理解、施策も影響することを理解する。

**4** 事例のさまざまな状況を通して、当事者と家族が今後地域で安心して生活をしていけるために、必要な社会資源、支援のあり方を考える。

# 1. 精神障害者の生活実態

## A. 精神障害者はどこで暮らしているのか

「精神障害者」と呼ばれる人たちはどこでどのように暮しているのだろうか。

大学の授業に障害をもつ当事者の方をお呼びして話してもらうと、必ず学生が書いてくる感想の中でもっとも多い書き出しは、「普通の人でした」、「障害があるといわれなければわかりませんでした」というような内容のものである。精神障害はよく「みえない障害」といわれる。それは、身体障害との比較の中で昔から使われてきたフレーズである（現在は内部障害など、身体障害の定義も広がっている）が、「みえない」ということにはもう一つの意味がある。長い歴史の中で、日本の精神障害者は隔離収容され、市民の目には触れない場所に押し込められてきたがゆえに「みえない」ということである。その結果、精神障害者による事件の報道などの影響もあり、「何をされるかわからない」、「怖い人たち」といった差別意識や偏見が助長されたと考えられるのである。現実には、多くの精神障害者は普通の市民として私たちと同じように暮している。

その一方、まだ全国で32万人ほどの人が精神科病院に入院している。入所施設で暮らしている人もいる。帰る場所がないなどの社会的な理由で入院・施設入所が長くなっていることは、現在の精神保健福祉における大きな問題であり、解消に向けて働きかけを続ける必要がある。

そして、忘れてはならないのは、医療や施設もまた地域の資源であり、みんなそれらを活用しながら生活を営んでいるという現実なのである。

## B. 精神疾患と精神障害者

### [1] 精神疾患の増加

近年、メンタルヘルスに対する国民の関心が高まっている。それは、災害や事故、ライフイベント等による心的外傷後ストレス障害（PTSD）やうつ病に関する報道、不況によるリストラ、多重債務による借金苦など複雑な状況の中で頻発する自殺の問題など、身近なところにメンタルな問題を抱えている人の存在を感じるようになったことも一因であろう。2008

---

**ライフイベント**
人生における重大な出来事。例えば、受験、結婚、肉親の死など。

**心的外傷後ストレス障害**
PTSD; Post Traumatic Stress Disorder
トラウマ（心的外傷）となる出来事がストレス源になり、心身に支障を来し、社会生活にも影響をおよぼすストレス障害。ストレス状況を繰り返し再体験することにより、無力感に襲われたり、不安や興奮状態に陥ったりする。

（平成20）年には精神疾患の外来患者数が320万人を超えた[(1)]。

## [2] 精神疾患患者数と精神障害者数

しかし、精神疾患の人がすべて精神障害者なのかというと決してそうではない。例えば高血圧症など身体疾患をもつ人の多くが通院時以外は仕事をしたり、趣味に興じたりしているのと同様に、精神疾患の人たちの中にも、「生活上の障害」はなく、通院時以外は社会で支障なく生活している人が多数存在するのである。

厚生省（当時）による精神障害者に関する全国調査は、1954（昭和29）年、1963（昭和38）年、1973（昭和48）年、1983（昭和58）年の4回行われた。しかし、1973（昭和48）年の調査から、精神障害者に対する人権の問題が浮上し、過去2回の調査では量的調査と並行して行っていた訪問調査は行わなかった。1983（昭和58）年調査でも強い反対があり、以後、医療施設を利用する患者数から抽出する方法に切り替えられた。そして、いまもって、精神障害者数は統計として正確に把握するのが難しい状況にある。厚生労働省のウェブサイト[(2)]では、患者調査を基にした2011（平成23）年のデータで、精神疾患の患者数320.1万人、精神病床の入院患者数30.7万人とされている。2013（平成25）年の医療計画では、4大疾病に精神疾患が加えられ5大疾患となった。

## C. 在宅で生活する精神障害者

### [1] 人としての生活の多様性

病院や施設で生活している人たちとは異なり、在宅で生活している人たちの生活実態は多様である。障害者だというラベリングがなされると、「困難を抱えている人」というイメージでその人をみてしまいがちであるが、私たちと同じように、話し好きな人もいれば無口な人もおり、高学歴の人もそうでない人も、多趣味な人もいれば無趣味な人もいるといった状況に変わりはない。

1973年にアメリカで結成された知的障害者の当事者団体で「ピープルファースト」という団体がある。現在では世界規模の組織になっているが、創設時に「わたしたちは『しょうがいしゃ』であるまえに人間だ」という主張から命名がなされたといわれている。まさに、精神障害者も（他の障害者も）同様で、「障害」がその人を代表している特徴のように前面に押し出される場合がある。しかし、障害をもっている人も、楽しんだり苦しんだり、笑ったり怒ったりする一人の人間であるということを理解する必

ピープルファースト
世界有数の知的障害者の当事者団体で、日本でもピープルファーストジャパンとして活動が行われている。
https://www.pf-j.jp/

要があるのである。そうすれば、おのずと個々人の生活の多様性についても理解することができるであろう。

## ［2］住居と世帯に関すること

　2003（平成15）年の厚生労働省の調査では、在宅で生活している精神障害者の約7割が家族と同居しており、約2割が一人暮らしという結果が出ている。身体障害者もほぼ同様の結果であるが、異なるのは同居している家族の中で身体障害者は配偶者の割合が高いことである[3]。

　では国民平均の世帯人数はどうなのかということであるが、総務省統計局2010（平成22）年のデータでは、世帯の平均人数が2.42人と減少傾向にある。一人世帯、二人世帯が増加しており、一人世帯は全世帯数の32.4％を占め、障害者の一人世帯の割合よりも約1割多い結果となっている[4]。

　住宅に関しては、都市部とそうでない地域で格差があるが、2013（平成25）年に東京都が実施した調査では、精神障害者に関しては一人暮らしの割合が37.7％で、住居も36.0％が民間の賃貸住宅だという結果が出ている（身体障害では一人暮らしが21.7％、賃貸住宅に居住している人は13.3％となっている）[5]。一人暮らしの精神障害者にとって、住宅の確保は簡単なことではない。現在、公営住宅への優先入居、居住サポート事業などによる支援も行われているが、民間の賃貸住宅の場合、契約に至っても保証人がいないことで不成立となる場合もある。近年、NPO法人などで住宅の賃借に係る保証人サービスを始めたところもある。

**居住サポート事業**
障害者自立支援法の施行に伴う、市町村地域生活支援事業の一つで、賃貸契約による一般住宅への入居、さまざまな理由で困難な人を対象に相談支援を行う事業。

## ［3］所得保障はどうなっているのだろう

　障害者の生活を保障するもっとも大きな資源は障害年金である。先にもみた厚生労働省の調査や東京都の調査においても、年金を取得している人が多く、身体障害者、知的障害者の場合、約7割が受給している。しかし、精神障害者の場合、厚生労働省の調査結果では約4割、東京都の調査では約5割の受給にとどまっている。他障害と比較した場合の受給率の低さは、精神疾患を発症した時期に（病気が原因で）仕事を辞めていたり、年金保険料が未払いというような理由で、障害年金の受給要件を満たすことができない人が多いことが推測される。また、発病が年金への加入が任意だった時期に当たり、年金に加入していなかったために障害年金を受給できない学生・主婦などが存在する。そうした人たちの救済のために、学生無年金障害者訴訟で争われた経緯がある。その結果、2004（平成16）年に特別障害給付金制度が成立している。

　また、精神障害者の生活保護の受給率は、他の障害者よりも高い傾向に

**学生無年金障害者訴訟**
2001（平成13）年に無年金だった国を相手どって起された訴訟。

**特別障害給付金制度**
国民年金制度の導入時には、20歳以上の学生や配偶者（多くはいわゆる主婦）が強制加入の対象者ではなかった。支給を受けられない対象者が全国各地で訴訟を起こし、無年金障害者の運動として広がっていった。これを受けて、2004（平成16）年に特定障害者に対する特別障害給付金制度が成立した。

ある。障害者自立支援法により、3障害は横並びだといわれるようになったが、精神障害者には、手当制度がないことも他障害との格差として指摘されている。

## [4] 就労について

障害者の雇用は2003（平成15）年から上昇を続けている[6]。2005（平成17）年の障害者雇用促進法の改正により、精神障害者が法定雇用率に算定されるようになって以後、パートやアルバイトが伸びを示している。障害者の就労支援センターが各地にできてきたことや施策が充実したことなど、以前より多くのサポートが得られるようになったことも企業で働くことを後押ししていると考えられる。障害者自立支援法により、就労移行支援事業が創設されたことも、雇用が進んだ一因であろう。

平成25年度障害者雇用実態調査結果では全障害者数63万1,000人のうち精神障害者は4万8,000人（2008〔平成20〕年の前回調査では2万9,000人）となっている。週20時間以上30時間未満の短時間労働者（精神障害者）の割合は26.2％（2008年の前回調査時より1.4％増）であった。また、月収については、週30時間以上の人が19万6,000円、20時間以上30時間未満の人が8万3,000円、20時間未満の人が4万7,000円、平均15万9,000円という結果が示されている[7]。調査対象者の正職員割合は約4割であり、働いた収入で生活できる水準に達している人はまだまだ少ないといえる。2013（平成25）年の障害者の法定雇用率の引き上げが行われたが、2018（平成30）年には精神障害者の雇用の義務化が実施される予定である。

## [5] 福祉サービス等の利用

障害者自立支援法になって、これまでよく利用されていた精神保健福祉法の外来通院費用の公費負担制度は自立支援医療となり、福祉サービスも介護給付、訓練等給付、地域生活支援事業に再編された。しかし、障害者自立支援法は多くの問題を抱えており、さまざまな議論を経て、2012（平成24）年障害者総合支援法が施行された。

福祉サービスのメニューで精神障害者がよく利用しているのは、就労継続・移行支援事業、ホームヘルプ、相談支援事業である。しかしながら、東京都の調査（前出）では、66.9％の人が平日の日中自宅にいると回答している。同調査で社会参加の妨げになっていることについても聞いているが、精神障害者の場合には、経済的理由がもっとも高く、次いで、周囲の人の理解不足が挙がっている。また、障害によってあきらめたことの第1

---

**障害者雇用促進法**
正式名称は、「障害者の雇用の促進等に関する法律」。

**法定雇用率**
障害者雇用促進法に定められており、一般の民間企業では、障害をもっている人を1.8％（国・地方公共団体は2.1％）雇用しなければならない。雇用率を達成した企業には障害者雇用調整金が支払われ、達成できなかった企業（常用労働者200人超）は障害者雇用納付金を支払うこととなっている。勧告に従わず、障害者雇用に関する改善がみられない企業に関しては、企業名が公表されることもある。2005（平成17）年の法改正により、精神障害者が雇用率に算定されるようになり、また、週20時間未満の短時間雇用も0.5人とカウントされるようになった。また、2018（平成30）年より、法定雇用率の算定基礎に精神障害者が加えられる。

**精神保健福祉法**
正式名称は、「精神保健及び精神障害者福祉に関する法律」。

**就労継続・移行支援事業**

**ホームヘルプ**

**相談支援事業**

位は仕事であり、就労系のサービス利用を望む声も多かった。

　精神障害者へのサービスは、以前と比較して整ってきたといわれるが、当事者のニーズからみると経済的な保障をはじめ、まだまだ不充分な状況にあるといえる。

## D. 病院や施設で暮らす精神障害者

### ［1］病院での生活

　長年の隔離収容政策によって、30万以上の人がいまも精神科病院に入院している。先進諸国で精神科病院の解体、地域生活への移行が進む中、日本では社会的な理由で退院できない人をそのまま医療の枠組みの中に置き続けてきてしまったのである。精神科病院における治療や待遇は、改善傾向にあるが、行動の制限、強制的な医療行為、病院による金銭管理など、人権を侵害する可能性が高い状況は依然として存在している。

　身寄りがない、住む家がない、仕事もできないなどの理由によって、入院が長期化した人たちは、社会から隔絶されることにより、二次的なハンディキャップをも背負わされている。そうした病院の現状に対して、国内外から批判がなされ、長期入院者の地域への移行、地域での定着を支援する事業も展開されているのである[8]。

### ［2］施設・グループホームの入所者

入所施設（旧社会復帰施設）

グループホーム

　平成20年版障害者白書によると、2005（平成17）年時点では、約7,900人が入所施設（旧社会復帰施設）に入所しており、グループホームでも約6,500人が暮らしていた。2013（平成25）年3月の時点ではグループホーム・ケアホームへの入所者は2万961人というデータがある[9]が、2014（平成26）年4月からケアホームはグループホームに一元化された。長期入院から地域へという流れの中で、グループホームを経由して、アパートでの単身生活に移行する人もいる。

## E. 安心して生活し続けるということ

### ［1］その人なりの生活

　日本の精神障害者がどう生活しているかというと、前述してきたように、入院や入所をしている人もまだ多数いる。反面、企業で正社員として働き、セルフヘルプ・グループなどで活躍している人、福祉サービスを利用し、年金や生活保護などで生計をまかなっている人、人の視線が怖くてひきこ

もりがちで、家族の支援を受けながら暮らしている人など、暮らし方はさまざまである。

「その人らしく暮らす」ということを大事にしながら、地域での生活支援が行われるが、地域によって、障害者をめぐる施策、雇用状況、サービスの量などに格差があるのが現状である。今後の整備が待たれるが、社会資源の創出に関しては、精神保健福祉士も積極的なかかわりが求められている。

## [2] 地域での医療保健福祉の連携

また、近年、長期入院していた人たちが退院してくる場合や、同居している親が高齢化し、一人暮らしになるような場合、病状が悪化した時にどうするかということがよく話題にのぼる。重い障害がある人たちを対象として、24時間365日体制で、多職種チームによるケアを行うACTも日本各地で立ちあがってきた。それらは、必要な時に速やかに必要なサービスにアクセスできることを保障する取り組みでもある。せっかく退院してもすぐに再入院してしまったり、地域で生活していても状態が不安定で入退院を繰り返したりするというような場合に「地域で生活し続ける」ことが大切である。そうして、住民として暮らす中で、病気や障害に関して理解してもらえることが、「みえない」障害への差別や偏見を軽減していくことにつながっていくのであろう。

> 医療保健福祉

> ACT; Assertive Community Treatment
> アメリカで開発された重症な精神障害者のための包括型地域生活支援プログラム。近年、日本でもACTの手法を取り入れた実践が各地で行われるようになってきている。

注)
(1) 厚生労働省　知ることからはじめよう　みんなのメンタルヘルス　総合サイト
　　こころの健康や病気，支援やサービスに関するウェブサイト
　　http://www.mhlw.go.jp/kokoro/speciality/data.html
(2) 前掲ウェブサイト（1）
(3) 厚生労働省社会・援護局障害保健福祉部「障害者の生活状況に関する調査結果の概要」2003．
　　http://www.mhlw.go.jp/houdou/2003/08/h0829-6.html
　　この調査における精神障害者とは，「精神病床を有する病院，精神科外来を行っている病院・診療所からランダムに抽出した入院・通院中の精神障害者及び全国精神障害者社会復帰施設協会に加盟している入所型全施設の入所者のうち，障害年金受給対象となりうる疾病を有し，社会生活に一定以上の制限を受ける20歳以上の者」である．
　　有効回答数：13,429名（うち通院している者3,594名）
(4) 総務省統計局データ
　　都道府県，世帯の種類別世帯数と世帯人員（平成22年）
　　http://www.stat.go.jp/data/nihon/02.htm
(5) 『障害者の生活実態』の結果（速報）～平成25年度東京都福祉保健基礎調査～
　　http://www.fukushihoken.metro.tokyo.jp/kiban/chosa_tokei/zenbun/25kekka.html
(6) 厚生労働省　平成28年　障害者雇用状況の集計結果

http://www.mhlw.go.jp/file/04-Houdouhappyou-11704000-Shokugyouanteikyokukoureishougaikoyoutaisakubu-shougaishakoyoutaisakuka/0000146180.pdf

(7) 2013（平成25）年11月時点で回答事業所（5,511社）において雇用されている精神障害者552人を対象とする．結果に関しては参考値．
(8) 2008（平成20）年度から，受け入れ条件が整えば退院可能な精神障害者の退院支援や地域生活支援を行うことを目的に「精神障害者地域移行支援特別対策事業」が実施されてきたが，2010（平成22）年度からは，「精神障害者地域移行・地域定着支援事業」と名称及び事業内容を改めて実施されてきた．改正障害者自立支援法の施行以後は，地域相談支援の一環として，地域移行支援事業，地域定着支援事業が展開されている．
(9) 障害者の地域生活の推進に関する検討会　第1回資料（平成25年7月26日）「グループホームとケアホームの現状について」

## 2. 生活状況の事例

### 症状の経過と社会復帰への道　　　事例

### A. 親愛なる父

　小学校の頃、休みとなると家の手伝いをしてお小遣いを稼いだ記憶がある。自営業で朝から晩まで働く両親の姿をみて、私も両親（特に父）と一緒にいたかったのかもしれない。そんな親愛なる父を14歳の時に亡くしてしまった。その頃から中野家は厳しい状況へと変わっていった。母は前にも増して昼夜を問わず働くようになった。次第にそんな母に私は反抗的になる。行きたくなかった高校を中退し、住み込みで新聞配達をしてお金を貯め、父の影響で大好きな英語を学習するため、アメリカに留学した。軍隊形式の高校で2年間在学し、卒業をする。

　高校を卒業して帰国した私は、アメリカの大学に進学するために朝から晩までアルバイトをするようになった。そんな多忙の中、病気を発症してしまった。22歳であった。兄が既に精神病の傾向があって、私も少し精神病の学習をしていたが、まさか自分が病気になるとは思っていなかった。発病当時は、自分の置かれている状況をまったく理解ができなかった。そして、自殺未遂を起こす。一命は取り留めるが、自ら精神科を受診することを希望し入院となった。

精神病

自殺未遂

## B. 入院生活

　精神科に入院する前後、私の症状は「思考伝播」と「関係妄想」であった。「思考伝播」は、自分の中で思ったり、感じたり、考えたりしたことが他にテレパシーのように伝わり、心が読まれていると錯覚するものである。私は世界中の人にテレパシーが伝わっていると思い、まるで自分が特別な人間、神にでもなった気になった。テレビやラジオと通信して、会話ができるという錯覚や、街中でも自分の話を見ず知らずの他人が常にしていると思い込む。そのような状況の中、まわりの反応にとても敏感になり心身ともに疲れ果てる。対人恐怖になりひきこもるようになっていった。世界中に迷惑をかけていると錯覚し、世界を敵にまわしたと思い込む。そのため各マスコミからいつか大々的に非難、中傷、干渉されると思い込み、不安な日々を過ごした。

　救いを求め、入院希望で精神科を受診すると、入院しなくてもよいといわれたが、苦しくてたまらず、入院を懇願して興奮したため、閉鎖病棟の保護室に入った。興奮を冷ますための注射を打たれ、ようやく就寝することができた。入院した日はクリスマスであったが、それから6日間、保護室で何をしていたかは覚えていない。鉄格子、おまる、ベッド、食事のために扉が開いたことだけをわずかに覚えている。

　保護室を出て、さらに1か月ほど入院をしていたが、薬の副作用で排泄がうまくできず、オムツを着用し、煙草を一日5箱吸うなど、精神的に落ち着かず、退院したくてたまらなかった。その後、毎年年末に再発を繰り返し、5年間で4回入退院を繰り返すこととなった。薬の副作用などで苦痛を覚えることもままあったが、入院治療を受けると不思議と症状が改善されるという安堵があった。ただ、病院は生活の場ではないと思う。普通の生活に戻りたかった。

> 思考伝播
> 関係妄想

> 閉鎖病棟
> 保護室

> 副作用

## C. 人生の先輩K氏の存在

　K氏は精神科に入院の際、私に付き添ってくれた。K氏は、近隣に住んでいた私にとって兄のような存在で、よく恋愛などの相談をしていた親しい仲である。年齢が一回りも違うK氏は人生の先輩であり、若き日の自分に多大なる影響を与えた。

## D. 病気の転機

　26歳の時、一進一退の病状を打開すべくK氏とともに精神保健セミナーに新たな情報を求めに行ったのがきっかけで、U氏に出会えた。U氏は精神障害者通所施設、H作業所施設長であった。U氏との出会いは、病状の回復を加速させた。H作業所はランチを提供する喫茶店で、非常に明るい雰囲気を感じた。

　通所を始めた頃、少しばかり緊張していたのを覚えている。自分も障害者だが、どんな障害者の方々がいるのだろうという不安の念があった。しかし、すぐにその不安は解消された。みなさん一様にやさしかった。闘病で塞ぎきっていた私の心を開かせてくれた。自分の苦しみが他の仲間の方々と共有でき、自分の病気を素直に、そして客観的に受け入れられたのはこの頃だと思う。とにかく、仲間は真面目だと感じた。仕事などですぐに穴をあけてしまうが、それは真面目すぎるからなのである。「欠勤したくない」ということがプレッシャーになり、そのプレッシャーによって体調を崩し、本調子ではないのに無理をしてしまう。その結果、次の日に体が動かなくなって欠勤となってしまうのだ。けれど、仲間同士でうまくフォローしあっていた。そんな仲間とともに活動していたから、自分も仲間のために何かをしてあげたいと自然に思うようになった。

　作業所職員の存在も大きく影響する。職員の仲間（当事者）に対する懸命な態度、「仲間に人としてこんなに尽くしてくれる」ということに感動した。なおかつH作業所のよさは、地域に根ざし、お客様との交流や、一人暮らしの高齢者の方々にお弁当を配達し喜ばれる、役に立っているという点もあり、障害をもっていても、社会参加、社会貢献できるという生きがいを与えてくれた。ただ、やはり工賃は自立できるほどはもらえなかった。生活の支援として、U氏が生活保護の申請を手伝って下さった。障害年金の受給もこの頃から始まる。これらは経済的負担を多いに解消してくれた。4年間のH作業所で、仲間に出会えたことが自分にとってプラスになり、「居てもいい」という安心した居場所を与えてくれた。

## E. 社会適応訓練事業制度の活用

　30歳の時、H作業所職員の勧めで、カフェHに社会適応訓練事業制度を利用して入社することになる。従業員のほとんどが当事者であったが、一般就労に近い形であった。カフェH初代店長は、障害の有無を超えて、カフェHの従業員である仲間に対し熱い指導をしてくれた。H作業所とは

違う当事者に新たに出会えたのは、すごくいい刺激になった。ここでは仕事に対するチームワークを学ばせてもらったと思う。時給が最低賃金以上だったのは少しばかり誇りに思えた。たしかに、作業所の工賃や生活保護もありがたかった。だが、給料が貰えるようになって、病気になる前のように、夢がもてるようになったと思う。新たな生き甲斐が生まれた。

カフェHで、苦手だった朝早く起きるという点から、体調管理、サービスを提供するまでをこなし、厳しいながらも3年間勤務した。仕事に対する意識が高まるにつれ、自分がやらなければという使命感も高まり、夜更かしをしなくなった。就寝前の服薬などを工夫し、母にモーニングコールもお願いした。その繰り返しで、朝早く起きられるようになり、自然と生活のリズムが整っていった。仲間の存在、支援者の方のおかげで仕事に集中でき、体力もだいぶついてきた感があった。

## F. 仲間の存在

33歳の夏、ある企業にトライアル雇用制度を利用して3か月間、カフェHからのステップアップとして勤務することになる。そこには当事者がほとんどおらず、なんとなく物足りずに入社をしなかった。実は、H作業所に通所していた頃、自分の病気体験を生かした当事者職員になりたいという夢があった。そうした想いが障害者が少ない企業への入社を拒んだ理由かもしれない。

## G. H作業所でリカバリーをする

33歳の冬、K氏のお力添えで、かねてからの夢であったH作業所当事者職員となった。当事者職員として学んだ点は多大であった。利用者の方々の支援をしながら、店舗の運営にもかかわらせていただいた。お客様や、H作業所近隣の地域の方々との交流は、自分が存在する意味を感じさせる有意義なものであった。そして、健常者、当事者問わず、仲間の存在は自分にパワーを与え、大いに私を人間的に成長させてくれた。責任を担うことにより、病気だけを考えている時間がなくなっていった。つまり、病気を悩んでいる暇がなくなった。愛情、信頼、絆、明るさ、いろいろな宝を私は障害を通じていただいたと思う。この障害がなかったら、仲間の存在がなかったら、いまの自分は存在しない。

## H. 必ず母がそばにいた

発病当時から、母は私の病気のことを細かくいう人ではなかった。ほとんど愚痴もいわず、アドバイスらしいこともらわなかった。ただ、いつもそばにいてくれた。私が必要な時、そばにいてくれて、いつも話を傾聴してくれた。病院にも付き添ってくれて、モーニングコールもしてくれて、経済的な援助さえもしてくれた。いま思うと、私から逃げることなど一切なかった。母だって自分の人生があったはずなのに。私も母を見習いたいと切に思う。偉大なる母の存在に感謝してもしきれない。母の子で本当によかったと思う。

> 傾聴
>
> 母の存在

## I. よいこと、悪いこと、すべてがいまの自分を創っている

発症から26年間、いろいろな方に出会い、体調も生活も少しずつ改善していった。20年間福祉作業所などを利用して、約5年間大手企業人として働き、今またPSWの資格を取得するためにH作業所職員として働いている。仲間のために、お世話になった方々のために、これからも自分の信ずる事にチャレンジしていきたい。

いままでのいろいろな方々に感謝し、これからも、どんな場所に行っても、私自身は変わらず、人間としての成長を仲間とともに追求していきたい。

> 感謝
>
> 成長

# 3. 精神障害者と家族との関係

## A. 法制度から精神障害者と家族の立場を考える

精神障害者と家族との関係は、法制度との関連でみてみると、1900（明治33）年に制定された精神病者監護法時代にさかのぼる。当制度において、精神障害者の家族は、精神疾患や障害がある本人を直接監督する義務が課せられており（私宅監置義務）、家族は日常生活の中で常に本人を保護監督する立場にあった。

1950（昭和25）年制定の精神衛生法では、私宅監置義務から、医療を受けさせる義務を負い、自傷他害を防止する監督義務として、退院後の受け入れ、通院治療を中断することのないよう監督義務を担わされた。病状

> 精神病者監護法
>
> 精神衛生法

によっては、本人の同意を得ずとも入院させることができる措置入院や、家族の同意で入院となる同意入院（現医療保護入院）では、本人の意に反して家族が入院させたと認識され、家族に対して不信感を抱くようになる場合も多かった。家族も入院に至るまでに精神的にかなり追い詰められたり、健康を害してしまうこともあるので「本人を入院させておくことが最も安心」と考えてしまいがちで、家族と本人との信頼関係が損なわれることもあった。その上、精神疾患が起因して触法行為に至った事件が起きると、家族は世間の非難を浴び、監督責任を追及され、損害賠償を請求される立場にもなった。

　1995（平成7）年の精神保健福祉法制定時においては、家族会の全国組織（全国精神障害者家族会連合会）が、政府に保護義務者制度の撤廃を要望していった経緯もあり、保護義務者が「保護者」と名称変更された。長い間の家族会運動の成果であった。しかし、現在でも、退院後の受け入れ等、基本的には家族が医療的な保護を担う立場であるとする認識は変わらない。

**精神保健福祉法**

## B. 家族も当事者

　1960〜1980年代前半において、精神疾患に対する無理解から、治療よりも治安強化が優先され精神科病院が増設されていった。家族はこれからの家族のあり方、精神科医療の問題点等を家族同士が支え合って問題提起していく必要性を共有し、1965（昭和40）年、全国精神障害者家族会連合会が結成された。家族自らが精神障害者が家族内にいることを表明し、「われわれ家族も精神障害者を家族にもつ当事者である。家族同士が助け合い、精神医療や福祉を学習し、自分の家族以外の精神障害者も支援していこう。社会に精神障害者を正しく理解してもらう運動を展開しよう」と社会に投げかけ、精神障害者が地域で生活するうえで必要な支援制度がほとんどない中で、本人や家族が共に集える場として「居場所づくり」に取り組んでいった。

**全国精神障害者家族会連合会**

## C. 家族の社会的な活動

　地域に開設された居場所は、「精神障害者共同作業所」として、各地方自治体の援助を受け、精神医療・保健・福祉関係者有志の応援を得ながら広がっていった。全国精神障害者家族会連合会は、精神医療・保健・福祉関係の当事者団体として認知されるようになり、わが国で最初の「精神障

**精神障害者共同作業所**

害者社会復帰促進センター」として認定され、全国の家族会の総合的な拠点、精神医療・保健・福祉・労働等の関係者や専門職の支援の下、関連する調査研究、広報誌発行等、社会的な活動を活発に展開していった。

**ノーマライゼーション**

1970年代に、ノーマライゼーションの風が世界的に吹き始めると、まず身体障害をもった当事者たちが「自らの生活は自らの手で、施設でなく地域で生活する」ことを掲げて自立生活運動が広まってきた。精神障害者もこれらの運動に刺激を受け、各地で精神障害者の当事者運動が展開されるようになり、全国組織が誕生した（全国精神障害者団体連合会）。

**全国精神障害者団体連合会**

家族会は、これまでの活動を展開しながらも、当事者団体と共に歩む方法を模索するが、行政に対する要望活動や研修会の共催・後援等以外は、積極的な協働は見受けられないままに、2007（平成19）年に全国精神障害者家族会連合会は解散となる。その後、家族有志が集まり、同年、NPO法人（現公益社団法人）全国精神保健福祉会連合会として再結成され、現在に至っている。家族会活動に取り組んできた家族も高齢化し、今後の家族会活動のあり方が模索されている。

## D. 家族の生活状況と求めているもの

**全国精神保健福祉会連合会（みんなねっと）**

2009（平成21）年に、全国精神保健福祉会連合会（みんなねっと）では、「障害者自立支援調査研究プロジェクト」を結成し、家族支援のあり方について全国的な調査を実施した。その結果が公表されているので、家族の生活実態に焦点を当てて調査結果をみてみる（表2-3-1）。

この調査から、家族の生活の様子やニーズが見えてくる。

高齢化して収入が減ってきている家族が多いにもかかわらず、家族の経済的負担はかなり大きなものであること、高齢化も起因するが疲労感を訴える家族が約半数、既往歴を見ても重大な疾患を有する人たちが約40％おり、そのような状況を抱え、今後の生活を考えた時に健康や経済的な問題、他者との関係性などに強い不安があることがうかがえる。精神障害がある本人が病状を悪化させた時の対応と、家族が必要としているサービスや支援との関係性をみると、危機状況における緊急時の支援に結びついていないことが見てとれる。

**7つの提言**
①訪問型の支援・治療の充実、②24時間365日の相談支援体制の充実、③本人が主体的に生活できるようにするための個別支援体制の確立、④本人中心の医療の実現、⑤家族に対して適切な情報を提供すること、⑥家族自身の身体的・精神的健康の保障、⑦家族自身の就労や経済的な保障（第6章3節D.参照）。

**ACT**

みんなねっとは、本調査に基づき7つの提言（願い）を示している。それらに応えられるよう、医療ではACTを始めとしたアウトリーチ活動訪問看護等、地域生活支援体制を整え始めている。医療機関だけでなく、地域の支援機関も、本人だけでなく家族全体を支援する視点を忘れてはならない。家族は「死ぬまで本人の保護をすべき人」、本人も「家族に保護さ

表 2-3-1　家族支援のあり方

(調査対象者 9,320 人、回答者 4,419 人)

(家族の経済的負担)
- 本人に対して、食費、医療費、小遣い、通信費、衣服費等で月に約 65,000 円出費している

(健康状態：日常的に感じる身体的不調)
- 疲れやすい (47.4%)
- 腰痛 (35.7%)
- 睡眠不足 (34.7%)
- 肩こり (32.5%)
- 手足の痛み (23.2%)

(これまでに罹患した疾患名)
- 心臓病 (11.3%)
- 糖尿病 (9.8%)
- 呼吸器疾患 (9.7%)
- がん (7.0%)
- 脳卒中 (2%)

(予測される困難や不安)
- 家族の高齢化 (84.1%)
- 家族の病気 (56.5%)
- 収入の減少 (52.3%)
- 家族構成の変化 (37.2%)
- 孤立・孤独 (27.5%)
- 現住居継続の不安 (13.3%)
- 介護 (12.4%)

(本人の病状悪化時の家族の苦労・心配)(上位 3 件)
- 本人がいつ問題を起こすかという恐怖心が強くなった (64.8%)
- 家族の精神状態・体調に不調が生じた (58.7%)
- 仕事を休んで対応しなければならなかった (47.3%)

(家族を対象としたサービスや支援の不足)(上位 6 件)
- 福祉制度に関する情報提供 (85.1%)
- 最新の精神科治療に対する情報提供 (85.0%)
- 家族への経済的支援 (83.8%)
- 定期的に相談できる専門家 (83.0%)
- 訪問してくれる専門家・24 時間 365 日相談できる支援機関 (82.8%)

れる存在」という固定観念を見直し、家族であっても、個々に独立した存在としてお互いを認め合える関係性を築いていけるような家族支援が求められている。

## E. 精神障害者と家族との関係

### [1] 発達障害の N さんと母親の軌跡

　現在でも、精神障害者の家族との同居率は約 70％であり、高い割合となっている。家族と本人の関係性は日常的に共にいることが多く、家族は疾患や障害からくる生活上の困難さを家族が補ったり、代理行為をする場合もあるし、病状悪化を恐れ言いたいことも我慢してしまう場合もある。一方、本人も自立した生活を営めず家族に遠慮がちになってしまうといった、お互いに家族であるが個の人間として尊重し合い、独立した存在であることを認め合う関係が築きにくくなっている例も多い。親亡き後は、精

神障害者に対する地域生活支援体制の貧困さも大きな要因であるが、「親に代わって一生面倒を見てもらえる所」として、精神科医療機関を頼りにしている家族も多いと聞く。

一方、精神障害者本人が、高齢になった家族を介護している例も見受けられるようになってきている。このように家族と精神障害者の関係性は、ライフサイクルの過程で決して固定されたものでなく、変化していくものである。その過程をとおして、精神保健福祉士として支援できることは何か、本人も含めた家族全体を支援する視点が重要である。

これまでに、さまざまな背景をもつ本人と家族に出会ってきたが、時間を要するものの、両者とも個々の生活者として独立した存在であることを認め合える関係性が築けるようになると、本人の病状の回復が見られるようになるし、家族も健康状態をとり戻していき、お互いに支え合っていける関係ができてくることを感じている。

以下に、事例を紹介する。

**事例1　発達障害のNさんの事例（母親へのインタビューから）**

40代のNさんは、両親と2歳年上の兄と4人家族。生後1年目の検診で「言葉が出ない」「他の子どもにも興味を示さない」等、発達の遅れがわかり、3歳から小児精神科病院を受診する。数字と活字を記憶する能力が高く、小学校では常にトップクラスの成績であったが、会話の際に大人言葉で話すなど、子ども同士のコミュニケーションがとりにくく、友だちができなかった。

小学校の途中で父親の転勤があり、生まれ育った土地を離れ転校したが学校に馴染めず、登校を嫌がるようになり、母親はこの時期とても悩んだ。なるべく自宅にこもることは避けようと外出し、Nさんが行きたい所に電車で行くことが多くなった。その頃から電車が大好きになり、行ったところの駅名をすべて記憶していくのが楽しみになった。

中学1年の時に再び幼少期に育った所に戻ってくることができた。中学時代は、理解ある教師との出会いがあり卒業することができた。高校受験をするが合格には至らず、経理専門学校に通学するものの、授業以外のことに関心が向くと座っていることができないといった行動が目立つようになり、教師が指導しても改善されず、ついに退学となってしまう。

この時代は、現在のように学習障害をもった子どもの勉強を支援するボランティアは少なかったので、母親はその存在を知らなかった。相談できるところを探し、親子合宿の機会を得るが、Nさんはそこでの集団生活にも馴染めなかった。

これまでも教育相談機関にNさんの今後の進路を相談しながら進めて

きたが、高校進学の可否を相談したところ、寄宿生活の高校を紹介された。当初、いじめに遭ったようだが、知的能力が高いので級友に勉強を教えることができ、自分なりの居場所を見つけていったようである。集団行動から時として逸脱することがあっても、遠方で自宅まで帰るのが大変であることは理解できたようで、3年間の寄宿生活を終え高校を卒業することができた。

その頃、自宅近くに精神障害者のF共同作業所（現地域活動支援センターⅢ型）が開設された。母親がNさんの今後の進路について相談に行き、Aソーシャルワーカー（現精神保健福祉士。以下、APSW）と出会う。母親はそれまで無我夢中でNさんを育ててきたが、地域でNさんと家族を共に支援してくれる人と場所を見つけられたことはとても大きな心の支えとなった。Nさん自身も、高校の寄宿生活を経て学んだこともあり、作業所にときどき顔を出すようになって、通所している人たちの様子やAPSW、他のスタッフ、ボランテイア、家族の人たちのつながりから、自分を認めてくれる場所であることを認識できるようになり、集団生活の約束事がある程度守れるようになった。

> 地域活動支援センターⅢ型
>
> 精神保健福祉士（PSW）

その頃、ホテル業を営んでいる授産施設を紹介され、作業所の人たちにも勧められたので、思い切って親元を離れ、住まいを施設の近くに移し、就労支援を受けながらホテルの仕事に取り組み始めた。お客様との対応に苦慮し、逃げ出したくなることもあったが、持ち前の人懐こさが功を奏してホテルの人気者になっていき、6年間務めることができた。父親が病気になったことを契機にいったん実家に戻ることになるが（父親はまもなく死亡）、F共同作業所のAPSWの紹介で、地元の宅配便会社に就職できた。以降、現在まで週4日、4時間の勤務が続いている。

兄は結婚し、実家を離れているので、現在は70代の母親の買い物を手伝ったり、外出時の付き添いをしたりと、母親の面倒を見る姿も見かけるようになってきている。Nさんが社会人として生活できるようになってきたことが何よりもうれしいと母親は言っている。

母親は、F共同作業所との出会い以前から、Nさんの対応や将来のことでさまざまな関係機関に相談し、支援を受けてくる中で、同じ家族の人たちと出会う機会が増え、地元の家族会や全国組織の家族会にも参加するようになり、役員も引き受けるなど、積極的に社会的な活動にも取り組んできた。それらの活動をとおして、Nさんとの親子関係から、母親自身の生き方を考えられるようになり、多くの仲間や友人を得ることができたことが財産であると貴重なお話を聴くことができた。また、現在はF地域活動支援センターのボランテイアとしても活躍している。

## [2] 精神疾患発症時における本人と家族の関係とその支援

／統合失調症／
／自我の形成／

統合失調症は、思春期に発症する例が多い。思春期における自我の形成過程は、感受性が豊かで、事象に対して敏感な時期でもある。その時に、受験期のストレス、いじめ、対人関係（家族関係も含む）のトラブルなどが発症の引き金となる場合がある。幻聴や妄想に支配された状態にある場合、それを抱えながら日常生活を送ることになるので、精神的にとても苦しく追い詰められていく。

身近にいる家族は異変に気づきながらも、本人の訴え（訴えない場合もある）が現実に起こりえないことなので否定すると、本人は家族にもこの苦しみと恐怖を理解してもらえないと思い込み、家族に不信感を持ち、家族が妄想の対象になる場合もある。症状が悪化している時に本人と家族が同居していると、両者とも緊張関係の中で極度の疲労感が蓄積されていく。家族だけで医療機関等の関係機関に相談に行くことはできても、本人は病状でなく日常生活の中で真に起きている事象と信じきっているので病気とは認めず、医療機関の受診を拒否するか、かなり消極的である。

／アウトリーチ／

このような時の家族の状態に介入できる方法として、近年は、関係機関が出向いていく訪問の形体「アウトリーチ」が実施されるようになってきている。本人が治療に結びつくような働きかけと、本人に対する家族の関わり方を含めたさまざまな支援が訪問のプロセスの中で行われていく。受診に結び付いて治療を受けるようになり、幻聴や妄想の症状が改善されてくると、家族関係も改善されてくる例も多い。発症初期の家族は、本人との関係の中で精神的に追い詰められていくと、他者との関係性も遮断してしまう場合もある。そのため、地域における関係機関のネットワークの中で情報を共有しながら、顕在化しない家族のニーズにもできるだけ目を向けていくことが重要である。

## [3] 医療保護入院と家族

／精神保健福祉法改正／

2014（平成26）年の精神保健福祉法改正で、保護者制度が撤廃され、医療保護入院の保護者の同意は「家族等の同意」となった。しかし、本人の同意が得られずとも、家族の同意で入院となる医療保護入院制度は現存している。

病状が悪化し、治療に結びつくまでに相当な時間を要している場合も多く、家族は疲労困憊した状態で本人の意に反してやむなく入院治療の方法を選択せざるを得ない時があるが、このような場合、本人は唯一の理解者であると信じていた家族に裏切られた気持ちを持ちながらの入院となる。入院治療により病状が回復しても、家族は再発を恐れ、入院以前の同居生

活を望まなくなっても無理のないことである。一方、本人は「家族が同意しなければ退院できない」となると、面会時や電話等で家族に退院の要求をし続ける。医療保護入院がもたらす家族と本人の関係性は治療にも影響を及ぼすであろうし、お互いに家族としての信頼関係を損なうものになる場合が多い。精神科入院の形態は特例となっているが、医療保護入院を含めた現行の入院方法のあり方について再考する必要がある。

**事例2** 恋愛・結婚・子育てに挑戦する本人を支援する家族

　Hさん（30代前半・女性・気分障害）、Fさん（30代半ば・男性・統合失調症）は、お互いに同じ医療機関に通院していた。二人とも主治医は違うが外来で会う機会が多かったこともあり、待合室で診察を待つ間会話を交わすようになった。HさんもFさんも仕事のことで悩んでいた。Hさんは自分の病気を伏せて仕事をしてきたこともあり、疲労が重なると朝の起床が辛くなり、欠勤が続き退職といった経過を辿ってきた。Fさんは長い間勤務した飲食店が不景気で閉店してしまい、ハローワークで新たな職場を探しているところだった。お互いに就労の課題で共感したこともあり、受診が終わると昼食を共にしながら、今後の生活のことを話し合う時間が増え交際が始まった。Hさんは、誠実で優しいFさんと居るとほっとでき、それまで常に競争心を燃やし働いてきた自分の働き方を客観的に振り返ることができるようになった。

　30代に入り、20代の頃に比べると体力・気力とも衰えを感じてきていたので、疾患を開示して長く働ける仕事を見つける選択の機会をFさんがつくってくれたことに感謝し、Fさんと共に生活できたらと結婚を意識するようになった。Fさんはハローワークから、就業・生活支援センターを紹介され、新たな就労先を探すことと同時に、これまでの生活が貯金できるほどの余裕が持てなかったので、就職先が決まるまでの間の経済的な生活相談をしていた。Hさんが結婚を望んでいることを感じていたが、仕事が決まらないのに結婚は考えられないと思っていた。

　Fさんは通院先の精神保健福祉士の所に生活保護受給の相談に行く機会に、今後の生活についてHさんとの結婚の相談もしてみた。HさんとFさんは、精神保健福祉士同席の下に、お互いの主治医に相談してみることにした。主治医は、二人の健康について心配しつつも、精神保健福祉士が二人の今後の生活上の相談に応じていくこと、就業・生活支援センターのスタッフとも連絡をとり合い、両機関が協力して二人の生活を支援していくことを確認でき、二人の生活を見守ることにした。

　ところが、二人の両親は大反対だった。二人の仕事が決まっていない段

階で結婚はあり得ないし、お互いに精神疾患と障害をもっているので具合が悪くなったらどうするのかと、親としては当然の心配である。Hさん、Fさんの両親は、主治医や精神保健福祉士に面会に行き、結婚について反対であることを告げた。主治医は、家族の意見を傾聴しながらも、二人の現在の病状や、前向きにこれからの人生を二人で真剣に考えているので表情も生き生きしているし、よい治療関係が築けていることを伝えた。

　精神保健福祉士は、二人の結婚生活が始まれば、必要に応じて保健師や訪問看護、ホームヘルパーの支援も検討できること、就労に関しては、ハローワークだけでなく、就業・生活支援センターのスタッフも新たに加わっているので、以前より二人の生活を支援する関係者が増えてきていることなどを伝えた。何度も両親との話し合いを繰り返しながら、二人の結婚への意志は固いことが確認された。両親は、病状の悪化などを心配しながらも二人の結婚生活を見守ることにした。仕事は、Hさんも就業・生活支援センターを利用するようになり、疾患を開示して週4日、1日7時間の非常勤でこれまで培ってきた経理事務の仕事に就くことができた。Fさんは、職業適性検査を受ける機会を得、手先の器用さを生かして調理の仕事に本格的に取り組むこととなり、飲食店で障害に理解がある店を紹介され、週4日、1日6時間働くようになり、調理師資格を取得することを目標にしている。

　結婚して3年目に、障害者の集いで二人の話を聴く機会があり、Hさんの母親も同席していたが、二人の体験発表を聞いた後、「結婚は、子どもが親から自立するだけでなく、親も子どもから自立する時なのだと改めて感じている」と挨拶をしていたのが印象的だった。

## F. 家族が求める支援とは

　前記の調査でも明らかになった家族が望む支援とは、病状悪化時も含め、困った時に相談ができ、解決につながる支援である。この支援が適時的確に行われないために、家族は疲労が蓄積し、体調を崩しがちになり、将来の生活に対する不安が助長されていき、本人を受け入れる気持ちが弱くなってしまったり、受け入れ拒否の態度を硬化させてしまうことにもなる。

　事例を通してもわかるように、精神保健福祉士として、本人の支援だけに焦点を当てるのではなく、家族全体を視野に入れて、どのような支援が求められているのか、個々の家族構成員の生活状況を客観的に把握したうえで、本人と家族に丁寧にそれをフィードバックしながら支援内容を考えていき、両者との関係性を築きながら、最終的には本人と家族の合意形成

が得られるような支援を心がけたい。

### 理解を深めるための参考文献
- 「精神障害者の自立した地域生活を推進し家族が安心して生活できるようにするための効果的な家族支援等の在り方に関する研究」平成21年度厚生労働省障害者保健福祉推進事業　障害者自立支援調査プロジェクト　実施主体：全国精神保健福祉連合会
家族が安心して生活できるためには何が必要なのかを調査から感じ取れる。
- 川﨑洋子「家族が期待する支援」精神科臨床サービス編『精神科臨床サービス第10巻3号』星和書店，2010.
前掲書の調査をとおして、家族は関係者にどのような支援を期待するのかを著している。
- 上野容子「地域における社会復帰施設の利用者と家族に対する支援について」精神科臨床サービス編『精神科臨床サービス第4巻2号』星和書店，2010
社会復帰施設の利用者と家族が各々自分の人生を取り戻していくためにどのような支援が必要かを述べている。
- 『月刊みんなねっと2012年11月号・2014年12月号・2015年4月・7月号』公益社団法人全国精神保健福祉連合会.
各号に家族としての想いや家族関係が書かれている。
- 「『共に生きる』ための作業療法──結婚・恋愛・出産・育児・性の支援」『月刊作業療法ジャーナル44巻7号（増刊号）』三輪書店，2010.
当事者の結婚、恋愛、出産、育児について多様な事例が紹介されている。
- 『発達障害者支援はんどぶっく2015』東京都福祉保健局，2015.
発達障害者の支援のあり方について述べている。
- 山本智子『発達障害がある人のナラティヴを聴く─「あなた」の物語から学ぶ私たちのあり方』ミネルヴァ書房，2016.
発達障害者のさまざまな人生から、何が求められているのかを考える。
- 栗原類『発達障害の僕が輝ける場所をみつけられた理由』KADOKAWA，2016.
発達障害をマイナスに捉えず、自分のやりがいを見つけていく。

長期入院から地域移行へ──奪うことと与えること

　入院した経験がある人はわかるであろう。曜日の感覚が薄れ、その間の出来事がどこか外国ででも起こったことのようで、リアルに自分の中に取り込まれないのである。それが数年、数十年におよんだ時、自分と社会の距離は計りしれないほど遠くに感じるのではないだろうか。

　病院で勤務していた頃、「このままここに居させてください」と、スタッフに懇願する長期入院の患者さんも少なくなかった。その頃の私は彼らの気持ちを充分に汲み取れていなかった気がする。年を重ねてきたいまの自分が、突然、まったく違う環境で生活することになるとしたら、それは耐えがたき苦痛を伴うのではないだろうか。

　精神科医療の歴史は精神科医療機関だけがつくりあげてきたわけではない。国や社会の後押しがあって、ここまで肥大化してきたのである。患者さんは人としての権利を自ら放棄したわけではないが、長期入院はさまざまなものを彼らから奪っていく。家族とのつながり、仕事、住まい、友人、趣味……。そして、生活上の知識とスキル、社会の中で生きてきた人としての自信や誇り。

　いまは国策として、長期入院者の生活を地域に移し、定着するための支援が行われている。買い物、食事、洗濯、掃除、入浴、金銭の管理、住民としての事務手続き、家賃・公共料金の支払い、近隣との付き合い、交通機関の利用、通院……、一人暮らしの場合、それらすべてが自己責任である。

　一人暮らしで何がいいかと退院した人に聞いた中で、印象に残っているのは「好きな時に起きて、好きな時に寝る」、「好きなテレビをみて、トイレにもゆっくり入れる」というような平凡すぎて、逆に非凡な回答である。退院したい時期が長期入院の間に通りすぎ、あきらめたところに与えられた自由をどう捉えていいのか、とまどう人も多いだろう。これまで医療に保護され、預けてあった「権利」や「責任」と「義務」を突然返されるのであるから。

　しかし、その負担を一緒に担っていくことは、私たち精神保健福祉士の重要な仕事である。社会的理由で長期に入院している人たちの「社会的復権」を支援する仕事は、いずれは過去のことになるであろう。だからこそ、いま、彼らの権利を一緒に確認し、責任と義務をもって暮らすことが当たり前になるように……、そして、一日でも長く暮らし続けられるように……、支援し続けることが重要なのである。

# 第3章 精神障害者の生活と人権

1 精神障害のある人の生活支援の理念と概要について理解した上で、権利を護る機能や活動がなぜ重要になるのかを考える。

2 精神障害と向き合う当事者の生活の中での「生きづらさ」や「必要」を知り、その解消のために何が必要であるか、当事者の人権についてともに考えたい。

3 精神障害のある人の権利擁護にかかわる専門職、精神保健福祉士としての価値をもって社会的役割を果たすことができるような権利擁護活動のあり方と方向性を理解する。

4 人としてあたりまえの権利が侵害されやすいといえる認知症や知的障害、精神障害等によって判断能力が低下した人々の権利擁護を具現化する主たる二つのシステムについて概観する。

# 1. 精神障害のある人の権利をめぐる状況

## A. 精神障害のある人の生活支援としての権利擁護の重要性

　人権とは、すべての人が生まれながらにもっている権利であり、人として生きるための普遍的なものである。これは、国の最高法規である日本国憲法において、「基本的人権の尊重」として謳われている。

*日本国憲法*
*基本的人権の尊重*

　私たちは、普段の生活の中で、人として生きること、自分らしく生きることや自らの権利について、どのくらい意識して暮らしているであろうか。人権、すなわち人として生きる権利については、それを侵害されたり、脅かされたりした時に、そのもつ意味や尊さについて、ことさら意識することになるものかもしれない。

　精神障害のある人の権利について考える時、先進諸国に比べ、日本の精神科医療や社会福祉制度・施策の遅れが、その人権問題に大きな影響をおよぼしていることに、まず目を向ける必要がある。精神障害のある人は、「精神障害者」とひとくくりにされ、隔離・収容を強いられ、スティグマによるいわれなき差別や偏見にさらされてきた。果たしていま、この状況は、改善されてきているといえるであろうか。

*スティグマ*

　そもそも一個人の責任とはいえない疾患や障害によって、あたりまえの権利が侵害されたり、脅かされたりしやすい状況にある精神障害のある人の、人として平等に保障されている権利を擁護する機能や活動がなぜ重要になるのであろうか。それにはまず、精神障害のある人の生活の基盤が整っていないという実態や状況を知り、その人々の生活者としての権利が護られ普通に暮らすことのできる社会の実現をめざすために、生活支援の理念を理解し、かかわろうとする精神保健福祉士に求められる役割について、権利をめぐる諸課題を明らかにしながら捉えてみたい。

*生活者*
*生活支援*

## B. 精神障害のある人の権利をめぐる状況

### [1] 障害のある人の権利をめぐる国際的な流れ

　障害のある人の権利保障に関する国際的な取り組みは、第二次世界大戦後から始まった。国際連合（以下、国連という）は、1948年の総会において「世界人権宣言」を採択した。これは、ソーシャルワークの基盤にあ

*世界人権宣言*

る人権を理解するための基本であるといえる。「すべての人民とすべての国とが達成すべき共通の基準」として人権を保障すべきものであると示したこの宣言が、保護という名目で長期にわたって隔離・収容されてきた障害のある人の基本的人権の尊重を訴え、その後の運動へと発展していく契機となった。1946（昭和21）年に制定された日本国憲法においても、このような国際的な時代背景から侵すことのできない永久の権利として「基本的人権の享有」（11条）が掲げられた。

基本的人権の享有

国連は、1966年に世界人権宣言をより具体化し、法的拘束力をもたせる意図をもって、「国際人権規約」（A規約：社会権規約、B規約：自由権規約）を採択した。日本は、これを1979（昭和54）年に批准した。さらに、国連は、1971年に「知的障害者の権利宣言」を、1975年に「障害者の権利宣言」を採択した。そして、1981年を「国際障害者年」と定め、1983年から10年間を「国連・障害者の十年」とし、各国の障害のある人の人権保障、権利擁護の理念と水準を高める指標と運動の方向性を示した。

国際人権規約

1991年に国連は、精神障害のある人の権利に関する国際基準といえる「精神疾患を有する者の保護及びメンタルヘルスケアの改善のための諸原則」を決議した。その後、包括的な差別禁止法の制定が各国において検討され、アメリカの「障害をもつアメリカ人法」（ADA法）を皮切りに、ニュージーランドやイギリスでの取り組みが進められた。そして、国連において「障害者の権利に関する条約」の必要性が取り上げられ、2006年の総会にて採択された。この条約は、日本においては2014（平成26）年1月に、約7年の年月を経て批准された。

精神疾患を有する者の保護及びメンタルヘルスケアの改善のための諸原則

障害者の権利に関する条約（障害者権利条約）

## [2] 日本における精神保健福祉の歩みと精神障害のある人の権利

日本で最初の精神障害のある人にかかわる法は、1900（明治33）年の精神病者監護法であり、「やむなく私宅の座敷牢等で家族が監置（私宅監置）していた」精神病者（患者）を警察に届けさせ、その家族に「医療なき保護」と「社会防衛」の責任を負わせるものであった。このような私宅監置の実態について、呉秀三らが調査をし、治療と処遇の改善を訴え、1919（大正8）年に精神病院法が成立した。この法には、公立の精神科病院の設置なども盛り込まれたが、それらは進まないままに戦時体制へと突入した。以後、1950（昭和25）年に成立した精神衛生法に至るまで、隔離・収容を主とした入院医療中心の精神科医療体制は続いていった。

精神病者監護法

呉秀三
精神病院法

精神衛生法

1968（昭和43）年のクラーク勧告において、今日的課題としてもなおあり続けている「社会的入院」への指摘がなされたが、「適切なリハビリテーションと地域精神医療体制があれば退院可能」といわれた若年層の慢

クラーク勧告
社会的入院

性化した長期入院者が、時間の経過とともに年齢を重ね、高齢化していくことも問題となっていた。かつて呉秀三が、「我が国十何万の精神病者は実にこの病を受けたるの不幸の外に、この国に生まれたるの不幸を重ぬるものというべし」と訴えたように、日本の精神保健福祉制度・施策の遅れは、精神障害のある人の人権問題に大きな影響をおよぼし、その後の権利の確立を阻んできた歴史の歩みであったといえる。

精神科特例　1958（昭和33）年に、厚生省（当時）から医療法の精神科特例の通知が出され、少ないマンパワーと費用によって、日本の9割以上の精神科病床を占める民間の精神科病院が管理的な経営・運営を強いられた。無資格者による看護や病院側の都合による隔離・拘束などが行われ、患者の権利を護る医療体制には程遠い状況にあった。この間、精神科病院における患者の人権侵害事件が起こるようになり、その一例が、1984（昭和59）年の宇都宮病院事件であった。これは、患者の命を奪うといった暴力行為、不当な入院、患者の使役、無資格診療など、多くの問題が表出した事件であった。

宇都宮病院事件

時期は前後するが、1973（昭和48）年に、精神障害のある人の権利を護るべき責務を担うソーシャルワーカーが、社会防衛的な法のもとでその権利を侵害するという重大な事件を起こした。これは、ソーシャルワーカーの不当な扱いにより強制入院をさせられ、入院後も不当な医療行為や処遇を受けたというY氏の告発によるY問題であった。以後、精神科ソーシャルワーカーの専門職能団体である日本精神医学ソーシャル・ワーカー協会（当時）は、10年におよぶ議論の結果、「精神障害者の社会的復権と福祉のための専門的・社会的活動」を推進する任務があるとして、1982（昭和57）年の札幌宣言に至った。

Y問題

札幌宣言（日本精神医学ソーシャル・ワーカー協会宣言）

## ［3］精神科医療における権利をめぐる問題

前述した宇都宮病院事件やY問題等をはじめとする数々の人権侵害事件を経て、厚生省（当時）は、1985（昭和60）年に「精神病院入院患者の通信・面会に関するガイドラインについて」の通知を出した。これに基づき、医師は、入院患者の行動を制限する旨、当該の患者に説明することが定められた。

精神病院入院患者の通信・面会に関するガイドラインについて

精神保健及び精神障害者福祉に関する法律（精神保健福祉法）では、精神科病院等への入院について、その法的手続きによって、本人の意思によらない入院や、入院中の行動制限が認められている。このことは、患者の自由と権利を侵害する可能性をしばしば容易にする環境をつくり得るといえる。すなわち、精神科病院等では、患者がその治療に専念し、回復に向かうことを目的として、社会生活上のストレスや刺激等を取り除く環境を

精神保健及び精神障害者福祉に関する法律（精神保健福祉法）

行動制限

提供するため、ともすれば、隔離や身体拘束を許容する閉鎖的な環境が求められ、認められることになる。加えて、疾患や障害による特徴から、本人の意思が表面化しづらいことも重なって、入院患者は、社会から孤立してしまいがちとなり、さらにそれが、精神科医療の閉鎖性や密室性を高めることにつながっている。

　また、日本では、精神保健福祉法において、入院患者とその保護者に、「退院又は処遇改善請求」をする権利を規定している（38条4項）。これは、各都道府県の精神保健福祉センターに設置されている精神医療審査会に対して、入院や院内での処遇に対する不服等について審査請求できるものである。精神医療審査会は、この法において創設され、主として措置入院、医療保護入院等の定期病状報告の書類や、患者本人、代理人、保護者からの退院請求、処遇改善請求の審査等の、人権を擁護し、適正な医療の提供に対する審査機能を有している。

　これまでみてきた通り、日本の精神科医療および精神保健福祉制度・施策の特殊ともいえる状況から、未だ「入院医療中心から地域生活中心へ」（「精神保健医療福祉の改革ビジョン」2004〔平成16〕年における方針）の実現が進んでいるとはいいがたい現状にある。精神科医療における患者の権利を擁護する法制度、システムの整備・充実が求められる。

## [4] 最近の動向──「障害者の権利に関する条約」批准までの道程

　2014（平成26）年1月に、日本における「障害者の権利に関する条約」（障害者権利条約）が批准された。この条約は、2006年12月に国連総会で採択された障害のある人に関する初めての国際条約である。1条には、「この条約は、すべての障害者によるあらゆる人権及び基本的自由の完全かつ平等な享有を促進し、保護し、及び確保すること並びに障害者の固有の尊厳の尊重を目的とする」と記されている。この目的を含んで前文および50条から構成されており、市民的・政治的権利、教育・保健・労働・雇用の権利、社会保障、余暇活動へのアクセスなど、さまざまな領域における障害のある人の権利の実現のための取り組みを、その締約国に対して求めるものとなっている。

　この条約では、障害に基づくあらゆる差別が禁止されており、障害のある人の権利の確保のために必要で適当な調整等を行わないという「合理的配慮の否定」も差別であるということが、明確に示されている。また、障害のある人が他の人と平等に、住みたい場所に住み、受けたい教育を受け、地域社会におけるサービスを利用できるよう、その自立した生活と地域社会への包容（ソーシャル・インクルージョン）について定められてい

て、それらが実施されているか否かを監視する機能を担う機関を国内に設置することも明記されている。

　日本における障害者権利条約の批准に至るまでには、国内法の整備をはじめとする「障がい者制度改革」が進められてきた。「私たちのことを、私たち抜きに決めないで」（Nothing About Us Without Us !）をスローガンとしたこの条約の批准までの道程を概観すると、表3-1-1の通りである。

表3-1-1　日本における障害者権利条約の批准に至るまでの歩み

| |
|---|
| 2006年12月「障害者権利条約」国連総会にて採択 |
| 2007年9月「障害者権利条約」日本が署名 |
| 2008年5月「障害者権利条約」発効 |
| 条約締結に向けての国内法令の整備状況<br>　2009（平成21）年12月　　障がい者制度改革推進本部設置<br>　2011（平成23）年6月　　　障害者虐待防止法の成立<br>　　　　　　　　　　8月　　　障害者基本法の改正<br>　2012（平成24）年6月　　　障害者総合支援法の成立<br>　2013（平成25）年6月　　　精神保健福祉法の改正<br>　　　　　　　　　　　　　　障害者雇用促進法の改正<br>　　　　　　　　　　　　　　障害者差別解消法の成立 |
| 2014年1月「障害者権利条約」日本が批准 |

● 外務省ウェブサイト　http://www.mofa.go.jp/mofaj/press/pr/wakaru/topics/vol109/（最終アクセス2015年1月5日）を参考に作成.
● 表内の法律名は略称.

　国は、「障がい者制度改革推進会議」設置後の5年間を「障害者制度改革の集中期間」と位置づけ、内閣府に、施策の推進を検討する「障がい者制度改革推進会議」を設置した。この間、2011（平成23）年の6月には障害者虐待防止法の成立、同年8月には障害者基本法の改正、2012（平成24）年6月に障害者総合支援法の成立、2013（平成25）年6月には精神保健福祉法の改正ならびに障害者雇用促進法の改正がなされ、障害者差別解消法が成立し、この度の批准に至った。

　なかでも、障害者虐待防止法は、先に成立している児童、高齢者、配偶者の暴力防止に続く虐待防止関連法であり、その目的は、「障害者に対する虐待が障害者の尊厳を害するものであり、障害者の自立及び社会参加にとって障害者に対する虐待を防止することが極めて重要であること等に鑑み、障害者に対する虐待の禁止、障害者虐待の予防及び早期発見その他の障害者虐待の防止等に関する国等の責務、障害者虐待を受けた障害者に対する保護及び自立の支援のための措置、養護者の負担の軽減を図ること等の養護者に対する養護者による障害者虐待の防止に資する支援のための措

**障害者虐待防止法**
障害者虐待の防止、障害者の養護者に対する支援等に関する法律

**障害者総合支援法**
障害者の日常生活及び社会生活を総合的に支援するための法律

**障害者雇用促進法**
障害者の雇用の促進等に関する法律

**障害者差別解消法**
障害を理由とする差別の解消の推進に関する法律

置等を定めることにより、障害者虐待の防止、養護者に対する支援等に関する施策を推進し、もって障害者の権利利益の擁護に資すること」とされている。また、2011（平成23）年8月の障害者基本法の改正では、差別の禁止（4条）が規定され、この法の基本的理念にのっとり、2013（平成25）年6月に障害者差別解消法が成立した。差別解消措置や差別解消支援措置などの差別の解消の推進により、共生社会の実現をめざすことを目的とした法である。これに先駆け、千葉県での「障害のある人もない人も共に暮らしやすい千葉県づくり条例」（2006年制定）を皮切りに、北海道、岩手県、さいたま市、熊本県、八王子市などの各都道府県や市町村において障害者差別を解消するための地方条例制定の動きが起こり、現在も各地でこのような取り組みが広がっている。

　広く指摘があるように、日本において、障害者権利条約の批准が最終目標ではない。障害者差別解消法の施行は、2016（平成28）年4月であり、障害者権利条約を基本としながら、各関係法令がどのように機能していくのか、その実効性の評価はこれからとなる。精神保健福祉士として、これらの法制度やサービスが、精神障害のある人の権利を擁護するために利活用されているのか、日々の暮らしやすさや生活の質（QOL）の向上へとつながっているのか、といった視点をもって、ソーシャルワーク実践を積み重ねていくことが求められる。それは、特別な営みとして実践されるのではなく、精神障害のある人が一市民として平等に、あたりまえの権利を保障される社会の実現を展望し、進めていく必要がある。

> 生活の質（QOL）

## C. 精神障害のある人の権利を阻む社会的障壁

　精神障害のある人を生きづらくさせている要因は、精神疾患や障害そのものによるものもあろうが、「障害は心にはないよ、社会にあるんだ」⁽¹⁾といった言葉にも表されるように、社会の仕組みがそれを大きくし、社会参加を阻んでいることも多い実態がある。社会的障壁（バリア）の象徴的なものの一つに、欠格条項がある。これは、障害があるということを理由に、特定の地位や職業に就くことや、さまざまな社会活動を行うことにかかわる資格要件を欠くとして、総じて規定するものである。日本には、このような法制度による社会的障壁があり、それが人としてあたりまえの権利を阻む状況を生んでいるといえる。

> 社会参加
> participation
> 社会的障壁（バリア）
> 欠格条項

　また、精神障害のある人に対する、いわゆる「世間一般」の人たちの見方や考え方が、物理的な差別・偏見をもたらすのみならず、精神的にも大きな影響を与えている。例えば、地域にグループホーム等を建設する際、

> 差別・偏見

**施設―地域コンフリクト**

反対運動などが起こったりする（施設―地域コンフリクト）。加えて、精神障害のある人と犯罪とを結びつけ「危ない人たち」といった見方も、未だ根深くあることも現実である。

　疾患や障害は、その人個人の責任なのであろうか。いまの社会は、精神障害のある人の、人としてのあたりまえの権利が、あたりまえに保障される社会とはいいがたい状況にある。あたりまえの権利があたりまえに保障される社会の実現に向けて、私たちは何をすべきか考え、行動に移していくことが求められる。精神障害のある人の権利が侵害されたり、脅かされたりしている実態があるという現実に目を向け、精神保健福祉士としてかかわろうとする前提に、1人の市民としての人権感覚を磨いていくことが、権利擁護活動を進めていく第一歩といえよう。

注）
(1) 八尋光秀＆精神科ユーザーたち『障害は 心にはないよ 社会にあるんだ―精神科ユーザーの未来をひらこう』解放出版社，2007．

## 2. 地域生活における精神障害者の人権

### A.「生きづらさ」を感じる理由―精神障害者に対する人々の思い

　精神障害者の人権の問題は障害者福祉全般にわたる共通の課題である。

**差別と偏見**

　特に、地域社会における人権の最大の問題は、いうまでもなく精神疾患、精神障害者に対する差別と偏見である。精神障害者がアパートを借りようとしたり仕事に就こうとしても、入院経験があること等を率直に話すと、「貸してくれない」「雇ってくれない」ことが現実にある。障害者の通所施設を建設する説明会を開催したところ、地元の住人が反対署名を集め、その法人は建設を断念せざるを得なかった事実もある。一方で、障害者の通所施設の壁一面に最上階までフェンスを張り、安全のためやデザインとはいえ、まるで精神科病院の鉄格子のようだと、当事者、家族が反対運動を起こしたこともある。そうした「意識や認識のずれ」は、当事者がそこで生活することを拒まれているようにさえ感じる。それらを聴き、目にするたび、「普通に」「当たり前に」「一市民」として差別されることなく生きられるのかという現実を突き付けられる。

精神障害者や家族には「障害者と認定されたくない」という理由で精神障害者保健福祉手帳の取得、障害年金受給や自立支援医療費の適用を拒む人がいる。そのこと自体が「社会的障壁・バリア」のひとつであり、当事者の「生きづらさ」「生活のしづらさ」である。差別・偏見を受けることは、障害者としてのレッテルを貼られることであり、自尊感情は揺らぐ。人は社会的存在であるため、社会にある意識は当事者の意識にも反映され、内在化する。排除の論理や効率化が進むと「役に立てない自分が駄目な人間」という優生思想が先行してしまう。

「内なる差別」「障害のある自分に価値を覚えない」という意識は、自身も他者にも「生きづらい」と感じさせる。施設に通所している当事者が効率主義にとらわれたり、職員自身も成果主義に陥ったりしないように、ゆとりのある働き方や居場所づくりの実現が地域に求められている。障害者にも個別性があり、それぞれ症状や生活のしづらさも異なるため、「精神障害者として十把一絡げにされたくない」と当事者は発言する。

精神障害者が事件を起こすと、マスメディアは「容疑者は精神科に通院歴があった」と報道する。他科に通院していることには触れず、精神科だけが報道されるので、「精神科に通院している人や精神障害者は危険で、反社会的行動をする人」というイメージが先行する。差別・偏見の助長により、当事者や家族は余計に自分の障害を自己開示できず、生きづらくなる。

現実には、精神障害者の犯罪率は低い。平成28版「犯罪白書」によると、一般刑法の検挙人員（23万9,355人）のうち精神障害者等（精神障害者および精神障害の疑いのある者）は3,950人であり、その比率は1.7%に過ぎない。このような差別と偏見の問題を解決するために必要なことは、まず法律や制度上の差別的規定を見直し、撤廃することである。精神疾患を理由として資格が取得できない欠格条項などや、施設で精神障害を理由に入所を断わられる場合もある。障害ゆえの制限を受ける場合、本人や家族が納得できる理由が明確に説明されるべきである。

精神障害の特性について、理解を広める普及啓発も重要である。2014（平成26）年に障害者差別解消法が施行されてから、各自治体では窓口対応マニュアル等により対応している。「障害者が生きやすい社会」は「高齢者や配慮が必要な人」にとっても生きやすい社会となる。「共生社会の実現を目指したい。

## B. 普及啓発に当たって─学校教育の現場で

**普及啓発の重要性**

　精神障害に対して、正しい知識・理解をもってもらうために、近年当事者が積極的に普及啓発に取り組んでいる例も多い。例えば、長野県では、2006（平成18）年より「若者向け心のバリアフリー事業」を県内の高校生を対象に実施している。これは、当事者が体験談を交えて、精神科の病気一般のこと、病気の早期相談・早期治療に結びつくような「気づき」を大切にしてもらいたいと、せいしれん（旧長野県精神障害者地域生活支援連絡会）が県の委嘱を受け、当事者とともに普及啓発を推進してきたものである。また、長野県教育委員会主催で県内の人権教育を担当する高校教師対象の研修会が行われ、筆者も体験談と人権教育について家族の方と発表させてもらった。その時に、教師の感想の多くに「教師自身がもっと病気について知識、理解をもち、生徒に対して気づきをもつ必要がある」「教師自身のメンタルヘルスも大切」が挙げられていた。それは学校教育の場でも、病気や障害の理解が「人権教育」につながると認識してもらえるよい機会となり、私たち当事者や家族もエンパワメントされた。少しでも、体験発表によって、生徒たちの人権が護られ、一人ひとりの尊厳が尊重され、学校生活で生徒の立場になってくれる教師が増えることを望むし、学校の教師が理解してくれる、こうした研修会等の機会が増えることを期待する。

**人権教育**

**エンパワメント**

**早期発見・早期治療**

　実際の体験発表を聴いた高校生の感想（3校で実数258名）のアンケートには、「早期発見・早期治療が大事だと思った」「ストレスがいっぱいになってしまうと病気になってしまうことがあると知った」「よい勉強になった」「気づいたらまわりの人に相談しようと思った」（いずれも複数回答）とあった。また自由記述の中で、筆者の目を引いたのは「早く治療をすれば大変な時期はあるが治るというので、もし自分がなったらすぐに病院に行き治したい」「精神障害に対して偏見をもっていたけれど、今日の話を聞いて精神障害者も頑張って病気に立ち向かっているんだと感じた」という感想があり、普及啓発の重要性をあらためて感じた。これからも若い人を含めて、さまざまな人に、精神障害について知ってもらい、理解して、それを活かしてもらえれば大変ありがたいと思う。またそうした当事者ならではの体験を語れる当事者講師が養成されることも、大切であると考える。

## C. 精神障害者の人権が護られるようになってきた近年

　1987（昭和62）年に「精神保健法」が制定され、本人の同意に基づく「任意入院」制度が新設された。入院時の書面による告知制度を設けた。それまでは措置入院、医療保護入院のみで、本人の同意がなくても入院させられた経緯がある。患者にとってインフォームドコンセント（説明と同意）は重要で、なおかつ治療についてより理解することで、主体的に治療に臨み、回復に向かうことができる。

　1995（平成7）年には精神保健法が改正され、精神保健福祉法となり、精神障害者も福祉の対象となった。高齢化の進展、社会福祉基礎構造改革により、従来の措置制度から契約による社会福祉サービスの利用方法が変わり、介護保険も始まり、契約問題等が身近になった。2000（平成12）年から新しい成年後見制度が施行されている。意志能力が弱い人のためにその過程を援助し、サービス利用を実際に可能とする制度だが、後見人による権利侵害を防ぐためのアドボカシーが必要である。

　どの制度もクライエントの自己決定を支持することが課題であり、そのための取り組みが必要である。

　2014年、国連障害者権利条約が批准された。2016（平成28）年、障害者差別解消法が施行された。条約には「他の者との平等を基礎として」（障害のない人との平等）が35回うたわれている。障害を理由に不当な差別的な取り扱いを受けたり、合理的配慮を提供してもらえなかった際には、最寄りの市町村の障害福祉担当部署や相談センター等に相談することができる。条約や法律を知ることは、当事者が権利の主体となり生きることである。条約は政府と民間で3年ごとに現状の見直しが行われており、政府の権利条約の実施に関する報告書に対し、今年度、民間・障害者団体等がパラレルレポート（対案）を作成している。障害者の権利が現実的に守られているかについて当事者、支援者、家族が報告書を作成し、国連に提出する。このシステムにより、国際的な基準に照らし、日本の障害者の権利が守られているかどうかが監視される。当事者自身も、学びながら周りと連携して施策提言を行っている。この過程が運動ともなり、自身が権利の主体であることを意識し、社会的障壁にも向き合うことができるための手立てとなる。この過程を踏むことはとても重要であり、「私たち抜きに私たちのことを決めないで」という条約の精神にも合致する大切な学びである。

---

側注：
- 精神保健法
- 措置入院
- 医療保護入院
- インフォームドコンセント
- 精神保健福祉法
- 成年後見制度
- アドボカシー
- 国連障害者権利条約
- 障害者差別解消法
- 他の者との平等
- 合理的配慮
- 当事者が権利の主体となり生きる

## D. 地域で暮らす精神障害者の自立に向けた諸課題

### ［1］当事者活動による施策提言―セルフアドボカシーを高めて

セルフヘルプ・グループ

　地域生活では、近年、社会復帰施設の充実化が図られ、当事者会（セルフヘルプ・グループ）が増え、その活動が盛んになってきた。当事者同士が共感をもとに支え合うこと（ピアサポート）、エンパワメントしあうことの重要性が認知されてきた。自助と共助により互いのリカバリーに寄与している。

リカバリー

協議会
地域の実情に合わせて柔軟に会の名称を変更できる。

　地方自治体の協議会にも当事者が参画し、県の施策推進協議会や地方精神保健福祉審議会等に委員として施策提言ができるようになったのは、行政が当事者のニーズに耳を傾けるようになってきたからである。委員となった当事者の責任は重いが、とても大きな役割を果たせるものと期待している。平成26年2月には、日本も世界で140番目に障害者権利条約を批准した。障害者が特別な権利を主張しているわけでなく、本来もっているはずの権利を取り戻すことである。精神科病院の入院者が病院の敷地に退院・地域移行するのではなく、自分が生活したい場所で生活したい人と暮らせるように、地域で暮らす私たちは努める義務があると考える。

福祉医療

精神障害者保健福祉手帳

　また、福祉医療の対象は、市町村ごとに異なる現状がある。都市部ほど、障害者特別手当準拠に照らし、精神障害に対する福祉医療の対象範囲は低くされる傾向がある。精神障害者保健福祉手帳においては、写真が貼付され、本人確認ができても、他障害に比べて、公共交通運賃の割引等、JRも含め、実施されていない場合が多々ある。その解消のため、全国的な署名活動へと発展している。精神障害者にも他障害と同じレベルの福祉サービスが実現されることを望む。それは単にサービスのことだけではなく、精神障害者の権利にかかわることであるからである。

### ［2］雇用問題

　地域での「自立生活」であるが、当事者の就労に対する思いは強く、経済的自立を目指し社会参加したいと願う人は増加している。就労に関して、ハローワークを通じた障害者の就職件数は、8年連続で増加している[1]。2018（平成30）年4月より、障害者手帳を持つ精神障害者の雇用義務化が実施された。法定雇用率が実施されても、障害特性の理解や働きやすい環境づくり、人間関係がないと、職場定着はしにくい。

法定雇用率の実施
就労移行支援事業
障害者就業・生活支援センター
精神障害者雇用トータルサポーター

　離職した障害者が就職・定着するまでの標準的な支援には「就労移行支援事業」「障害者就業・生活支援センター」「ハローワーク」等がある。ハローワークに精神障害者雇用トータルサポーターの配置がなされ、精神障

害者等の求職者に対してはピアカウンセリング等、事業主に対しては課題解決のための相談援助等の専門的な知見に基づいて支援している。

　精神障害者の離職率は、ここ10年間で59％。理由の1位は人間関係で、33.8％[(2)]である。職場定着には、職場における障害特性理解と人間関係の調整の支援が必要である。精神障害の特性として「疲れやすさ」がある。情報を拾い過ぎ神経が疲れやすいので、適度な休息やリラックスできる時間、空間が必要である。そうした特性を職場の同僚に理解してもらうことで安心して働ける。無理をしすぎず、体調にも配慮されれば働きやすくなるので、そうした配慮と理解を求めたい。すべての事業主は採用後、障害者手帳所持者に限定されることなく、すべての精神障害者に対して出勤時間、勤務体制、休息、身分を確保し、職場定着を図ってほしい。

> ピアカウンセリング

## [3] 災害時に備えて

　災害時の福祉避難所は、市町村に任されており、地域によってかなり格差がある。実際、東日本大震災では、精神障害者が狭い部屋に押し込められているという話も聞いた。非常時には、ストレスが溜まるものであり、服薬、休息が充分に取れない事態になり、入院につながる人も多くいると聞いている。平常時から、都道府県レベルで、障害の特性に合わせた福祉避難所を確保してほしい。また、身近な生活圏である地域において、民生委員等に、障害者の状況について把握してもらうことも望まれる。

> 福祉避難所

注）
(1) 厚生労働省「平成28年版　厚生労働白書」2016.
(2) 厚生労働省「平成25年度障害者雇用率実態調査結果」保健医療学学会『保健医療学雑誌』2014.

---

**参考文献**
- 社団法人日本精神保健福祉士協会精神保健福祉部権利擁護委員会編『もうひとつの　みんなで考える　精神障害と権利』社団法人日本精神保健福祉士協会，2011.
- 柏木昭編『精神保健福祉論（第3版）』精神保健福祉士養成セミナー4，へるす出版，2007.

**理解を深めるための参考文献**
- 新井愛子『障害者福祉の援助観―自己実現を支える関係性』筒井書房，2010.
　障害者支援の枠にはまらず「人間とはどんな存在なのか」という深い人間理解と洞察・哲学の上に、支援について考察することができる書。
- 日本精神保健福祉士協会編『精神保健福祉士業務指針及び業務分類』公益社団法人日本精神保健福祉士協会，2014.
　精神障害者の支援と人々の精神的健康の保持推進のための業務の指針。「理念」「視点」を明示し、実践についてと今後の課題を記述した著。

## 3. 精神保健福祉士に求められる権利擁護の視点と役割

### A. 精神保健福祉士誕生の経緯と求められる役割

精神保健福祉士

　精神保健福祉士は、1997（平成9）年に誕生した社会福祉の専門職、ソーシャルワーカーの国家資格である。精神保健福祉士は、日本で2番目にできたソーシャルワーカーの国家資格であり、先に社会福祉士が、1987（昭和62）年の社会福祉士及び介護福祉士法の制定により誕生した。社会福祉士の国家資格化から10年、とりわけ精神疾患と障害をあわせもち、生活上のさまざまな「しづらさ」を抱える精神障害のある人に対する保健医療と福祉の両面にわたる相談援助を担う専門職として定められた経緯がある。

社会福祉士

社会福祉士及び介護福祉士法

精神保健福祉士法

　精神保健福祉士の根拠法である精神保健福祉士法では、1条に、「精神保健福祉士の資格を定めて、その業務の適正を図り、もって精神保健の向上及び精神障害者の福祉の増進に寄与すること」が目的として掲げられ、主に社会的入院の状況にある患者の「社会復帰」を支援する役割が期待された。国家資格化がなされ20年が経過したいま、未だ解消されているとはいいがたい社会的入院の状況にある患者の「入院医療中心から地域生活中心へ」という国の課題に取り組む役割に加え、「こころの時代」といわれる現在、広く国民のメンタルヘルスにかかわる精神保健福祉領域の専門職としての役割も期待されている。いまもなお根深く存在する差別・偏見および社会的障壁が取り除かれ、精神障害のある人のあたりまえの権利があたりまえに保障される社会の実現に向けた役割が求められているのである。

社会的入院

### B. 精神障害のある人が主体となる援助・支援活動

　精神障害のある人が望むあたりまえの生活とは何であろうか。佐々木は、精神保健福祉士が支援・援助活動を行う際のポイントとして、次の4点にまとめている[1]。まず、「生活者として一人ひとりを尊重する」、次に、「人と状況の全体関連性を捉える」、3点目が「援助関係の相互性・対等性」、4点目が「自己決定の尊重」である。精神保健福祉士として、人権の尊重、権利擁護（アドボカシー）、自立（律）支援等の視点に立った相談

権利擁護（アドボカシー）

援助が求められ、これらの基本的視点をもって日々の活動を進めていくことが、結果として、精神障害のある人のセルフ・アドボカシーを高めることにつながるといえる。

精神保健福祉士として、精神障害のある人各々の権利を尊重しながらかかわり、その人々の存在が大切にされる社会の構築に携わることも重要な役割である。マイノリティの問題、すなわち社会的に弱い立場に置かれている人に深くかかわることをしながらも、それらを含めたすべての人々にとっての住みやすい、やさしい社会の実現に向けた営みを、精神保健福祉士のみが躍起になるのではなく、市民とともに連帯、協働しながら進めていくことが望ましい。あたりまえのことではあるが、私たちが暮らす社会は、精神障害のある人と専門職のみが暮らす社会ではなく、みなが平等に1人の市民として暮らす社会である。このことを意識しながら、精神障害のある人の権利擁護をはじめとした諸活動を普遍化させ、市民とともに課題に取り組むパートナーとして、連帯、協働により進めていく地域づくりが求められる。まさに、杉本が述べている、「本物の地域づくりとは、精神障害を持つ人も、他の地域住民と同じように生活することである。実現すべきは決して『精神障害者として地域で過ごす』地域生活ではなく、人としての『あたりまえの地域生活』なのである」[2]。

## C. 精神保健福祉士の倫理とジレンマ

### [1] 精神障害のある人に対する差別と偏見

「障害」は、自分自身に支障（さしさわり）があることのみならず、そのことで生活上の自由な行動を妨げられる状態を意味する。アドボカシーは、私たちが生きていく上で欠かすことのできない重要な営みである。みなに平等であたりまえの権利であるにもかかわらず、精神保健福祉の領域においては、なぜ声高に主張していかなければならないかについて考えることに意味があり、そこが権利擁護の出発点となる。

精神障害のある人は、差別や偏見、誤解等によって、その疾患や障害をさらに重くさせられている状況にある。これまでみてきた通り、人権とは、すべての人が生まれながらに有しているにもかかわらず、その歴史を遡ってみると、いまもなお、あたりまえの権利が阻まれたり、侵害されたりしている現状が依然としてあるのである。

### [2] 権利擁護と権利侵害のジレンマの中で

精神保健福祉士は、利用者の自己決定の尊重、その最大限の利益追求、

**精神保健福祉士法**
**倫理綱領**
**ジレンマ**

秘密保持、また、同僚や所属機関に対する倫理責任など、精神保健福祉士法や倫理綱領にも示されている通り、広い視野から多くの課題を見据えながら活動を担うことになる。時には現実場面との狭間で、少なからず矛盾やジレンマを抱えることもある。

> **事例** セルフ・アドボカシーを高めるかかわり

　Pさんは、大学で社会福祉学を学び、卒業後、精神科病院に就職した。大学では、精神保健福祉士コースに所属し、精神科病院と就労支援事業所等での実習を経験した。そこで出会った精神保健福祉士の影響を受け、自分も同じように精神保健福祉士として働きたいという思いが強くなり、念願の夢が実現した。

　Pさんは、自分が担当する病棟に30年近く入院をしているQさん（50歳代、男性）のことが気にかかっていた。Qさんの病状は既に落ち着いており、まさに「社会的入院」の状態であるといえた。この頃、当該市内の基幹相談支援センターの相談支援専門員がかかわって、Qさんの退院支援に取り組むことになった。早速Pさんは、退院に向けた面接を設定するも、その話になると、Qさんの表情は固くなり、具合が悪くなったりして、「退院したい」といった気持ちを聞くことができずにいた。就職して3か月、現実とのギャップに直面し、「**本人主体**」の意味について、日々自問するPさんであった。

**本人主体**

　そのようなPさんをみて、一緒にかかわってくれている上司の精神保健福祉士は、「Qさんの強みは何だろう」と、Pさんに投げかけた。以降、Pさんは、ストレングス視点を意識した面接を心がけた。じっくりとQさんの話を傾聴し、その言葉の背景を理解しようと努めた。

　面接を重ねるうちに、Qさんは徐々に変わっていった。何より、Pさんの問いかけに、「よくわかりません」「Pさんが決めてください」「すみません」とばかり答えていた状況から、「こちらのほうがいいです」「〇〇してもらえませんか」「嬉しいです」といった変化が現れた。Pさんは、答えはQさんの内にあり、そこに着目し、引き出すかかわりの積み重ねが、Qさんのセルフ・アドボカシーを高めることにつながると実感した。Qさんは「決められない人」ではなく、環境やかかわりによって「主張し、決められる人」だったのである。Qさんに寄り添う過程で、「わかりません」「すみません」の言葉よりも「〇〇してみたい」という言葉の示す意味に気づいたのである。

## [3] 精神保健福祉士の自己点検と豊かな実践に向けて

　精神障害そのものが、みえづらいといわれるが、権利もまた、日頃の生活を送る上では、なかなかみえづらいものである。精神保健福祉士として、権利擁護活動を進めるにおいて、インフォームド・コンセントやアカウンタビリティ、インフォームド・チョイスなどの重要性を認識し、地に足の着いた実践の中で、自らの「内なる偏見」にも目を向ける必要がある。自分のかかわりや活動がこれでよかったのだろうか、他に方法はなかったのだろうか、気づきはあったか、多様な価値観が認められているか、などをふり返り、点検することが求められる。一方で、それが自己完結にならないよう、研修等への参加や他専門職とのつながり、そして何より、利用者からの評価も大事である。

　疾患や障害によって判断能力が低下している人や困りごとを明確に伝えづらい人の声なき声を聴き、そのような人々の権利を護り、変化の可能性を信じてエンパワメントし続けながら生活を支援するという役割が、精神保健福祉士にはある。阿部[3]が「福祉は、マイノリティを重んずるところから始まる。これが福祉のアイデンティティである」と述べている通り、人々の尊厳を守り、社会の中で自立（律）的に生き、その人生を充実できるように援助・支援することが、社会福祉の実践なのである。また、「福祉の仕事は、マジョリティが優先する社会でマイノリティの『弱さ』にかかわること」であり、「援助には、社会に背を向けて"その人"を守るのでなく、マイノリティとマジョリティがともに力を合わせ、連帯できる社会の追求を目指す姿勢」を欠かさぬよう、精神保健福祉士は、自らの実践を豊かにしていくことが求められる。

　　インフォームド・コンセント
　　アカウンタビリティ
　　インフォームド・チョイス
　　内なる偏見

## D. 精神保健福祉士としての立場を活かした権利擁護活動を目指して

　精神障害のある人にとって、「あたりまえの生活」「普通の暮らし」を「生活者」として送ることができていると実感している人は、果たしてどのくらいいるであろうか。そのような生活や暮らしが実現できるよう、変わる（あるいは変える）べきは社会の側になろう。実際、精神障害のある人が何を求め、どのような生活や暮らしを望んでいるのか、精神保健福祉士として、人に、社会に広く目を向け、深く関心を寄せて知ろうとすること、その人々から教わろうとする姿勢が大事である。

　本章でみてきた通り、精神保健福祉制度・施策の歩みは、精神障害のある人の権利の確立の歩みといえる。これが根付くよう、精神保健福祉士として、医療、就労や住まい、教育等にかかわる生活全般におけるさまざま

アクセシビリティな不安や困りごとに関する相談場面において、情報をわかりやすく、届くように伝えるなどのアクセシビリティへの配慮も必要である。本人のもつ力を引き出すために、法制度やシステムづくりといった外側から護ることと、本人の内側にある力が内発的・自律的に高められることの両面を見据えた対応が求められる。

　精神保健福祉士の役割は、精神障害のある人の生活にかかわりながら支えることにあるといえる。「支える」といった表現はおこがましく響くであろうが、そのことの認識を深め、「生活支援」のもつ意味と機能を理解した上でのかかわりが求められる。この活動の延長線上には地域づくりがあり、精神障害のある人を包み込む社会の実現がある。あらためて心に刻みたいのは、精神保健福祉士としての権利擁護は、決して本人に成り代わることではなく、その人らしい生き方の実現を目指す営みである。多様な生き方や価値観を有する人々とかかわることは容易なことではないが、悩み、考え、ジレンマを感じながらも確固とした人権意識を身につけ、ヒューマンサービスを担うことが必要になる。

（ヒューマンサービス（対人援助））

　精神保健福祉士には、専門職としての価値、知識、技術に基づいて、誠実に社会的役割を果たす責務がある。障害者権利条約の「私たちのことを、私たち抜きに決めないで」のスローガンの通り、精神保健福祉士が陥りやすい「（相手の）ためを思って」「よかれと思って」といった想いからすぐに「世話焼き」行動へと移す前に、常に「誰のためか」「何のためか」を自問しながらの実践の蓄積によって、権利擁護活動を進めることが重要になろう。

（権利擁護活動）

注）
(1) 福祉臨床シリーズ編集委員会編『臨床に必要な精神保健福祉―精神保健福祉論』福祉臨床シリーズ13, 弘文堂, 2007, pp.142-143.
(2) 久保紘章・長山恵一・岩崎晋也編著『精神障害者地域リハビリテーション実践ガイド』日本評論社, 2002, p.238.
(3) 阿部志郎『福祉の哲学（改訂版）』誠信書房, 2008.

# 4. 精神障害のある人の権利を護るシステム

## A. 権利擁護を具現化する主たるシステム

　私たちは、社会生活を送る上で、日頃はあまり意識をしていなくても、日本国憲法をはじめさまざまな法制度に護られているといえる。例えば、法制度や諸サービスの提供機関から、どのような手続きが必要で、費用負担はどのくらいかなどの説明を受けたり、また、利用するか否かに当たっての情報を収集して、他者に相談したりしながらそのメリット、デメリットを勘案し、最終的に判断するという場面に直面することがある。このような"契約"に係る一連の行為を通して意識することが、実際なのかもしれない。

　しかし、障害や加齢等によって判断能力が低下している人々は、契約に係るさまざまな手続き上の説明や記載事項がわかりづらくなったり、状況判断に応じた適切な意思表示や主張等がしづらくなったりすることがある。また、お金を使い過ぎたり、どこにしまったかを忘れてしまったり、さらに、そのような状況を狙った悪質な業者にだまされるなどして、大事な金銭、財産等を奪われるという事件も少なからず起こっている。

　福祉に関する諸サービスが措置から契約による利用方式へと転換した現代社会において、人としてあたりまえの権利が侵害されやすいといえる認知症や知的障害、精神障害などによって判断能力が低下した人々の権利を護るシステムが求められている。このような人々が、地域の中で人としての尊厳を保ち、障害の有無や加齢等にかかわらず、その人らしい生活の実現を目指していくことを支援するための代弁・弁護機能、すなわち権利擁護を具現化する主たるシステムとして、成年後見制度と日常生活自立支援事業（旧地域福祉権利擁護事業）がある。

　精神保健福祉士として、これらのシステムの理念をはじめとする仕組みや概要について、加えてその利用促進のための成年後見制度利用支援事業等の理解を通して、実際にどのような場面で利活用できるのか、知っておく必要がある。それが、利用者の立場に立ち、その最善の利益を図るという目的のもと、寄り添い、ともに考えながら支援する代弁者としての機能を果たすことへとつながり、精神障害のある人の権利を護ることになる。

契約

成年後見制度

日常生活自立支援事業
（旧地域福祉権利擁護事業）

成年後見制度利用支援事業

代弁者（アドボケイター）

# B. 成年後見制度—成立の経緯と概要

## [1] 成年後見制度成立の経緯

　1999（平成11）年に成立し、2000（平成12）年に施行された成年後見制度は、認知症、知的障害、精神障害などの精神上の理由で判断能力が低下した時、その生活、療養看護および財産管理に関する事務を成年後見人等が行うことによって、本人の権利を護るための制度である。成年後見制度には、家庭裁判所が成年後見人等を選任する法定後見と、本人があらかじめ任意後見人を選ぶ任意後見がある。

　成年後見制度が成立する以前は、民法における禁治産制度・準禁治産制度があった。この禁治産制度は、心神喪失の常況にある人を対象にして、家庭裁判所が禁治産宣告をし、そのすべての法律行為について、代理権と取消権をもつ後見人を置く制度であった。禁治産・準禁治産の宣告の公示は、宣告の事実を官報に公告し、家庭裁判所の掲示板に掲示するとともに、後見人・保佐人の届出等により、本人の戸籍に宣告の事実を記載する方法がとられていた。また、職業上多くの資格制限があったり、選挙権が制限されたりするなどの人権上の問題も指摘され、使いづらいものであった。この制度の禁治産・準禁治産という二つの類型では、本人の判断能力および保護の必要性の程度に合致するような柔軟かつ弾力的な措置をとることができず、また、心神喪失・心神耗弱の要件が重く厳格で、日常生活に必要な範囲の行為についても取消しの対象となったり、特に、身寄り等のない人が申立てしづらかったり、戸籍への記載に対する抵抗感など、諸々の課題があった。それを、自己決定の尊重、残存能力の活用、ノーマライゼーションの理念を導入し、本人の保護との調和を図り、利用しやすい制度として誕生させたのである。成立の背景には、2000（平成12）年に導入された介護保険制度におけるサービス利用時の、判断能力が既に低下している利用者の契約締結を代行・支援する必要が生じたことが関係している。

## [2] 法定後見制度の概要

　法定後見制度では、既に判断能力が低下している状態にある人について、法律行為の代理や取消しに関する支援が求められる場合に、本人または家族（配偶者、4親等内の親族）等の申立てに基づき、家庭裁判所が法定後見（後見・保佐・補助）の開始を審判し、成年後見人等を選任する。成年後見人等には、代理権と取消権などの権限が付与され、本人の後見事務を担う役割がある。実際の場面では、法律行為の取消しなどを伴うことになるため、取り引きをしようとする第三者にも影響を与える可能性が大きい

ことから、戸籍への記載に代わる公示方法として登記がなされることになっている。

　成年後見の対象者は、成年被後見人と称され、民法7条に定められている「事理を弁識する能力を欠く常況にある者」とされている。これは、日常の買い物も1人ではできない程度の人をいい、自ら契約などをすると不利益を被るおそれが高く、また、生活や介護に必要な手続きができづらいことについて、成年後見人が被後見人に代わって取引行為を取り消したり、契約を行うことができるようにしたものである。保佐の対象者は、被保佐人と称され、日常の買い物程度はできても、不動産の売買など重要な取引行為は1人ではできないという常況の人のことをいう。補助の対象者は、被補助人と称され、不動産の売買などの重要な取引行為を1人でするには不安がある人のことをいう。この補助類型が、1999（平成11）年の民法改正によって、新たに設けられた。

　成年後見人、保佐人、補助人の職務には、①財産管理、②身上監護の、主に2点がある。②について、後見事務は契約行為などの法律行為が中心であり、例えば、直接的な介護行為や身体に対する強制（手術の同意、治療方針の決定、入院の強制など）である事実行為や、一身専属的な事項（婚姻、遺言、養子縁組など）である身分行為については身上監護に含まない、すなわち成年後見人等の職務に含まない、と解釈されている。また、家庭裁判所への職務に関する報告もその担う役割である（**表3-4-1**）。

成年後見人
保佐人
補助人

**表3-4-1　法定後見の概要**

| 類型 | 後見 | 保佐 | 補助 |
|---|---|---|---|
| 対象者（判断能力） | 事理弁識能力（判断能力）を欠く常況にある者 | 事理弁識能力が著しく不十分な者 | 事理弁識能力が不十分な者 |
| 申立人 | 本人、配偶者、4親等内の親族、他の類型の保護者・監督人、検察官、任意後見受任者、任意後見人、任意後見監督人、市区町村長 | 左に同じ | 左に同じ |
| 後見人等の同意が必要な行為（同意権・取消権） | 日常生活に関する行為以外の行為 | 民法13条1項による所定の行為 | 申立ての範囲内で家庭裁判所が定める「特定の法律行為」 |
| 後見人等の代理権 | すべての法律行為 | 申立ての範囲内で家庭裁判所が定める「特定の法律行為」 | 左に同じ |

出典）福祉臨床シリーズ編集委員会編『臨床に必要な精神保健福祉―精神保健福祉論』福祉臨床シリーズ13，弘文堂，2007，p.248の表を一部改変．

### [3] 任意後見制度の概要

任意後見制度は、本人が判断能力のあるうちに、あらかじめ任意後見人を指定して契約し、認知症、知的障害、精神障害などの精神上の理由により、生活、療養、財産管理をする能力が不十分になった時に、その事務の全部または一部について代理権を付与する制度である。

**任意後見契約**

任意後見契約は、本人である任意後見委任者とそれを受ける受任者との委任契約で、締結は公証役場において作成される公正証書によってなされる。委任する内容は、本人の判断能力が低下した状況における生活、療養看護、財産管理に関する事務で、そのための代理権を任意後見受任者と取り交わすための手続きを行う。また、任意後見受任者は、複数の任意後見人や法人を選任することもできる。

**任意後見人**

任意後見人の職務は、「自己の生活、療養看護及び財産の管理に関する事務」についての代理権を付与する委任契約で、委任する事務の範囲は、例えば、財産の管理、保存、処分などにはじまり、金融機関との取り引き、保険に関する事項、年金、障害手当などの受領に関する事項、生活必需品の購入・支払い、電気、ガスの契約・支払いなど、委任者本人が自ら考え、幅広く選択し、決定することができる。

## C. 日常生活自立支援事業の創設の経緯と概要

日常生活自立支援事業は、高齢者や障害のある人が、住みなれた地域で、安心して自立した生活を送ることができるよう、福祉サービスの利用などにかかわる相談や援助をし、その暮らしを支援する事業である。利用に当たっては、まず近くの市町村社会福祉協議会に連絡し、相談することになる。前述の成年後見制度と比べると、より身近で利用できるものといえ、一足飛びに成年後見制度の利用ではなくても、その前段階において、活用可能性のある資源といえる。しかし、各々の目的や内容は違うので、本人の状態をよく知り、利用の際には調整を図ることが求められる。

加齢や障害の有無にかかわらず、誰もが住み慣れた地域で、安心した生活を送るためには、介護等を含む福祉サービスを自ら選択し、契約して購入するなどの行為が求められる。加えて、私たちは、日常生活を送る上で、金銭のやりとりや水道・ガス・電気・電話といったライフラインを確保するためのさまざまな契約と、それに伴う消費を行うことになる。このような消費に関する日常的な金銭管理に不安や心配がある場合に、加齢や知的、精神等の障害のある人に対して、日常的な金銭管理や福祉サービス利用のための援助等を行い、安心した生活を送ることができるよう、1999（平成

11)年に制度化された事業が日常生活自立支援事業である。創設当初は、地域福祉権利擁護事業という名称で厚生省（当時）の国庫補助事業として制度化された。翌2000（平成12）年4月の成年後見制度、介護保険制度の創設後、同年6月に施行の社会福祉法の第2種社会福祉事業に規定され、福祉サービス利用援助事業として位置付けられた。以後、運用実態や新たなニーズの発生等を踏まえ、短い期間で複数の改正を行いながら、2007（平成19）年の要領改正によって日常生活自立支援事業に改称された。

本事業における援助の内容は、日常的な金銭管理としての預貯金通帳の預かりや出納、福祉サービス利用のための相談や調整、手続きの代行などである。各都道府県の基幹的社会福祉協議会にはサービス事業のコーディネートを担う専門員が置かれ、生活支援員が実際のサービスを行っている。

本事業は、自分自身では難しい自己決定を社会的に支援することで、判断能力が不十分な人の生活を保障しようとするものであり、年々利用件数が増える傾向にある。本人が契約内容を理解し、同意することが利用条件になっていることから、以後、徐々に判断能力が低下していく場合においては、成年後見制度等への移行が検討課題となる。

> 地域福祉権利擁護事業
> 社会福祉法
> 福祉サービス利用援助事業
> 専門員
> 生活支援員

## D. 法定後見制度の利用事例

Aさん（男性、50歳代）は、30年前の20歳を過ぎた頃、統合失調症を患い、精神科病院への入・退院を繰り返してきた。両親は相次いで他界し、結婚して遠方に住む年の離れた妹が唯一の身内である。経済的には、障害年金と亡き両親の遺産によって生計を立てているが、病状が不安定になる度に、テレビで流れる通信販売に次から次へと注文の電話をかけ、空き家状態になっている自宅や入院中の病院にそれらの商品が届けられるといったことが何回かあった。担当の精神保健福祉士は、成年後見制度の利用について、Aさんのケア会議で提案し、検討することになった。

数回のケア会議を経て話し合った結果、Aさんの財産管理と身上面への配慮を目的に、本制度が利用できるよう妹が申立人となることになった。当該地域には、ちょうど成年後見センターが立ち上がったところであり、病院の担当精神保健福祉士は、そこにAさん、妹と一緒に相談に行き、申立ての手続きの説明や支援を受けた。後見開始の審判の結果、成年後見センターの運営委員である司法書士と、同じく地域で個人事務所を開業している精神保健福祉士が、Aさんの複数後見人として選任された。

> 複数後見人

開始当初は、特にAさんのとまどいが大きく、「自分のお金なのになぜ自由に使えないのか」といったことで、病院の担当精神保健福祉士や主治

医に不満を訴え、病状が不安定になることもあった。しかし、後見人である精神保健福祉士が、Aさんとの面接の機会をうまく活用し、丁寧に寄り添った結果、いまは信頼関係が構築でき、その生活も落ち着きを取り戻していった。ケア会議には、後見人としての精神保健福祉士も出席し、今後のAさんの目標である自宅での一人暮らしの実現に向けて、司法書士ともうまくパートナーシップを図りながら、病院はじめ関係機関等との連携のもと、進めていくことになった。

## E. 最近の動向と精神保健福祉士としてのかかわり

2016（平成28）年1月～12月の「成年後見関係事件の概況」[1]によると、成年後見関係事件の申立件数（総数）は3万4,249件であった。前年との比較では約1.5％の減少であるが、その内訳は、後見類型においては約2.5％の減少、保佐類型は約4.7％の増加、補助類型は約4.6％の減少、任意後見監督人の選任においては約3.1％の減少となっていた。また、申立人については、最も多い本人の子を含む親族が全体の約6.5割であり、市区町村長の申立が対前年比約7.9％の増加となっていた。成年後見人等の選任については、本人の子を含む親族が全体の約3割、一方で、司法書士、弁護士等の親族以外の第三者が約7割を占めていた。従来の家族関係が希薄化し、高齢社会がさらに進む中で、社会的に孤立する人々が多くなる傾向は、今後も進むといえよう。成年後見人等の役割を担う専門職として、司法書士、弁護士に次いで挙がっているのが社会福祉士であり、対前年比約7.1％の増加となっていた。本制度の基本理念を理解し、とりわけ身上監護において、ソーシャルワーカーという専門職としての強みを発揮するとして、精神保健福祉士や社会福祉士が期待されている。また、まだ件数としては少ないが、市民後見人が対前年比18.9％の増加となっていた。

公益社団法人日本精神保健福祉士協会

認定成年後見人ネットワーク「クローバー」

公益社団法人日本社会福祉士会

権利擁護センターぱあとなあ

このような流れを受けて、精神保健福祉士は、公益社団法人日本精神保健福祉士協会に認定成年後見人ネットワーク「クローバー」（2009〔平成21〕年に設置）を、社会福祉士は、公益社団法人日本社会福祉士会に「成年後見センターぱあとなあ」（1998〔平成10〕年に設置、現「権利擁護センターぱあとなあ」）を組織化し、専門職能団体として成年後見人等を担う活動を推進している。日本精神保健福祉士協会においては、成年後見人養成を始めるにあたり、さまざまな議論を経て現在に至っており、2017（平成29）年5月末日現在の登録者147名の成年後見人等を担う精神保健福祉士が、精神障害のある人の権利擁護にかかわる意味や果たす役割の明確化に努めながら全国各地で活動を広げ、実践を積み重ねている。今後

も専門職としての支援の視点や技術を活用し、権利擁護活動の実践をさらに広げていくことが期待されている。

## 注)
(1) 最高裁判所事務総局家庭局「成年後見関係事件の概況—平成28年1月〜12月—」http://www.courts.go.jp/vcms_lf/20170324koukengaikyou_h28.pdf（最終アクセス2017年9月23日）

### 参考文献（1・3・4節）
- 福祉臨床シリーズ編集委員会編『臨床に必要な精神保健福祉—精神保健福祉論』福祉臨床シリーズ13, 弘文堂, 2007.
- 岡上和雄・京極高宣・高橋一・寺谷隆子編『三訂 精神保健福祉士の基礎知識』下, 中央法規出版, 2006.
- 山口光治編『権利擁護と成年後見制度（第3版）—新・社会福祉士養成課程対応』みらい, 2016.
- 額田洋一監修／東京都社会福祉協議会編『成年後見制度とは…—制度を理解するために（改訂第2版）』東京都社会福祉協議会, 2013.
- 高山直樹・川村隆彦・大石剛一郎編著『権利擁護』福祉キーワードシリーズ, 中央法規出版, 2002.
- 日本精神保健福祉士協会精神保健福祉部権利擁護委員会編著『精神障害のある人への生活支援と「障害者の権利条約」—こころのユニバーサルデザインハンドブック』2010.
- 寺谷隆子『精神障害者の相互支援システムの展開—あたたかいまちづくり・心の樹「JHC板橋」』中央法規出版, 2008.
- 岩崎香『人権を擁護するソーシャルワーカーの役割と機能—精神保健福祉領域における実践過程を通して』中央法規出版, 2010.
- 金子努・辻井誠人編著『精神保健福祉士への道—人権と社会正義の確立を目指して』久美, 2009.
- 河野正輝・大熊由紀子・北野誠一編『福祉サービスと自立支援』講座 障害をもつ人の人権3, 有斐閣, 2000.
- 藤井克徳・田中秀樹『わが国に生まれた不幸を重ねないために—精神障害者施策の問題点と改革への道しるべ』萌文社, 2004.

### 理解を深めるための参考文献
- 呉秀三・樫田五郎／金川英雄現代語訳・解説『精神病者私宅監置の実況』医学書院, 2012.
  日本の精神医学の父といわれる呉秀三によって「精神病者監護法」を廃絶するために書かれ、「見るに堪えざる程悲惨なる光景」としての私宅監置の実状が、当時の多くの写真とともに詳しく記された書である。
- 日本精神保健福祉士協会監修『精神障害者の成年後見テキストブック』中央法規出版, 2011.
  精神保健福祉士が成年後見人等の役割を担うにあたり、精神障害の特性や生活のしづらさ、支援する際のポイントなどが事例を用いて解説された実践的な書である。

## コラム　精神保健福祉士に望むこと

　私は地域活動支援センターでピアスタッフ・精神保健福祉士として働いている。教師として赴任した23歳で精神病と診断され、精神科病院に入院した。精神科病棟の劣悪な環境の中で「私の人生は終わった」と絶望の淵に落ちた。しかし職場の理解により3年後復職し、通勤や勤務時間に対しての合理的配慮により、人生をやり直せたと今思うが、社会参加のチャンスがあることがとても重要であると感じる。〔合理的配慮〕

　「精神障害者になる」ということは非常に重く、自分の存在意義や尊厳が低下し社会経験の機会も損なうこと自体が「障害」である。スティグマ（烙印）は病状の回復・医学モデルのみならず社会モデルの視点で生活者として支援され初めて、生きづらさの軽減が叶う。〔スティグマ／社会モデル／生きづらさ〕

　精神科病院で出会った社会的入院者も最初から退院を諦めていたわけではない。「住むところはあるし働けるし、食事も三度食べられてここは良いよ」と一見明るく話していた初老の男性の表情を思い出す。私に話しながら自分に言い聞かせているような物悲しい横顔だった。〔社会的入院〕

　2016（平成28）年7月の津久井やまゆり園の事件では、被告が「障害者は生きる価値がないから安楽死をさせる」と19名もの尊い命を奪った。社会には障害のある人の尊厳や命を軽んじる現実がある。差別や偏見、内なる差別で当事者も家族も苦しい。長い引きこもりの末、自己を否定する感覚が強くなり、人との関係に葛藤した。自分の性格、行動、認知のゆがみに気付き修正するにも長い年月と労力を要した。社会対峙した時に批判は受け入れにくく生きづらいと長年感じてきたが、周りの人に見守られエンパワメントされることにより自身の短所の改善も図ることができるようになってきた。障害があっても自分らしくより良く生きたい。自己実現を果たしながら希望をもって生きたい。私たちは障害者としてだけではなく「一人の人間として」尊重されたい。一人ひとりにとり「望んでいることは何か」を聞いてもらいたい。「共に喜び共に悲しみ当事者の目線にたつ支援」を望む。豊かな感受性や共感力がなければ、当事者や家族の生きづらさや、精神科病棟の中で一生を終える障害者の悲しみや絶望は想像しえない。当事者の気持ちを沢山聞いてほしい。精神保健福祉士には太陽のような温かな心で当事者と家族に寄り添ってもらいたい。私が生きる力を取り戻せるようになったのもいつも温かく応援してくれる人たちがいたから。私もその人たちのような温かい気持ちで人に寄り添える人になりたい。

〔津久井やまゆり園の事件：相模原市の障害者施設における殺傷事件。／エンパワメント／自己実現／共感力〕

# 第4章 精神障害者の居住支援

1 「住まい」という視点から、精神障害者の処遇の歴史と居住支援の意義を理解する。

2 精神保健福祉施策のもとで居住支援はどのように展開されたのか。利用できる居住資源について理解する。

3 居住支援を進める上で求められる専門職としての価値と役割について理解する。

4 居住支援の事例から、精神保健福祉士の仕事を理解する。

5 障害者総合支援法における住居支援の展開を理解する。

6 生活を支援するためにどのような資源を使うのか。また、ネットワークを作り出すことの意味を理解する。

# 1. 精神障害者にとっての住生活の意味

## A. 住生活とは

「人間は、住むところがなければ生きていけない。住居は、雨や風、寒さ暑さをしのぎ、日々の疲れを癒やし、安らかな睡眠の場を提供し、生命の安全と健康を守り、自立と社会参加と暮らしを支える人間生存の基本的基盤である。また家庭生活の器として、子どもを育み、福祉の基礎をなし、生活の営みを通じて文化を創造し、人生の質を豊かにし、市民社会を構成する基礎単位である。住居が貧しい状態にあれば、健康を守れず、子どもの発達は損なわれ、人は安んじて生きていけない[1]。」私たちは、住居という空間の中で生活時間の多くを過ごす。他者の侵入を遮りそれぞれのプライバシーが守られる住居の中で、休息し、くつろぎの時間をもち、人として生活していくためのエネルギーを養う。

日本国憲法25条1項で「すべて国民は、健康で文化的な最低限度の生活を営む権利を有する」と規定している。住居は「健康で文化的な生活を営む」ためのもっとも基礎となるものである。「人間に値する生き方をすることは人間としての基本的権利である。」そのためには「人間にふさわしい住居がなければ不可能である」[2]と早川和男は述べている。快適で安心して過ごすことができる住居は、生活していく上での基盤であり、権利として保障されなければならない。

## B. 精神障害者の処遇の歴史と住生活

「人間に値する生き方をするためには、人間にふさわしい住居」が必要とされるが、これまでの処遇の歴史を振り返れば、精神障害者は、このような「住まいの場」からはおよそ遠いところで処遇されてきた経緯がある。

**精神病者監護法**　精神病者監護法のもとでは、後見人、配偶者、4親等以内の親族は「之ヲ監護スルノ義務ヲ負フ」（1条）とされ、行政庁の許可を得て精神病者を私宅監置として長い間処遇していた時期がある。私宅監置は「座敷牢」ともいわれ、精神障害者は、格子を設けた居間の一隅や物置、日の入らない土蔵の中で処遇されていた。当時の悲惨な生活の様子が呉秀三の『精神病者私宅監置ノ實況及ビ其統計的観察』[3]に記されている。居室とはいえ

ない空間の中に閉じ込められ、自由や権利が奪われての生活であった。こうした現状を呉秀三は、「我邦十何万、精神障害者ハ実ニ此病ヲ受ケタル不幸ノ外ニ、我邦ニ生レタルノ不幸ヲ重スルト謂フベシ」と、精神障害者は「二重の不幸」を負っていると訴え、処遇の改善を求める運動の中心的な役割を担った。やがて、この法律は 1950（昭和 25）年に精神衛生法が制定されることにより廃止となった。

精神衛生法は、精神障害者の医療および保護を目的に、「国や地方公共団体は医療施設等の充実を図り、精神障害者が社会生活に適応できるように努力する」ことを規定し、施設以外の収容（私宅監置等）を禁じた。しかし、精神病院の建設は国や県による公立病院ではなく、民間病院の手に委ねられて進められた。多くの民間病院に求められたものは、精神病者の地域社会からの隔離や収容であった。地域に社会資源の不足もあり、長期入院となった患者も多い。「社会的入院」といわれる入院患者の存在は、入院医療中心であった日本の精神障害者施策の結果としてもたらされたものである。入院中の患者は、医療法の特例に基づく施設基準により、厳しい療養環境の中で遇されていた。集団の中で個人のプライバシーの保護などは後回しにされ、時には人権さえ脅かされるような環境下で療養を継続していた患者も少なくない。

**精神衛生法**

精神障害者は「障害者」といわれながらも、福祉サービスを受けるための法的な根拠がなく、福祉の対象としての障害者ではなかった。地域の中では、家族と支援する関係者が中心となり、家族会の結成や、日中過ごす場や福祉的就労の役割をもつ共同作業所の開設が次第に広がり始めた。しかし、在宅で暮らす精神障害者に対する住生活面での福祉的な支援サービスはごく限られていた。

1984（昭和 59）年の宇都宮病院事件をきっかけに、精神衛生法は 1987（昭和 62）年に精神保健法に改正され、目的に社会復帰の促進を明記し、精神障害者も地域の中で暮らし、支えられる時代となった。居住の場の一つとして、「精神障害者生活訓練施設」や「精神障害者授産施設」などの社会復帰施設が精神保健法の中に位置付けられた。1993（平成 5）年には心身障害者対策基本法が改正され障害者基本法となり、精神障害者も法律の中で初めて「障害者」として明記され、他の障害者と同じように福祉サービスを受けられる対象となった。それを受けて、1995（平成 7）年に精神保健法は精神保健及び精神障害者福祉に関する法律に改正された。

**宇都宮病院事件**
**精神保健法**

**精神障害者生活訓練施設**
**精神障害者授産施設**
**障害者基本法**

**精神保健福祉法（精神保健及び精神障害者福祉に関する法律）**

## C. 地域で暮らす時代の中で

ソーシャル・イクスクルージョン
social exclusion

　精神障害者は長い間、ソーシャル・イクスクルージョンの状況に置かれてきたが、精神保健法以降、社会復帰や地域で暮らすための資源を整える取り組みが活発化した。具体的には「医療」「働く場」「住まい」「仲間と交流する場」等を整備することであった。スウェーデンで知的障害をもつ人たちのノーマライゼーションの理解を深めるために用いられているピクトグラム[4]を図4-1-1に示す。「職」「住」「友」に「余暇（生きがい）」が表示されている。地域で生活する上で必要なこれらの資源のうち、「住まい」の場はもっとも欠かせない資源の一つである。障害者基本法の20条で「国及び地方公共団体は、障害者が地域社会において安定した生活を営むことができるようにするため、障害者のための住宅を確保し、及び障害者の日常生活に適するような住宅の整備を促進するよう必要な施策を講じなければならない」と、住宅の確保と整備を国や地方公共団体の責務として位置付けている。

障害者基本法20条
（住宅の確保）

精神保健医療福祉の改革ビジョン

　2004（平成16）年に厚生労働省により発表された精神保健医療福祉の改革ビジョンは「入院医療中心から地域生活中心へ」を基本方針に、受け

図4-1-1　ピクトグラム

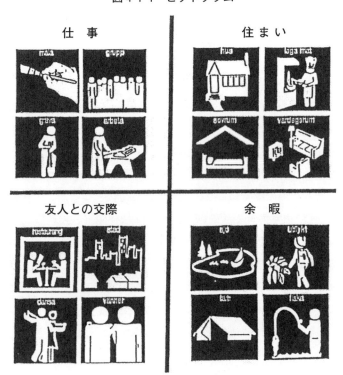

出典）大熊由紀子「自立生活と自立支援」河野正輝・大熊由紀子・北野誠一編『福祉サービスと自立支援』講座 障害をもつ人の人権3, 有斐閣, 2000, p.129.

入れ条件が整えば退院可能な者約7万人について退院を促すとし、その上で、精神障害者の居住サポート体制の整備やグループホームの機能の強化など、住居支援体制の整備を当面の重点施策の一つとした。策定から5年後には「精神保健医療福祉の更なる改革に向けて」が中間のまとめとして出され、「入院医療中心から地域生活中心へ」「地域を拠点とする共生社会の実現」を改めて示した。そうした政策理念に基づいて「退院促進支援事業」や「精神障害者地域移行支援特別対策事業」などが展開された。

2017(平成29)年2月の「これからの精神保健医療福祉のあり方に関する検討会」の報告では、「精神障害者の一層の地域移行を地域において具体的な政策手段により実現していく、このために『精神障害にも対応した地域包括ケアシステム』という考え方を新たな基軸とする」と述べている。

「住まい」への支援は今後の精神保健福祉施策の要となるものだろう。

> 精神保健医療福祉の更なる改革に向けて
>
> 退院促進支援事業
>
> 精神障害者地域移行支援特別対策事業

## D. 精神に障害のある人への居住支援

### [1] 住居の確保と資源の整備

居住支援に当たり、まず取り組まなければならないことは住居の確保である。長期にわたる療養生活の中で家族構成が変わり、家族のもとへ戻れなくなってしまうことがある。そうした場合、グループホームやアパート、公営住宅等へ入居することとなる。しかし、入居できる「住まいの場」はまだ十分でなく、地域の中に資源として整えていくことが求められている。精神疾患は誰もがなりうる可能性のある病気といわれながらも、精神障害者のグループホーム等を地域で開設しようとする際に、精神障害者に対する差別や偏見による反対運動に直面することがある。予定地で開設できなくなった事例もある。居住支援の整備には行政の協力や支援、地域住民の理解が大切である。市町村が建物をつくり社会福祉法人やNPO法人等に運営を委託する地域もみられる。

### [2] 住居生活維持のための支援

住居が確保された後、そこで生活し、地域での生活を維持し継続していくためには、さまざまな福祉の支援サービスを必要とする人が多い。

次のような個別的生活課題「①身辺処理能力(摂食、入浴、清潔、身なりなど)、②時間管理(生活リズム、起床、就寝など)、③金銭管理、④疾病管理と健康管理(服薬、通院、不調への対処・相談など)、⑤食生活、⑥危機管理(SOSの出し方、トラブル、防災など)、⑦社会関係(公的機関の利用、金融機関の利用、応対接待など)、⑧居宅管理(戸締り、ゴミ

出し、家賃支払い、整理整頓掃除など)、⑨日課の確保、⑩友達、セルフヘルプ・グループなど、⑪余暇活動、⑫情報確保と管理等々」[5]に対して適切に対処するための居住支援が求められる。

### [3] 幸せに暮らす生活の拠点として

上に述べたように、精神障害者は長い間、地域社会の外で処遇されてきた。精神保健福祉施策の転換によって、やっと地域の中で暮らし始めている。

「住まい」は、地域で暮らす上で最も基礎となるものである。日々を安心して過ごすことができ、プライバシーが守られ、人としての暮らしにふさわしい環境が整えられている必要がある。精神に障害のある人たちにとって住まいは、人生を楽しみながら希望を持って生きていかれる場であってほしい。精神保健福祉士は、権利擁護、ノーマライゼーション、そこで暮らす人のエンパワメントを心がけながらの関わりが求められる。

*ノーマライゼーション normalization*

*エンパワメント*

注)
(1) 早川和男・岡本祥浩『居住福祉の論理』東京大学出版会, 1993, まえがき p.i.
(2) 早川和男『居住福祉』岩波新書, 1997, p.162.
(3) 呉秀三・樫田五郎『精神病者私宅監置ノ實況及ビ其統計的觀察』精神医学古典叢書1, 創造出版, 2000.
(4) 大熊由紀子「自立生活と自立支援」河野正輝・大熊由紀子・北野誠一編『福祉サービスと自立支援』講座 障害をもつ人の人権3, 有斐閣, 2000, p.129.
(5) 門屋充郎「居住支援」蜂矢英彦・岡上和雄監修／安西信雄他編『精神障害リハビリテーション学』金剛出版, 2000, p.189.

# 2. 居住支援制度の概要

## A. 適切な住居に住むことは権利として

*国際障害者年*

国際障害者年(1981年)は「完全参加と平等」をテーマに、障害者のノーマライゼーションの理念を各国の障害者施策に位置付ける契機となった。ノーマライゼーションの実践は、施設を中心としたケアから地域で暮らすためのケアが求められるようになり、その後に続く「国連・障害者の十年」により各国は、障害者のノーマライゼーションの実現に向けて計画的な課題解決への取り組みを進めてきた。障害者が「経済的、社会的ならびに政治的生活のさまざまな側面に参加」するために、安心して住むこと

*国連・障害者の十年*

のできる「住居」の確保が共通する課題として求められてきた。

　国連社会権規約委員会による「一般的意見4」(1994年)<sup>(1)</sup>で「住居に対する権利は、安全、平和及び尊厳をもって、ある場所に住む権利とみなされるべき」とし、「十分な住居とは（中略）十分なプライバシー、十分なスペース、十分な安全、十分な照明及び換気、十分なインフラストラクチャー、仕事に関する十分な場所並びに基本的な設備が、すべて合理的な費用で得られるものを意味する」としている。また、1996年の「ハビタットⅡ」<sup>(2)</sup>では、「適切な住居に住む」ことは「権利」として宣言している。

　日本においても、障害者基本法（1993〔平成5〕年）で、「障害者の生活の安定を図るため、障害者のための住宅の確保と整備を促進する」とし、施策の実現に向けた「障害者プラン（ノーマライゼーション7か年戦略）」や「新障害者プラン」など、具体的な数値目標を基に基盤整備が図られてきている。現在は、障害者総合支援法に基づく、第5期障害福祉計画（2018～2020〔平成30～32〕年）が各都道府県や市町村において検討されている。

【傍注】
国連社会権規約委員会

ハビタットⅡ
第2回国連人間居住会議

障害者基本法

新障害者プラン
正式名称は、「新障害者基本計画及び重点施策実施5か年計画」。

## B. 精神保健福祉施策と居住資源

### [1] 精神保健法と社会復帰施設

　1987（昭和62）年の精神保健法において、精神障害者の社会復帰の促進が明確に位置付けられた。具体的には「病院から社会復帰施設へ」という流れの中で、「精神障害者生活訓練施設」と「精神障害者授産施設」が社会復帰施設として制度化された。居住の場というより、社会復帰の促進を図ることを目的に、生活訓練やリハビリテーションが行われた。利用の期間は有期であり、一方で受け皿となる地域資源が乏しかったため、再入院となってしまう事例が少なくなかった。また、地域の居住の場として1992（平成4）年より始まっていた「精神障害者地域生活援助事業（精神障害者グループホーム）」が1993（平成5）年の精神保健法の改正の中に盛り込まれた。居住スペースやプライバシーの保護、提供されるサービスの質などに格差はみられたが、長期に入院していた患者の受け皿の一つとして、地域の中に次第に広がっていった。

【傍注】
精神保健法

精神障害者生活訓練施設
精神障害者授産施設

精神障害者地域生活援助事業（精神障害者グループホーム）

### [2] 精神保健福祉法と社会復帰施設

　1993（平成5）年に障害者基本法が成立し、1995（平成7）年に精神保健法が精神保健及び精神障害者福祉に関する法律に改正された。精神障害者に対する精神障害者保健福祉手帳も発行されるなど、「自立と社会参加

【傍注】
障害者基本法
精神保健福祉法（精神保健及び精神障害者福祉に関する法律）

の促進のための援助」という福祉面での充実が図られることとなった。社会復帰施設は「精神障害者生活訓練施設」「精神障害者授産施設」に、新たに「精神障害者福祉ホーム」「精神障害者福祉工場」が加わった。「精神障害者地域生活援助事業」とあわせ、地域で暮らすための居住の場が法的に位置付けられた。

> 精神障害者生活訓練施設
> 精神障害者授産施設
> 精神障害者福祉ホーム
> 精神障害者福祉工場
> 精神障害者地域生活支援センター

1999（平成11）年の精神保健福祉法の改正では、「精神障害者地域生活支援センター」が社会復帰施設の一つとして加わり、地域で暮らす精神障害者の相談や助言等の役割を担った。2002（平成14）年施行の法改正では、「精神障害者居宅介護等事業」「精神障害者短期入所事業」「精神障害者地域生活援助事業」を精神障害者居宅生活支援事業として市町村が担うことになり、その支援や役割を明確にした。

> 精神障害者居宅生活支援事業

## ［3］障害者自立支援法の成立と居住資源

> 障害者自立支援法

2005（平成17）年に障害者自立支援法が成立し、精神保健福祉法は一部が改正された。居住にかかわる部分では、精神障害者居宅生活支援事業に関する規定と精神障害者社会復帰施設に関する規定が削除された。精神保健福祉法に基づく社会復帰施設は、福祉ホームA型と精神障害者地域生活支援センターが2006（平成18）年10月まで、それ以外の法定施設は2011年度までの5年間の経過措置を経て役割を終えた。居住を支える主な資源の根拠は障害者自立支援法となった。2013（平成25）年4月より障害者自立支援法は障害者総合支援法として施行されている。

## ［4］障害者総合支援法の改正と居住支援

2016（平成28）年6月に障害者総合支援法が改正され、2018（平成30）年4月から施行となる新たな事業のうち、住まいに関連するものとして「自立生活援助事業」と「高齢障害者の介護保険サービスの円滑な利用」がある。自立生活援助事業は「施設やグループホーム等を利用していた障害者で一人暮らしを希望する者等」が対象者となる。本人の意思を尊重した地域生活を支援しようとするものであるが、そのためには選択できる多様な住まいの場と継続した生活支援が必要である。「高齢障害者の介護保険サービスの円滑な利用」は障害者の高齢化、低所得者が多いことから歓迎すべき事業ではあるが、該当するためにはいくつかの要件を満たさなくてはいけないので、支援者はこの要件について理解を深めておきたい。

## C. 精神障害者が利用できる居住資源

精神障害者が利用できる居住の場としては、次のものがある。

### (1) グループホーム

2014（平成26）年4月から「グループホーム（共同生活援助）」と「ケアホーム（共同生活介護）」は、「グループホーム（共同生活援助）」に一元化された。障害者の高齢化やケアを必要とする人が増加する中で住まいの場を柔軟に提供するためである。障害支援区分にかかわらず利用することができる。利用者に対し必要な世話人の人員配置基準を6:1以上とした。事業者は、介護等の提供にあたり事業者自らが行う「介護サービス包括型」か、事業者はアレンジメント（手配）のみを行い、外部の居宅介護事業者に委託する「外部サービス利用型」を選択する。またこの改正で、グループホームを拠点としてアパートなどを利用する「1人定員のサテライト型住居」を設置可能とした。

利用料は障害年金で賄える程度に設定されているところが多い。入居時、体験入所などの試みも有効である。

### (2) 宿泊型自立訓練施設

障害者総合支援法の訓練等給付に位置付けられ、日中、一般就労や障害福祉サービス事業所または、デイケアなどを利用している障害者に対し、一定期間、夜間の居住の場を提供し、帰宅後に食事や家事等の生活能力の維持・向上の為の訓練を行う。地域移行に向けた関係機関との連携業務も行う。利用期間は2年間と設定している施設が多い。

### (3) 短期入所（ショートスティ）

障害者総合支援法の介護給付に位置付けられ、介護を行っている人が疾病やその他の理由により、施設等への短期間の入所を必要とする障害者に対して、短期間の入所をさせ、入浴、排せつおよび食事その他の必要な保護を行う。

### (4) 福祉ホーム

障害者総合支援法の地域生活支援事業に位置付けられ、実施主体は市町村で法人等に委託して運営しているところもある。住居を求めている障害者に対し、低額な料金で居室その他の設備を利用させ、日常生活に必要な便宜を提供することにより、障害者の地域生活を支援することを目的としている。

### (5) 救護施設

生活保護法を根拠とする保護施設であり、身体上や精神上に著しい障害があるために日常生活を営むことが困難な要保護者を入所させて、生活扶

生活保護法

助を行うことを目的としている。入所者のうち精神障害者の占める比率は高い状況にある。

### (6) 公営住宅

2005（平成17）年12月の公営住宅法施行令の改正により、単身入居が可能な障害者の範囲が見直され、新たに精神障害者および知的障害者についても単身入居が可能となった。精神障害者の場合は、精神障害者保健福祉手帳の1級から3級に相当する者が対象である。また、精神上著しい障害があり、常時の介護を必要とする場合は必要な介護が受けられるかどうか、常時の相談対応や緊急時における医療機関等との連絡や連携が取れるかどうかなども、単身での入居を認める判断材料とされる。公営住宅をグループホームとして利用しているところもある。

### (7) 民間賃貸住宅

アパートなどで一人暮らしを望む障害者は少なくない。一方で生活面での支援を必要とする人も多く、そうした方々には居宅介護や訪問看護などの他、日中過ごす場など支援のプログラムを組むことも求められる。

### (8) 自宅

自宅で暮らす精神障害者がいちばん多いが、家族の高齢化に伴い、自宅で家族によるケアを受けることが次第に厳しくなってきている世帯もある。住み慣れた家で暮らし続けたいという希望に応えるためには、障害者総合支援法等に基づく福祉のサービスを適切に利用していく必要がある。

## D. 住生活を支える施策

### [1] 住宅入居等支援事業（居住サポート事業）

精神に障害のある人たちが民間アパートや一般住宅などに入居を希望する時、保証人等の問題で入居できないことがある。そうした人の住居を確保するための支援制度として、障害者総合支援法の地域生活支援事業に「住宅入居等支援事業（居住サポート事業）」がある。この事業は障害者等であって、賃貸契約による一般住宅への入居を希望しているが、保証人がいない等の理由により入居が困難な者を対象として、入居に必要な調整等にかかわる支援を行うとともに、家主等への相談・助言を通じて障害者の地域生活を支援することを目的としている。入居支援だけでなく、緊急時の対応など24時間支援や地域の支援体制にかかる調整も業務として行い、地域生活を支える役割を担っている。

## [2] 住宅セーフティネット法

　高齢者や障害者、被生活保護世帯など、独立では住まいの場を確保することが難しい方々がそれぞれの所得や心身状況に応じて住居を確保できることを目的とした「住宅確保要配慮者に対する賃貸住宅の供給の促進に関する法律（住宅セーフティネット法）」が2007（平成19）年7月よりスタートしている。

　「生活に適した住宅の確保・改修・住替えの支援」、「民間賃貸住宅に入居しやすい環境の整備」「公共賃貸住宅における暮らしやすい環境の整備」を柱とし、障害者についても「住宅ローンの金利優遇」や「バリアフリー改修に対する優遇税制」、保証人がいないために民間賃貸住宅に入居できないという事態を解消するための「家賃債務保証制度」「公営住宅の単身入居」など住まいの確保に向けた制度が用意されている。

## [3] 福祉や医療、介護サービスを結びつけて

　長期にわたる入院や療養により、生活能力の低下や生活上の困難さを抱えている精神障害者は少なくない。具体的には食事作りの支援、掃除や洗濯、買い物支援、通院や通所などの移動支援を含め、日常生活を支援するホームヘルプサービスや、健康面での指導や服薬管理など訪問看護による支援が必要とされる。居住の場に福祉や医療、介護サービスを導入することとあわせて、日中をどのように過ごすかということも住生活を支える大きな要素である。こうしたサービスを組み合わせ、地域生活を支える役割を担うのがケアマネジメントによる支援である。実際にはサービス等利用計画に基づいて支援やサービスが提供される。

ホームヘルプサービス

ケアマネジメント

注）
(1) 「経済的、社会的及び文化的権利に関する委員会の一般的意見4、十分な住居に関する権利」1994.
　　http://www1.umn.edu/humanrts/japanese/Jepcomm4.htm
(2) 日本住宅会議・ハビタット日本NGOフォーラム編『住まいは人権』かもがわブックレット107，かもがわ出版，1997，p.40.

### 理解を深めるための参考文献
- 福祉臨床シリーズ編集委員会編『臨床に必要な居住福祉—居住福祉論』福祉臨床シリーズ17，弘文堂，2008.
　社会福祉と住宅とのかかわりについて、低所得者、高齢者、障害者、地域福祉という四つの視点から捉えている。さらにソーシャルワーカーはどのように住宅政策に関与するかについて論じている。
- 障害者生活支援システム研究会編『障害者の「暮らしの場」をどうするか？—グループホーム・ケアホームで働く195人のタイムスタディから考える』かもがわ出版，2009.

「グループホーム・ケアホームの支援体制のあり方に関わる調査」をもとに、「障害者の暮らしの場の保障とはどういうことなのか、何が必要なのか」について問いかけている。

# 3. 居住支援における専門職の役割と機能

## A. 専門職に求められる視点

　ある退院支援のシンポジウムで、当事者の方が「私は40年間入院していて6か月前に退院しました。退院するのは不安でしたが、コーディネーターの人に見学とか、心配なことを相談に乗ってもらって退院しました。作業所に通いながらグループホームで生活しています。ご飯もおいしいし、入所している人たちもとてもよい人たちです。先日は入所している人たちと旅行にも行ってきました。毎日がとても楽しいです。退院してよかった」と報告されていた。嬉しそうに話し、励まされる報告であった。ただ、青春時代に入院し、40年間これまで一度も退院できなかったのである。退院支援の対象となっている方で、このような事例は多い。

　第1節で述べたように、精神に障害のある人たちは、長い間地域社会の外で処遇されてきた。専門職としてまず大切にしなければならない価値は、精神に障害のある人たちの「権利擁護」である。人生の大半を病院の中で過ごされてきた方の、価値ある人生、希望する暮らし方や生活を保障するものでなければならない。「社会的入院」を解消し、地域に生活する場を用意することは、精神保健福祉に携わる者の責務として取り組まなければならない課題である。

　病院や社会復帰施設から地域で暮らすに当たり、基盤となる「住まいの場」はまだ不足しており、利用者のニーズに基づく多様な居住の場を地域の中に整えていかなければならない。資源の拡充を図るに当たり「ノーマライゼーション」の理念のもとに取り組みを進めていく必要がある。ラップはノーマライゼーションについて「彼らが必要としているのは、彼らが何を望んでいるかである。彼らが望んでいることはわれわれの誰もが望んでいることである。つまり、生きるための住居と適当な収入、友達、リクレーションのための機会、彼らが貢献するための機会（仕事、家族、他人への援助）とこのような貢献の認知である」[(1)]と述べている。「住まいの場」の充実は、社会参加というノーマライゼーションの視点からも欠かせ

権利擁護

社会的入院

ノーマライゼーション
ラップ
Rapp, Charles A.

ない課題である。

　さらに、専門職として、地域の中で暮らす精神に障害のある人たちが、どのような住環境の中で暮らし、どのような生活を営み、そこでどんな思いで暮らしているかを推し量り、その人の「生活の質」「人生の質」という「QOL」に注目したかかわりが重要である。

## B. 居住支援における精神保健福祉士の役割と機能

　「精神保健福祉士の養成の在り方等に関する検討会中間報告書（2008〔平成20〕年10月）」において、精神保健福祉士に求められる役割が示された。「精神障害者の地域移行を支援する役割」と「地域生活を支援する役割」が、専門職として担うべきもっとも重要な役割であると報告している。具体的な業務として、「援助計画の作成、日常生活能力向上のための指導、生活技能訓練及び退院のための家族環境の調整」「在宅医療・福祉サービスの調整、住居の確保・日常生活上の能力の向上のための訓練等の居住支援」や「（中略）就労支援」を行うこと、また関係機関等と連携し「必要な社会資源を整備、開発するための地域づくりを行うこと」としている。

　「地域移行支援」や「地域生活支援」を進める上で、基本となるのは「ケアマネジメント」に基づく支援である。ケアマネジメントは「本人のニーズを大切にしながら、地域移行を支援することであり、本人や本人を取り巻く環境をアセスメントし、必要な資源を結びつけ、地域生活の定着を図ることを目的とする。ケアマネジメントを通し、本人がエンパワメントされセルフケア能力が高まることや、地域の資源や人とのつながりが拡がっていくような支援も同時にもとめられる」[2]。

　2013（平成25）年の精神保健福祉法の改正で、医療保護入院者本人や家族等の相談に応じるため「退院後生活環境相談員（精神保健福祉士等）」の配置、一定期間を超えて入院する医療保護入院者に対し「医療保護入院者退院支援委員会」の開催を精神科病院の管理者に義務付けた。地域移行に向けた精神保健福祉士の新たな役割が位置付けられている。

### ［1］地域移行支援と居住支援

　「地域移行支援」と居住支援は切り離して考えることができない課題である。地域移行支援を担う事業として、指定一般相談支援事業が障害者総合支援法の中に位置付けられ、また精神保健福祉法33条の5で精神科病院の管理者は「地域援助事業者」を紹介するよう努めなければならないと

している。しかし地域移行を担う事業者は不足しており、医療機関で働く精神保健福祉士が退院支援に向けて担わなければならない役割は大きい。

### (1) 本人の気持ちに寄り添って

**ニーズアセスメント**

医療チームの中で退院の可能性をカンファレンス等で確認した上で、退院に向けてのニーズアセスメントを行う。アセスメントの実施は精神保健福祉士をはじめ、退院対象者と比較的良好な関係をもっているスタッフが担う。ニーズアセスメントに当たり、長期に入院している対象者の場合、退院への不安を抱えていたり、すぐには退院を望まない人も多い。家族も同様に不安やとまどいをもち、退院に対し消極的な姿勢を示すことが少なくない。精神保健福祉士はそうした不安に対し、本人や家族を同伴し、実際に利用可能なグループホーム、公営住宅、民間のアパートなどの見学や、体験入居などの利用を試みたりして不安の軽減を図る。退院後の生活費や、日中過ごす場や生活支援の具体的な内容を示すこと、退院してグループホームで暮らしている当事者の方の話を聞くことなども退院への動機付けになる。

### (2) 地域の関係者との協働、支援会議の開催

**支援会議**

次に退院に向けての支援計画を立てるが、相談支援専門員や地域の障害者相談支援センターの精神障害者コーディネーター、市町村の保健師や福祉担当者との連携が大切である。関係者を交えた支援会議を開催し、協働して取り組みを進めることによって、退院支援がより円滑に進む。在宅生活に向けて必要な福祉サービスの内容が明らかになってきた段階では、グループホームや日中過ごす場の管理者、居宅介護の事業所など福祉サービスを提供する関係者にも会議に参加してもらい、支援計画を確認する。

### (3) コーディネーターとしての役割を担う

**コーディネーター**

こうした連携や協働のために、精神保健福祉士はコーディネーターとしての役割を担うことが多い。退院後に支援が途切れてしまわないように、退院前に地域生活支援を担う指定特定・指定一般相談支援事業者などと緊密な連携を取ることが重要である。

### (4) 住まいの場の拡充に向けて

住居の確保が地域移行支援を進める上で前提となる。現状では居住資源の不足に直面し、支援が進まないこともある。コミュニティワーク業務として、地域の関係者とのネットワークを構築し、資源の充実を図る取り組みを進めなければならない。

## ［2］地域生活支援と住まい

「地域生活支援」は、指定特定相談支援のサービス等利用計画に基づい

て福祉サービスや支援が提供される。専門職として押さえておきたい視点を以下に述べる。

### (1) ニーズの把握

「居住」の場でどのような「思い」で生活されているのかを把握する。いま住んでいる場所の居心地はどうか、生活費は足りているのか、日中をどのように過ごしているのか、話し相手はいるのか、困った時に相談できているのか、いまの暮らしが本人の望む暮らしなのだろうかと、しっかりと本人の気持ちを受け止める。

### (2) 生活能力の評価

民間アパートや公営住宅などで一人暮らしをする人の中にも、掃除や清潔面などの家事援助や食事援助、服薬管理など、日常的なケアを必要とする方もいる。本人の生活能力はどの程度なのか、身辺の処理能力や金銭管理や危機管理、社会関係、友人、家族や近隣の住民など、インフォーマルな支援者の存在なども含めてアセスメントする。

### (3) 必要な福祉サービス

本人の望む暮らしを支えるためには、ホームヘルパーによる生活支援、訪問看護師による健康管理、保健師や精神保健福祉士等による相談支援など、生活支援に関する人的資源が必要なことが多い。現状では、精神障害者を支援するホームヘルパーの人数は少なく、必要な時間帯に支援に入ることが難しく、提供される量も十分でないという課題もある。

> ホームヘルパー

### (4) 日中過ごす場を確保して

地域で暮らす人たちにとって、日中過ごす場は大切である。居住する場所から出かけ、デイケアや地域活動支援センター、就労継続支援等の事業所などへ、通所できる場所がほしい。友人などと交わる機会も用意される必要がある。

### (5) 適切に必要なサービスが提供されているか

大切なことは、どのような思いでそこで本人が暮らしているかを絶えず把握し、提供されているサービスの中身や質に対してモニタリングすることである。モニタリングして現在の生活が支援会議等で確認した支援方針と異なるようであれば、改善しなければならない。

## C. 本人が望む地域生活の支援

居住支援を進めるにあたり、専門職として大切にしたいことの一つは、提供される「住まいの場」は住環境が快適で、利便性や安全性、プライバシー等からみて一定の水準以上のものが用意されるべきであるが、現状で

はそうした居住資源はまだ不足している。選択できる「多様な住まいの場」など、資源の拡充を図る取り組みをコミュニティワークとして業務の中に位置付けたい。

　二つ目は、支援の対象は長い療養生活の中で、生活能力の低下や高齢化、身体的リスクを抱えている人が多く、本人の希望する暮らしを支援するためには、ケアマネジメントの技術が支援の中核となるので、その手法について習熟しておく。

　三つ目は、ICFの考え方を支援の中に取り入れる。特に「参加次元の目標を設定することが重要」[3]である。どのように地域社会に参加し暮らしていきたいのか、本人の人生の質、生活の質の視点を念頭に置きながら支援を進める。

　四つ目はエンパワメントへの支援である。本人が、住み慣れた地域で居住支援を適切に利用しながら、自分らしさを回復し「文化的で最低限度の生活を営む権利」等を主張できるようになることである。

　「病気や障害を抱えたけれど、この地域で暮らせて良かった」。そんな地域社会を専門職として築いていきたいものである。

注）
(1) ラップ，C. A. 著／江畑敬介監訳『精神障害者のためのケースマネジメント』金剛出版，1998，p.72.
(2) 杉田義夫「退院支援とケアマネジメント」『精神科臨床サービス』第9巻3号，星和書店，2009，pp.346-350.
(3) 近藤克則『医療・福祉マネジメント―福祉社会開発に向けて』Minerva福祉専門職セミナー17，ミネルヴァ書房，2007，p.20.

# 4. 住居支援事例

## A. 精神保健福祉士の役割

　精神保健福祉士が地域移行支援にかかわる場合に「どこで暮らして」「どのように生活していくか」、精神障害がある人の回復過程において、一緒に考え自己実現できるように支援する役割がある。

**事例** 退院にネガティブなIさんへの支援

　Iさん、50歳代前半の男性。4人兄弟の第2子としてF県に生まれ、地

元の高校を卒業後、製造業に就職をする。20歳代後半で統合失調症を発症して、F県の精神科病院に3回（通算6年間）入退院を繰り返した。

退院後、長兄の援助を得ながらN県で生活するようになるが、幻覚妄想状態が再燃して他害行為により措置入院となった。措置症状は3か月で消退するが、症状が不安定で増悪、軽快を繰り返し、閉鎖病棟と開放病棟を行ったり来たりする治療が続いた。1年前より時折幻聴体験が出現するが、作業療法にも継続的に参加できるようになった。入院後1度も退院したことはなく、10年にわたる入院生活を送ってきた。

主治医より、Iさんの退院の可能性について退院支援相談員に選任されていた精神保健福祉士に検討するように依頼があり、Iさんと面接をすると「退院はしたくない」と拒否的であった。しかし、何回か面接するうちに、退院したくない理由として、以下のことがわかってきた。

〔Iさんの退院の不安要素〕

(1) 家族との関係の悪化が続いており、以前退院の話をした時に反対をされ、協力が得られないこと。
(2) 自分がどのように地域で生活するのかイメージがもてないこと。
(3) 対人関係の不安、再燃リスク等さまざまな漠然とした不安があること。
(4) 生活全般に自信がないこと。

〔カンファレンスでIさんの情報を整理〕

主　治　医：精神症状は背景化して、無為自閉的傾向にある。
病棟看護師：作業療法に行く以外はベッドで臥床傾向が継続している。
作業療法士：集団療法よりも個人療法に好んで参加をしている。
臨床心理士：病棟の集団ミーティングでは、発言はしないが毎回参加している。
　　　　　　しかし、退院の話題になると下を向いていることが多い。

Iさんは、他の人は退院ができても自分は家族にも反対されているし、「どうせ自分なんか、退院は無理」というネガティブな感情と、反面「自分も退院をしてみたい」という思いもあることがわかった。

精神保健福祉士は定期的に面接をもちながら、ストレングス視点と、Iさんのペースで退院を考えられるようにした。しかし、退院したいという内発的動機になかなか結びつかない状態が続いた。Iさんの状況は多職種チーム内にフィードバックされ共有化を図った。地域相談支援が創設された情報をIさんに提供し、この制度を利用して退院を目指すことになった。その後、市町村に利用申請し、障害支援区分の認定調査も受けた。S相談支援専門員の利用計画（案）も提出され、地域移行支援の支給決定がされた。

**多職種チーム**
精神科の多職種チームは、精神科医、精神科看護師、作業療法士、心理士、精神保健福祉士などの職種でチームを組み、本人の希望や意向にそった問題解決に向けて、多様な職種が相互に連携しながら、それぞれの専門性を生かして、総合的に援助を行う。

サービス担当者会議が開催され、Ｉさんの退院に向けてそれぞれの役割が話し合われ、地域移行支援が始まった。実際に退院後の生活イメージがもてないため、住居の見学をすることにした。宿泊型生活訓練施設、グループホーム、アパートで実際にどのように生活されているのか、利用者のＣさん、Ｄさん、Ｅさんから話を聞くことにした。

## ［1］宿泊型生活訓練施設の利用者Ｃさんの話

Ｃさんは10年以上の入院後、宿泊型生活訓練施設に入所され、6か月が経過した。サービス管理責任者と個別支援計画書を作成して定期的に課題を確認し、生活訓練プログラムにそって、地域で生活していくための個別の課題（小遣いのやりくり、生活リズム、対人関係（付き合い方）、食事や生活全般）やグループ活動をしている。

休日には食事や買い物に行ったり、図書館で過ごしている。病気との付き合い方は、症状にあわせて頓服薬を内服することでやり過ごすことや、メンバーミーティングで皆の対処法を聞き参考になりそうなことを取り入れている。病院と違うのは自分で考えて行動すること、責任をもつことが増えたこと。しかし、退院しても生活支援員がいるので保護的な場所で生活ができる。最初は不安が強く、ここで生活できるのか心配であったが、主治医の後押しや病院のスタッフが応援してくれた。宿泊体験を繰り返して、ここの生活に慣れてから入所したという話だった。

## ［2］グループホーム利用者Ｄさんの話

Ｄさんは7年間の入院後、退院と同時にグループホームに入所され、1年3か月が経過した。グループホームでは、少人数（定員2名以上10名以下）で生活をしている。世話人さんが常時いるわけではないので、ある程度は自分でできることが必要な場所と思っている。地区の掃除や行事にも参加しているので、街の中で暮らしている感じがすると話す。サービス管理責任者と単身生活を目標に定期的に課題を確認して取り組んでいる。

夜間に不調になることがあって、緊張が続き不安が強くなると、自分からかかりつけの病院に連絡をして対応してもらっている。

（旧）精神障害者生活訓練施設（援護寮）という選択肢もあったが、自分は人間関係が苦手なので、グループホームの家庭的な雰囲気があっているように思い、体験入所を繰り返して退院と同時に入居したと話す。世話人さんや他の仲間もいて見守られている感じがあるので安心して生活ができているという話を聞いた。

---

**宿泊型生活訓練施設**
障害者自立支援法の自立訓練利用者が自立した日常生活または社会生活を営むことができるよう活動能力の維持、向上等のために必要な支援、訓練を日中活動とあわせて実施する。

**サービス管理責任者**
利用者ごとにサービス管理責任者による個別支援計画の策定が義務化され、共通のアセスメント項目により、利用者へのサービス内容の継続的な評価する。

**グループホーム**
何らかの支援を必要とする障害者が数名程度のグループ単位で暮らす支援付きの共同住居のこと。

## ［3］アパートで単身生活をしているEさんの話

　Eさんは8年間の入院後、（旧）精神障害者生活訓練施設（援護寮）に1年3か月入所し、グループホームに移り1年6か月入居後、公営住宅で単身生活をして6か月が経過した。

　一人暮らしで大変なことは、すべて自分でやらなければならないこと。いままで生活訓練施設のスタッフやグループホームの世話人さんにいろいろ教えてもらったが、どうしても整理整頓が苦手だった。また、最初は自炊をしていたが負担となり、コンビニの弁当を買って食べたりしていたが、それも飽きてしまった。そこで週に1度、2時間のホームヘルプサービスを利用して「整理整頓や調理のコツ」を教えてもらっている。一人だと大変なこともあるが、ピアスタッフが近くにいて食事を一緒にとったり、困ったことがあると相談にも乗ったりしてくれる。また、夜間に困ることがあると、指定一般相談支援事業所に電話して話を聞いてもらっている。この生活に慣れたいまは、特に不安になることもなく、時々幻聴が聞こえてくるが、惑わされることもなくなってきた。看護師や精神保健福祉士の訪問看護があるので、病気のことや福祉サービスのことを相談しながら生活しているという話を聞いた。

　Iさんは、Cさん、Dさん、Eさんそれぞれの生活の話を聞き、自分が抱いていた漠然とした生活不安（食事、金銭、困った時の対処等）は軽減でき、生活のイメージをつかむことができたという。すべて一人でできなくても、今は協力してもらえるサービスがあることが、理解でき心強く感じた。Iさんからは「自分も生活できるかなあ」と、前向きな発言も聞かれるようになった。退院先としてIさんは、宿泊型生活訓練施設からスタートして、段階的にEさんみたいに単身生活をしたいと希望した。

## ［4］家族への働きかけ

　精神保健福祉士はIさんの退院支援の取り組みと並行して家族への働きかけを行った。

　家族のキーパーソンは長兄で、年に数回はIさんに面会に来てくれていたが、結婚後は面会も遠のいてしまっていた。IさんはSSTで練習をして、面会時に「退院したい」という自分の意思を長兄に伝えることができた。しかし、長兄はIさんの退院について、家庭もあるので金銭的な支援やアパートの保証人になることには消極的であった。精神保健福祉士は長兄の不安を受け止めながらもケア付き住居の生活やサポートについて説明をした。「以前からこのようなシステムがあったら、弟も再発しなかったかもしれない」といわれ、宿泊型生活訓練施設への退院だったらという条件で

---

精神障害者生活訓練施設（援護寮）

指定一般事業所
地域定着支援。

SST;
social skills training
社会生活技能訓練。

同意が得られた。Iさんは宿泊体験入所を繰り返して宿泊型生活訓練施設に入所した。

## B. 精神保健福祉士の支援の視点

　長期入院者の退院支援のかかわりは、当事者の動機をどのように引き出していくかが課題になる。最初から退院希望があるわけではなく、その気持ちを作っていくこと、維持していくことを根気強く働きかけていくことが必要となる。先の事例のIさんの場合、退院したい「思い」と、病院の生活への慣れと、病の再燃不安や退院したら家族にまた迷惑をかけるのではないかという複雑な思いとが内在していた。しかし、希望を引き出すこと、退院後の具体的な生活のイメージを膨らませることができるように寄り添ったことで、地域移行に結びついた事例である。慢性の精神障害者は、環境の変化に弱く、新しい環境に慣れるまでには時間を要することからきめ細かいケアが求められる。しかし、当事者のストレングスの活用を図れる場合は、必ずしも段階を踏んだ支援が必要になるとは限らないことに留意し、支援に当たることが大切である。

### ［1］再燃予防や危機介入の視点

　住居支援の基本は、疾病・障害の受容の上に成り立つものである。精神障害の疾病特徴に「再発のしやすさ」の指摘がある。ストレス脆弱性や残存する症状、服薬アドヒアランスが確立されないこと等により再発をきたしてしまうことがある。そのため疾病や障害受容の程度、病感について、疾病管理能力を当事者と一緒にアセスメントをしてクライシスプランを作成する。再発により生活破綻する前に、短期入所（ショートステイ）利用による休息や休息入院による回避方法について習得できるような働きかけも必要となる。

*短期入所（ショートステイ）*

### ［2］暮らしを支える

　住居支援は、住居を確保する支援のみならず、その場所で展開される暮らしの要素そのものが大切になる。具体的な住居支援の個別の生活課題を挙げると、①身辺処理能力、②時間管理、③金銭管理、④疾病管理と健康管理、⑤危機対処、⑥居宅管理、⑦日課の確保、⑧友達、⑨余暇活動等、⑩個別の課題等々[1]がある。これらに対処する支援メニューを整えていくことが住居支援の暮らしの課題となる。個別支援計画で目標を持った生活ができるように支援することが大切である。

しかし、居住支援のためのメニューすべてを最初から整えられるものではなく、その時点での達成課題（ニーズ）にあわせその人の力を引き出していけるような支援と、不足していることをどのような方法で補うかによって支援内容がみえてくる。大切なのは、その人の試行錯誤からの成長を促すことであり、自らのかけがいのない人生を自分で選択できる支援が求められる。

注)
(1) 蜂矢英彦・岡上和雄監修／安西信雄他編『精神障害リハビリテーション学』金剛出版，2000，p.189.

# 5. 住居支援における近年の動向と課題

## A. 精神保健福祉施策の動向

知的障害者と身体障害者福祉分野では2003（平成15）年に「支援費制度」が登場した。しかし、精神障害者はその対象から外されるという制度であった。この制度においては、障害者が地域で普通に暮らせるための基盤が十分整備されていないことが次第に認識されるようになった。

図 4-5-1　利用者本位のサービス体系へ再編

※旧体系から新体系への移行は平成24年3月まで。

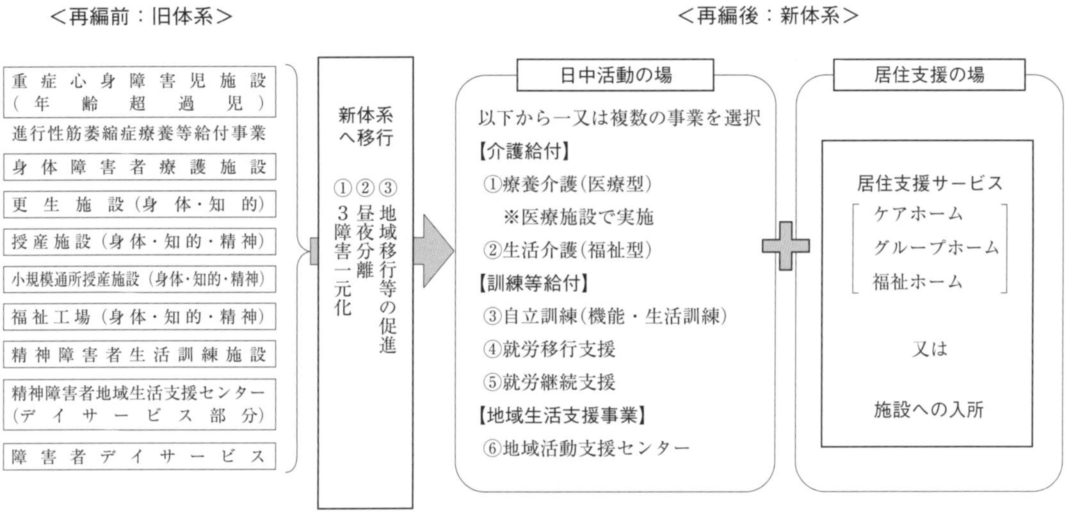

＜再編前：旧体系＞

- 重症心身障害児施設（年齢超過児）
- 進行性筋萎縮症療養等給付事業
- 身体障害者療護施設
- 更生施設（身体・知的）
- 授産施設（身体・知的・精神）
- 小規模通所授産施設（身体・知的・精神）
- 福祉工場（身体・知的・精神）
- 精神障害者生活訓練施設
- 精神障害者地域生活支援センター（デイサービス部分）
- 障害者デイサービス

新体系へ移行
①②③
3障害一元化
昼夜分離等の促進
地域移行

＜再編後：新体系＞

日中活動の場
以下から一又は複数の事業を選択
【介護給付】
①療養介護（医療型）
　※医療施設で実施
②生活介護（福祉型）
【訓練等給付】
③自立訓練（機能・生活訓練）
④就労移行支援
⑤就労継続支援
【地域生活支援事業】
⑥地域活動支援センター

＋

居住支援の場
居住支援サービス
　ケアホーム
　グループホーム
　福祉ホーム
又は
施設への入所

出典）厚生労働省「社会保障審議会障害者部会（第29回）資料」

**改革のグランドデザイン（今後の障害保健福祉施策について）**

2004（平成16）年9月、精神保健医療福祉の改革ビジョンが公表され、精神障害者が地域で安心して暮らせる地域生活支援の強化が図られた。2004（平成16）年10月、障害者自立支援法の基となった「改革のグランドデザイン（今後の障害保健福祉施策について）」が示された。障害者自立支援法では、精神障害も身体障害と知的障害のサービス部分とあわせて検討され、3障害一元化がなされた。この法においては、障害者の福祉サービスの実施主体が市町村に一元化され、身体障害、知的障害、精神障害の3障害の福祉サービスを共通の制度で提供するなどそのあり方を大きく変えた。このような流れにより、33種類あった施設・事業体系も、6つの事業に再編された（図4-5-1）。

## B. 障害者総合支援法における住居支援

住居にかかわる障害福祉サービスは、介護給付の施設入所支援、訓練等給付の共同生活援助（グループホーム）、宿泊型生活訓練に区分された。介護給付の施設入所支援は、障害支援区分4以上の認定がないと利用できないことになっている（ただし、50歳以上の場合は障害支援区分3から利用できる）。

**障害支援区分**

障害支援区分認定の支給決定により、使える障害福祉サービスが決まることになる。例えば、区分2の判定では、日中は介護系サービスや就労系サービスを使い、夜間はグループホームで生活することになる。また、障害者総合支援法における住居支援の概要をまとめると、以下のようになる（表4-5-1）。

表4-5-1　障害者総合支援法における住居支援の概要

| | 事業名 | 内容 |
|---|---|---|
| 介護給付 | 施設入所支援：区分4以上（50歳以上は、区分3以上）<br>短期入所：区分1以上 | 施設に入所する人に、夜間や休日に、入浴、排せつ及び食事等の介護等の便宜を提供する。居宅においてその介護を行う者の疾病その他の理由により、当該施設に短期間の入所をさせ、入浴、排せつ及び食事等の介護等の便宜を提供する。 |
| 訓練等給付 | 共同生活援助（グループホーム） | 夜間や休日、共同生活を行う住居で、相談や日常生活上の援助を提供する。 |
| | 宿泊型生活訓練 | 地域移行に向けて一定期間、生活能力等の維持・向上の訓練を提供する。 |

### [1] 障害者総合支援法の障害福祉サービスを利用

障害福祉サービスを利用する場合には、市町村に申請することから始ま

る。手順は以下のとおりとなる。
①市町村へサービスの支給の申請（お住まいの市町村へ）
②申請者に対してサービス等利用計画案の提出を依頼
③障害支援区分認定調査106項目（全国共通内容）
④審査・判定・区分認定（認定調査結果と主治医意見書に基づき審査会で審査判定）
⑤サービス等利用計画案の作成・提出
⑥支給決定・受給者証交付
⑦サービス担当者会議
⑧支給決定時のサービス等利用計画作成
⑨サービス利用開始　サービス事業者と契約
⑩モニタリング実施　サービスの利用状況等の確認

## ［2］グループホームの概要

2014（平成26）年4月より共同生活介護（ケアホーム）と共同生活援助（グループホーム）が一元化され、サテライト型住居も創設された（表4-5-2）。

> サテライト型住居

グループホームは全体の約26％を精神障害者が利用している。グループホームでも、65歳以上の利用者が増加してきていることが課題と指摘されている。障害者の高齢化ならびに高齢の障害者への支援、サービスのあり方について制度上の課題が指摘され、障害者総合支援法の3年後の見直しの中で検討されてきた。

> 65歳以上の利用者
> 65歳以上の利用者数は1万2,983人。全体の12％を占めている。

表4-5-2　グループホームの概要

|  | グループホーム（共同生活援助） | |
|---|---|---|
|  | （介護サービス包括型） | （外部サービス利用型） |
| 利用対象者 | 障害支援区分にかかわらず利用可能 | |
| サービス内容 | 食事や入浴等の介護や相談等の日常生活上の援助 | |
| 介護が必要な者への対応 | 当該事業所の従業員により介護サービスを提供 | 外部居宅介護事業所に委託 |
| 平成28年12月事業所・利用者 | | |
| 事業所数 | 5,792事業所 | 1,485事業所 |
| 利用者数 | 90,480人（17,686人）<br>　　　　　（　）精神障害数 | 16,448人（9,831人）<br>　　　　　（　）精神障害数 |

出典）事業数・利用者数については国保連データ

## [3] 高齢精神障害者の地域移行

精神科病院の入院患者に占める65歳以上の割合は、2011（平成23）年の患者調査によれば50％を超えるようになり、2014（平成26）年では54％に増加している。これまで高齢者の地域移行では2012（平成24）年「高齢入院患者地域支援事業」で高齢長期入院患者を対象に、病院内の多職種チームと相談支援専門員や介護支援専門員といった地域の関係者が連携して、地域移行に向けた支援が始められた。

2014（平成26）年7月「長期入院精神障害者の地域移行に向けた具体的方策に係る検討会」で、住居の場の確保として高齢の精神障害者に配慮した住まいの確保に向けた取り組みを進めることが特に重要であるとした。

具体的に、長期入院精神障害者の退院後の居住先としては、グループホーム（障害福祉サービス）、特別養護老人ホーム、養護老人ホーム、軽費老人ホーム、認知症高齢者グループホーム、有料老人ホーム、サービス付き高齢者向け住宅、一般住宅の活用を図るとしている。

## [4] 地域移行政策

障害者総合支援法では、施設入所者や入院者の地域移行はグループホーム等の移行だけではなく、公営住宅や一般住宅への移行にも取り組む必要があるとされた。

### (1) 住居の場の確保の課題

住居の確保には保証人の有無が課題となる。一般的に保証人は、家賃の未払い、物件の損傷、緊急連絡先などの役割を担うことになる。しかしながら、近親者の不在、家族関係が希薄なことから保証人がいない場合がある。

住居確保の支援では、高齢者住宅財団が行う家賃債務保証制度等、障害者総合支援法に基づく地域生活支援事業の住宅入居等支援事業（居住サポート事業）がある。2014（平成26）年4月1日現在、1,741市町村のうち220市町村で実施されている。

### (2) 住宅セーフティネット法

国土交通省の「住宅確保要配慮者に対する賃貸住宅の供給の促進に関する法」（2007〔平成19〕年制定、通称：住宅セーフティネット法）は、住宅確保要配慮者の民間賃貸住宅への円滑な入居の促進を図ることを目的に創設された。住宅確保要配慮者の民間賃貸住宅への円滑な入居の促進に関し必要な措置について協議するため、2016（平成28）年12月で66協議会が設立（全都道府県および17区市町）で居住支援協議会が組織され活動が始められている。支援に当たっては各地域の実施状況の確認が必要である。

## [5] 障害福祉計画

障害者施策が障害者自立支援法以降、地域生活が中心となり、地域で生活するための整備がされた。

### (1) 地域生活支援拠点等の整備について

2013（平成25）年から「障害者の地域生活の推進に関する検討会」で検討され、新たに今後の地域における障害者の生活支援に求められる拠点整備の方針が示された。地域生活拠点または居住支援のための機能を備えた複数の事業所・機関による面的な体制は、障害者および障害児の重度化・高齢化や「親亡き後」に備えるとともに、入所施設および病院からの地域移行を進め、重度障害にも対応できる専門性を有し、地域の生活で生じる障害者等やその家族の緊急事態に対応を図るものである。地域生活支援拠点等については、第4期障害福祉計画の基本指針において、2017（平成29）年度末までに各市町村または各圏域に少なくとも一つを整備することが目標とされた。

> 地域生活拠点の求められる機能
> ①相談（地域移行、親元からの自立等）、②体験の機会・場（一人暮らし、グループホーム等）、③緊急時の受け入れ・対応（ショートステイの利便性・対応力向上等）、④専門性（人材の確保・養成、連携等）、⑤地域の体制づくり（サービス拠点、連携等）。

しかし、全国の整備状況は、2016（平成28）年9月時点で、20市町村および2圏域である（全国の自治体数1,741、圏域数352）。設置に向けた整備は進んでいないことから、第5期障害福祉計画の整備目標となった。

### (2) 地域包括ケアシステム

2015（平成27）年の介護保険改定において、高齢者分野で今後の地域での医療、介護のあり方として「地域包括ケアシステム」が示された。今後、長期入院精神障害者の地域移行を進めるには、精神科病院や地域援助事業者による努力だけでは限界があり、自治体を含めた地域精神保健医療福祉の一体的な取り組みの推進に加えて、地域住民の協力を得ながら、あらゆる人が共生できる包摂的（インクルーシブ）な社会を構築していく必要があるとされた。第5期障害福祉計画で地域包括ケアシステムの構築を目指した取り組みが始められることになった。生活基盤となる「住居」「生活支援」が大切な要素となる。

> 包摂的（インクルーシブ）な社会

### (3) 地域共生社会の実現に向けた取り組みの推進—地域包括ケアシステムの強化のための介護保険法等の一部を改正する法律

2018（平成30）年4月から、介護保険と障害福祉の両制度に新しく「共生型サービス」が位置付けられる。このサービスは、高齢者と障害児者が同一の事業所でサービスを受けやすくするものである。現行では介護保険事業所が障害福祉サービスを提供する場合に、それぞれ指定基準を満たす必要があった。そのため、障害福祉サービスの利用者が高齢になり、介護保険サービスに移行する際には事業所を変えざるを得ない場合も生じていた。「共生型サービス事業所」では、このような不便さが解消されること

> 共生型サービス

になった。

## C. 生活の場を作り出していくこと

　精神障害者の住居支援は、1960年代から社会復帰活動が試みられる中で、民間のアパートを利用したり、病院敷地内の職員寮などを利用したものから始められている。社会復帰に熱心な精神科病院、精神科医、精神科ソーシャルワーカー（PSW）によって取り組まれてきた歴史がある。

　居住は共同住居の法外施設から、次第に形態が整えられた。しかし、グループホーム等の設置過程では、現在でも近隣地域住民の心理的障壁と社会的障壁が課題となっている。グループホームの設置を計画しても、「総論賛成、各論反対」といった地域住民のニンビズムから場所の変更を余儀なくされたり、計画中止に追い込まれてしまう事例も報告されている。

> 精神科ソーシャルワーカー
> PSW; Psychiatric Social Worker

> ニンビズム
> NIMBY-ism; Not In My Back Yard

**参考文献**
● 厚生労働省「平成16年3月心の健康問題の正しい理解のための普及啓発検討会報告書」2008.

# 6. 住居支援の担い手と連携・協働

## A. 顔のみえるネットワークの形成で一人暮らしへの生活支援

**事例** 40歳代後半の統合失調症の男性

　Sさんは20歳代前半に統合失調症を発症し、入院加療により症状が軽快すると退院し、退院すると再燃して回転ドアのように周期的に再入院を繰り返していた。このような経過から、入院期間が次第に延びて長期入院になっていた。地域体制整備コーディネーターの関与で退院し、母親と二人で生活をしていた。数年後、母親が寝たきりとなり介護施設に入所となったことから、在宅で一人暮らしとなった。

　しばらくは母親に面会に行くこともできていたが、道端でうずくまって動けなくなっているところを発見された。亜昏迷状態で救急搬送されて入院となった。数か月で寛解（かんかい）状態となり、自宅へ戻りたいとの希望により、主治医から精神保健福祉士に退院支援が依頼された。

　精神保健福祉士が面接して生活上の不安を確認すると「心配なことはあ

> 地域体制整備コーディネーター
> 2012（平成24）年に退院支援コーディネーターが廃止され、地域体制整備コーディネーターに変更。その後、厚生労働省行政事業レビューによって、2013（平成25）年度以降に廃止となった。

> 退院支援

りません」との答えが返ってきた。精神保健福祉士は支援者もいない再燃した場所に戻るリスクを説明して、Sさんと病棟看護師の同伴で退院前訪問を行った。

公営住宅である自宅は、玄関を入るなり、弁当の空き箱とペットボトルが散乱し、部屋の中央には電気炬燵に万年床が敷かれ、床には綿埃が蓄積していた。

## [1] 訪問からみえてきた生活の様子

訪問により、以下のような生活がみえてきた。

障害年金の支給日から数日間は近所の食堂を利用するが、お金がなくなってくるとコンビニの弁当やカップラーメンですませることが多くなること。以前は食事も作っていたが、ゴミの出し方を間違えて注意されたことをきっかけに弁当を購入するようになったこと。当初はコンビニまで弁当を捨てに行っていたが面倒になってしまったこと。やり繰りが上手にいかず税金を滞納していること。近隣者との付き合い方等がわからないこと。

また、近所の母親の友人と民生児童委員から、入院前のSさんは日中も雨戸を閉めて家の中に閉じこもっていることが多かったとの情報があった。

以上から、Sさんが生活上多くの課題に直面して、混乱してしまった生活状況がみえてきた。

精神保健福祉士は、Sさんが退院するに当たり、再度訪問結果を踏まえSさんと生活課題（ニーズ）を確認した。

> **課　題**
> (1) 疾病管理と健康管理　　(2) 金銭管理について
> (3) 食事・清掃の日常生活支援　(4) 近隣者との付き合い方
> (5) 自治会内の困りごと・見守り　(6) 今後のケアプランの作成

> **対　策**
> (1) 疾病管理と健康管理→訪問看護ステーションの活用
> (2) 金銭管理→日常生活自立支援事業の活用
> (3) 食事・清掃の日常生活支援→ホームヘルプの活用
> (4) 近隣者との付き合い方→民生児童委員や母親の友人の支援
> (5) 自治会内の困りごと・見守り→民生児童委員や母親の友人の支援
> (6) 今後のケアプランの作成→相談支援専門員への依頼

精神保健福祉士は、Sさんの希望・ニーズにあわせ、退院支援のケア会議を開催することにした。訪問看護師、日常生活自立支援事業担当の社会福祉協議会職員、民生児童委員、相談支援専門員、市町村職員と調整をして、Sさんを中心とした顔のみえる関係をつくりネットワークを形成した。

特定相談支援事業所の相談支援専門員（精神保健福祉士）に、地域生活に必要なホームヘルプや日中活動の障害福祉サービス利用ができるように依頼をした。

### [2] 経過

退院6か月後のケア会議の中で、Sさんより時折幻聴は聞こえてくるけれど自己対処ができていることや、日常生活自立支援事業担当者と相談しながら税金滞納分の返済の目処が立ったこと、ホームヘルパーさんが来て生活支援が始まり生活が充実して緊張感が取れたこと、今後はひきこもっていないで外に目を向けたいといった前向きな発言を聞くことができた。

*生活支援*

## B. アウトリーチ支援

*アウトリーチ*
*outreach*

アウトリーチは、精神保健医療福祉に特化したことではなく、医療、福祉全体で実施されているサービスである。アウトリーチは、必要とされる場所に直接出向き、必要な支援を行うことである。精神科医療におけるアウトリーチには往診、精神科訪問看護などがある。

看護師、精神保健福祉士、作業療法士等がチームを組み、複数で訪問することもできる。訪問看護では、発病した環境に退院することは再発リスクを有する場合がある。その防止の観点から家族への教育も重要な役割となる。病気の経過、治療について理解を持ち、治療の動機を高めていくことで、家族も重要な支え手としての役割を担うことができる。

*精神科訪問看護*
医療機関からの訪問看護は、1986（昭和61）年の健康保険法改正により診療報酬に「精神科訪問看護・指導料」が新設された。以降地域ケアとして実践されている。

訪問看護には通常の訪問看護の他に退院前訪問看護がある。退院前訪問指導は、継続して1か月を超えて入院すると見込まれる入院患者の退院を図るために、入院中に訪問し病状、家屋構造、介護力等を考慮しながら、退院後の在宅での生活についてアドバイス等を行うものである。家族の状況は多職種チームへフィードバックしながら共有化をすることで、次なる指標が設定できる。

*多職種チーム*

2011（平成23）年に国が主導して始められた精神障害者アウトリーチ推進事業（全国25か所）のモデル事業は、受療中断者、自らの意志では受診が困難な精神障害者、長期入院等の後退院した者、入退院を繰り返す精神障害者等の地域生活定着のために、医療と生活の支援の両方を包括的に、必要な時に迅速に、十分な時間をかけて提供される。一定期間、保健、医療および福祉・生活の包括的な支援を提供することにより、新たな入院および再入院を防ぎ、地域生活が維持できるような体制を地域において構築することを目的として始められた。

2013（平成25）年、モデル事業が終了した。翌年より精神障害者アウトリーチ事業は地域生活支援事業に一括計上され、主に保健所におけるアウトリーチの実施、広域連携調整の事業となった。また、医療にかかわることは、一部診療報酬化された。

## [1] ACT

　ACT（Assertive Community Treatment：包括型地域生活支援プログラム）とは、1970年代後半にアメリカで始まった精神障害者地域生活支援プログラムで、州立病院閉鎖時にその病院にいた職員がチームを組み退院患者を訪問、24時間体制でケアし、始められた訪問型のサービスである。

　ACTは、重い精神疾患・障害を抱えている人たちでも、地域でその人らしく安定した生活が送れるように、多職種の専門家から構成されるチーム（精神科医、精神保健福祉士、看護師、臨床心理士、作業療法士等）スタッフが訪問し、医療を含めた、地域生活支援、社会復帰促進、再発予防のための訪問、服薬管理、社会適応訓練などさまざまなサービスを提供する形態である。

　日本でも国立精神・神経センター（千葉県）で、2003（平成19）年4月からACT-J（日本版アクト）の検証が始められた。

　ACTは特に家族と同居している患者が多いわが国で、家族の負担を減少し、かつ本人のQOL（生活の質）を上げることが期待されている。

> ACT; Assertive Community Treatment 包括型地域生活支援プログラム

## [2] ホームヘルパーとの連携

　高齢者のホームヘルプと障害者ホームヘルプの相違点は、高齢者ホームヘルプでは機能低下による代償的な役割をもつが、障害者ホームヘルプは、関係づくりから始まり、見守りながら当事者の暮らし方の「コツ」の習得を目標とした介入をする。それぞれの支援方法も異なる。精神保健福祉士は、サービス利用者にあわせた介入方法の情報を提供する（情報提供で遵守しなければならないことは当事者の同意を得ることを踏まえた対応となる）。

　障害者ホームヘルプでは、関係づくり（波長合わせ）から始まり、精神障害によって生み出される生活上の困難な行動特性[1]があることの理解が必要である。サービス利用者にとって刺激が強すぎると、精神症状をかえって悪化させる。そのため効果的なサービスにつながらない場合もあることを理解していなくてはならない。利用者ニーズがあるからとホームヘルプサービスの適用とするだけではなく、その有効性の確認が必要となる。在宅支援はサービスを利用する人の生活の場に出向き一緒になって考えることから生活課題（ニーズ）がみえてくることもある。ホームヘルプサー

> 障害者ホームヘルプ

> 関係づくり（波長合わせ）

ビスは、精神保健福祉法改正で制定され、障害者総合支援法では居宅介護に位置づけられている。障害支援区分1以上あれば利用ができる。ホームヘルプは、生活維持のため大切な人的支援制度である。

## C. 地域生活支援の精神保健福祉士の視点

精神障害者が地域で生活をするためには、医療と福祉の連携が必要である。精神保健福祉士は、医療と福祉それぞれが単独のかかわりからチームとしてのかかわりができるように連結（リンケージ）する役割を担うものである。また、精神保健福祉士は、福祉支援としての環境調整によりストレスの軽減および再発リスクの回避を図ること、孤立させない環境づくり疾病理解と障害受容の程度のアセスメントにより「再発防止」早期介入ができる「危機介入」体制作りも大切な課題となる。

## D. 協議会

住居支援は、生活の場と生活を維持していくことの支援である。そのための日課、日中活動の充実は欠かせない課題であるといえる。

日中過ごす場を整理すると、自立生活訓練、就労継続等の福祉的就労サービスから、一般就労、地域活動支援センター、医療機関のデイケア、市町村のデイケアなどのフォーマルなものから、自助グループ等仲間が集まる喫茶店といったインフォーマルなものまで多様にある。

地域支援を充実させるため、地域の課題など自立支援協議会で所属を超えて連携し、具体的な生活問題の解決にも取り組むことになる。自立支援協議会は、障害者自立支援法等の一部改正により、2012（平成24）年4月から法定化された。さらに2013（平成25）年4月、障害者総合支援法施行により、地域の実情に応じて名称を定められるよう、名称は「協議会」と改められた。また、協議会の構成員として障害者等とその家族が明記された。協議会は都道府県と市町村を単位として設置される。地域の資源の問題点などは、地域の協議会で所属を越えて連携して、障害福祉関係機関とネットワークを組み、資源の開発も期待される。

**協議会の役割**
協議会が設置された時は、市町村障害福祉計画を定め、また、変更をしようとする場合には、あらかじめ意見を聴くように努めなければならないことになった。

**都道府県協議会の役割**
①地域の状況を把握、情報共有する、②相談支援従事者の研修のあり方を協議する、③専門的分野における支援方策について、情報や知見を共有し、普及するなどを行う。

注）
(1) 昼田源四郎『統合失調症患者の行動特性—その支援とICF』金剛出版，2007，pp.41-89.

■理解を深めるための参考文献
- 野中猛『精神障害リハビリテーション論―リカバリーへの道』岩崎学術出版社，2006.
社会資源の開発・調整やリカバリー支援は精神保健福祉士として押さえておく必要がある。
- 久保紘章・副田あけみ編『ソーシャルワークの実践モデル―心理社会的アプローチからナラティブまで』川島書店，2005.
さまざまなソーシャルワークの方法と実践を押さえておく必要がある。
- 昼田源四郎『統合失調症患者の行動特性―その支援とICF（改訂増補）』金剛出版，2007.
統合失調症の医療と福祉の各視点から地域生活支援を考えられる。
- 伊藤順一郎『精神科病院を出て、町へ― ACT がつくる地域精神医療』岩波ブックレット，岩波書店，2012.
地域生活に根ざした訪問医療（ACT）プログラムが確認できる。
- 西尾雅明『ACT 入門―精神障害者のための包括型地域生活支援プログラム』金剛出版，2004.
ACT の開発、多職種チームによる直接介入の仕方が確認できる。

 長期入院患者の地域移行

　精神障害者の生活の場として、2014（平成26）年7月「長期入院精神障害者の地域移行に向けた具体的方策に係わる検討会」で「長期で入院する精神障害者の地域移行に向けた今後の方向性」が取りまとめられた。内容は「精神障害者本人に対する支援」「病院の構造改革」について示された。

　検討会では、地域移行の一つの形として、現在ある精神科病院の病棟の一部を、「病棟転換型居住系施設」に転換する構想案が浮上した。これによりさまざまな物議に発展していった。最終的に色々な条件付きで設置も可能となった。

　長期入院患者の地域移行を促進させるためには、精神疾患の特徴を踏まえた上に、地域資源や人的資源・地域性も含め、「どこで」「どのように」暮らしていくのか利用者と支援者が一緒になって作り出すことが必要となる。

　その場所で暮らしてみて、生きがいが見つけられ、その人らしく生活できているのか。モニタリングがより大切となる。

# 第5章 精神障害者の就労支援

**1** 「働きたい」の願いや希望を就労につなげていくことが就労支援である。ここでは、障害者の就労支援制度の概要を知り、その上で、精神障害者の雇用施策がどのような経緯を辿り、法律上どのように位置付けられているか理解する。

**2** 障害者の就労支援にかかわる専門職について、その所属する機関の位置付けおよび機関の中で果たすべき役割や支援内容について理解する。

**3** 就労支援の制度について学ぶ。当事者が望む就労支援とは何か、就労支援関係者ネットワークはなぜ必要かについて考える。

**4** 障害者の就労支援が実際にどのように行われているか事例を通して理解するとともに、就労支援に必要な社会資源や制度について学ぶ。

**5** 精神障害者の就労支援における近年の動向について、施策の変遷や雇用の現状から学ぶ。また、そうした動向を踏まえて、今後の就労支援の課題についても理解する。

# 1. 精神障害者にとっての就労の意味

## A. 働く意味

　私たちは毎日、当たり前のように日々を過ごしているが、働くということは私たちの生活にとってどのような意味をもっているのだろうか。何のために働くのだろうか。

　独立行政法人高齢・障害・求職者雇用支援機構障害者職業総合センターの「障害者の自立支援と就業支援の効果的連携のための実証的研究」(2011〔平成23〕年3月)の調査<sup>(1)</sup>で、仕事に就くことの意味6項目についてアンケートをとった。回答者は、身体(内部障害、肢体不自由、聴覚、視覚)障害、知的障害、精神障害、難病、発達障害、高次脳機能障害者合計4,546人。精神障害者は回答者の13.1%。全体の回答の結果は、「経済的に自立すること」83.8%、「当たり前の生活をすること」79.1%、「社会の一員になること」76.2%、「生きがいを得ること」72.8%、「家族や他人に認められること」66.1%、「仲間や友人を得ること」65.1%で、精神障害者も同様の傾向であった。この結果をみてもわかるように、精神障害者にとっての仕事や働くことの意味は、現在健康で働いている私たちと何ら変わりないことが確認できる。

　働くということは、人として対等にその役割を遂行することであり社会的な営みである。世界人権宣言(1948年)23条では、「すべて人は、勤労し、職業を自由に選択し、公正かつ有利な勤労条件を確保し、及び失業に対する保護を受ける権利を有する」とある。

　また日本国憲法27条では「すべて国民は、勤労の権利を有し、義務を負う」と権利と義務が明記されている。障害者も国民の一人として働く権利が保障されているはずである。ところが「障害者」の立場になると現実的にその通りにはいかず、多くの人たちが働く機会を奪われてきた。働く意味は、先ほどのアンケートにもあるように、①働いて得る賃金で経済的な生活基盤をつくること、②働くことを通して自己実現、人生を切り開いていくこと、③人との絆や社会的存在としての関係性を構築することにあるといえる。これらのことが自らの意思ではなく、何らかの阻害条件や環境によって充足できないとなると、生活者としての権利が脅かされることになり、生活上の障害(困難)も負うことになる。障害者の場合「働きた

＊高齢・障害・求職者雇用支援機構障害者職業総合センター

いのに職場がみつからない」「働くために必要な支援が得られない」などの理由で働く機会を奪われてきた歴史がある。

## B. 精神障害者の生活状況

『障害者白書（平成19年度）』掲載の厚生労働省「精神障害者社会復帰サービスニーズ等調査」(2)によると、「在宅精神障害者の定期収入の内容」では、「障害年金」が回答者数の25.7％、「給料」が21.8％、「定期収入はなし」が18.1％、「生活保護」が13.0％、「親兄弟の援助」が12.2％、「その他」が7.3％「授産施設・作業所で働いて得た収入」が3.7％、「公的手当て」2.1％となっている。定期収入のない人が2割弱もいる現実を私たちはどう受け止めればよいのか……。あらためて精神障害者の所得状況の厳しさが窺える。精神障害者の生活を支援していく上でもっとも重要なのは所得保障であり、就労支援はそのための重要な支援策の一つである。

## C. 精神障害者の就労状況

平成20年度の「障害者雇用実態調査」（従業員5人以上規模の企業）(3)によると、2008（平成20）年11月現在、推計雇用者数は、身体障害者34万6千人、知的障害者7万3千人、精神障害者2万9千人となっている。特に精神障害者については、経済的に厳しい雇用状況の中でも大幅に増加している（**本章第6節 A [2] 精神障害者の雇用状況参照**）。これは2005（平成17）年の障害者雇用促進法の改正により、ハローワーク（公共職業安定所）などの労働関係機関や雇用側が精神障害者の就労支援、雇用支援に積極的にかかわるようになってきたことが要因として考えられる。精神障害者の就職件数を職業別にみると、「専門的・技術的職業」が対前年度比41.3％、「農林漁業」の伸びも対前年度比59％と、他の障害者に比べて顕著に伸びている。これは、精神障害者の作業能力において、知的水準の高さが維持されている場合が多く、パソコンを使用しての統計処理といった作業場面などで能力を発揮できることや、農業は自分のペースで土に親しみながらじっくりと取り組めるので継続して働けることなどを、支援者や雇用側が精神障害者と協働しながらその特性を学ぶ機会が増えてきたことによるものと考えられる。これまでも精神障害者は知的作業能力を有していたし、こだわりが強いなどの障害特性をもっていたのであるが、支援・雇用関係者が個性や障害特性をストレングスの視点で仕事の場面に生かせなかったということであろう。

ストレングス

**障害者雇用促進法**

精神障害者の就労は、長い間、「障害者の雇用の促進等に関する法律（障害者雇用促進法）」で定められている法定雇用率の算定対象外であったが、2005（平成17）年の法改正で身体・知的障害者とともにその対象となった。ただし、雇用義務の対象ではない。

## D. A子さんの就労──病気と障害を受容した時

筆者は、ハローワークにおいて、精神障害者専門の職業相談員を務めていた時期があった。当時ハローワークの窓口で、精神障害者が働く機会と場を求め、窓口に必死になって訪れてくる姿に数多く遭遇している。

若年期に発病し、社会経験の乏しい人たちが、仕事を探しに来る時のとても不安そうな様子や、逆に世の中の厳しさを認識できず、手当たり次第に仕事を探し求める様子などもみてきた。

A子さん（40代女性）は、その時に出会った人である。

大学を卒業し、最初の就職先で人間関係に疲れてしまい、うつ病を発病。通院しながら病気を伏せて数か所の会社の事務をしてきた。状態が悪い時は2〜3か月家で静養することも何度かあったが何とかがんばってきた。ところが不況になってから簡単に解雇されることが2回続き、病気を隠して働くことに限界を感じて今後の働き方の相談に来所した。生活はこれまでの蓄財を切り崩して何とかしのいでいるが、それにも限界がある。両親はA子さんが15歳の時に離婚しており、母親と祖母がA子さんと弟を育ててきた。祖母は既に他界し、70代の母親は病気がちなので頼ることはできないばかりか、自分が面倒をみなくてはと思っているので、仕事がみつからないと経済的に困窮してしまう。主治医は「あせらないで」というが、そのことの不安が病状を悪化させ、安定して仕事ができなくなってしまうという悪循環を起こしていた。まずA子さんのあせりや不安をじっくり受け止め、傾聴してくれる所が必要だと思い、住まいからほど近い地域活動支援センターを紹介してみることにした。

**地域活動支援センター**

地域活動支援センターの相談員と面談を重ねていくうちに、A子さんは長い間自分がうつ病の診断を受け治療の必要があることは理解していたが、「うつ病を患っている自分」を受け入れられずにきていることを、相談員との面接の中で確認することができるようになっていった。いままでのように病気を隠しての働き方には自信をなくしていたので、体調を理解してもらい、短い時間から働ける所を探していくことにした。地域活動支援センターは、話をしたい時にいつでも立ち寄れる所なので、引き続き利用することにした。ある日、センターで他の仲間と話をしていた時、パソ

コンを習いたい人たちがいることを知った。「これまで事務職で習得してきた技能を教えることで喜んでもらえるなら」とセンターでいくつかのサークル活動が行われていることを知っていたので、彼女は「パソコン教室」の立ち上げを提案し、1週間に1回、教える立場でボランティアとして参加することになる。

　パソコン教室は大盛況で、仲間がパソコンスキルを身につけ、就職に関心を示し、仕事を探し始める姿をみて、わがことのように嬉しい気持ちになった。A子さんは病気を開示して働くことに何の抵抗も感じなくなっていた。それは仲間からもらったプレゼントのようだった。

　勤務していた人がリストラにあい職を失うような場合、いかに深刻で大変な危機かということを支援者はしっかりと受け止める必要がある。そして病気や障害の受容は、当初本人にとってどれだけ辛いことなのかを相手の立場になって想像してみよう。「障害受容ができなければ仕事はみつからない」などと簡単にいうべきではない。本人が自分の人生をどう生きたいのか、どのような仕事をしたいと思っているのか。それを何よりも大切に考える支援者であってほしい。就労・雇用支援制度はだいぶ充実してきている。しかし、その人の生き方や人生が「主」であり、制度は「従」であることを忘れないでほしい。

注）
(1) 高齢・障害・求職者雇用支援機構障害者職業総合センター編『障害者の自立支援と就業支援の効果的連携のための実証的研究』調査研究報告書 No.100，2011，p.104.
(2) 『障害者白書（平成19年版）』内閣府，2007，p.204.
(3) 精神保健福祉白書編集委員会編『精神保健福祉白書（2011年版）岐路に立つ精神保健医療福祉―新たな構築をめざして』中央法規出版，2011，pp.213-214.

■理解を深めるための参考文献
● 生活協同組合コープとうきょう・JHC板橋会編『精神障害者の〈働きたい〉をかなえる―福祉・企業・行政によるコラボレーション』エンパワメント研究所，2010.
　生活協同組合コープとうきょうで働いている精神障害のある人たちの様子が記されている。「援助付き雇用とは？」について、一つの働く形態が紹介されている。
● 大阪障害者雇用支援ネットワーク編『障害のある人の雇用・就労支援Q&A』中央法規出版，2004.
　雇用・就労支援に関して、制度の活用方法、働く心構え、雇用側の質問などが記されている。

# 2. 就労支援制度の概要

## A. 労働・福祉の各分野で行われている就労支援

わが国における障害者の就労支援制度には主に、労働分野における障害者雇用促進法を中心とした雇用支援施策と、福祉分野における就労支援施策がある。また、精神保健福祉分野ではこれらに加えて、医療機関が就労支援を行っている場合もある。高齢・障害・求職者雇用支援機構障害者等総合センターの『医療機関における精神障害者の就労支援の実態についての調査研究』は、医療機関の行っている就労支援の実態調査についてまとめたものである。

いずれの制度も障害者基本計画に沿うものである。2013（平成25）年度から2017（平成29）年度までの概ね5年間を対象とする障害者基本計画（第3次）では、雇用・就業、経済的自立の支援として、障害者雇用の促進、総合的な就労支援といった各障害に共通する取り組みとともに、障害特性に応じた就労支援および多様な就業の機会の確保として、「医療」から「雇用」への流れの促進等、特に精神障害者を念頭に置いた取り組みも示されている。また2017（平成29）年には、障害者基本計画（第4次）についても検討が行われている。

## B. 障害者福祉施策における就労支援制度

2006（平成18）年4月、障害者自立支援法が施行され、それまで障害種別ごとに分かれていた福祉施設は、障害の種別にかかわらず、必要とするサービスを利用できる事業体系に再編された。その中で福祉サイドからの就労支援を強化するために、就労移行支援事業、就労継続支援事業（A型・B型）が創設された。また、地域生活支援事業の地域活動支援センターも同法施行により併せて創設されているが、これは従来、法定外の「小規模作業所」であったものが移行したものが多い。

2012（平成24）年に障害者総合支援法が成立し、2013（平成25）年より施行されたが、障害者自立支援法の就労移行支援事業、就労継続支援事業（A型・B型）の基本的な枠組みはそのまま踏襲されている。さらに、2018（平成30）年4月には障害者総合支援法が改正され、就労に関わる

---

**就労と雇用契約**
「就労」は、雇用関係の成立を前提としない福祉施設等での就労と、雇用契約を結んで働く一般就労とに大別される。ただし、就労継続支援事業A型での就労は福祉施設における活動ではあるが、雇用契約を結ぶものとなっている。

**障害者雇用促進法**
正式名称は、「障害者の雇用の促進等に関する法律」。

**障害者基本計画**
政府が講ずる障害者のための施策の最も基本的な計画。
内閣府ウェブサイト：
http://www8.cao.go.jp/shougai/suishin/kihonkeikaku25.html#anc1

**障害者総合支援法**

**就労移行支援事業**

**就労継続支援事業（A型・B型）**

新たなサービスとして「就労定着支援」が創設されることとなった。

## ［1］就労移行支援事業

就労を希望する65歳未満の障害者で、通常の事業所に雇用されることが可能と見込まれる者が対象となる。事業所内や企業における作業や実習の実施、適性に合った職場探しや就労後の職場定着のための支援等を行い、企業等への一般就労に結びつける事業。標準的な支援期間は24か月。

## ［2］就労継続支援事業（A型）

通常の事業所に雇用されることが困難であり、雇用契約に基づく就労が可能である者が対象となる。障害者と事業者が雇用契約を結び、就労の機会の提供と就労等に必要な知識および能力の向上のための支援を行う。雇用契約が結ばれるため、A型利用者は、労働基準法上の労働者であり、労働基準関係法令の遵守や、労働時間によって雇用保険や社会保険の加入が必要である。

## ［3］就労継続支援事業（B型）

就労移行支援事業を利用したが就労に結びつかなかった者、就労経験はあるが年齢や体力の面で一般企業等に雇用されることが困難となった者が対象となる。障害者と事業者が雇用契約を結ばずに、就労や生産活動の機会の提供と就労等に必要な知識および能力の向上のための支援を行う。

## ［4］就労定着支援

2018（平成30）年の障害者総合支援法の改正により創設されることになっている事業である。就労移行支援等の利用を経て一般就労へ移行した障害者で、就労に伴う環境変化により生活面の課題が生じている者を対象に、障害者との相談を通じて生活面の課題を把握するとともに、企業や関係機関等との連絡調整やそれに伴う課題解決に向けて必要となる支援を実施するものである。

## ［5］地域活動支援センター

利用者が地域において自立した日常生活または社会生活を営むことができるよう、利用者を通わせ、創作的活動または生産活動の機会の提供および社会との交流の促進を図るとともに、日常生活に必要な便宜の供与を適切かつ効果的に行うものとされる。事業内容、利用者の1日当たりの人数等によりⅠ型・Ⅱ型・Ⅲ型に分かれる。

## C. 障害者雇用施策における就労支援制度

障害者雇用施策の中心的法律は、障害者雇用促進法である。この法律では、障害者の雇用の促進と安定を図ることを目的として、障害者を対象とした職業リハビリテーション、事業主を対象とした障害者雇用率制度や障害者雇用納付金制度等を中心とする施策を講ずることとしている。

このような障害者雇用対策は、第一次世界大戦後の傷痍軍人対策を契機に始まり、1960（昭和35）年、障害者雇用促進法の前身に当たる身体障害者雇用促進法が制定された。その後、1987（昭和62）年の改正で現在の名称となり、すべての障害者に対象が拡大された。そして、2013（平成25）年に障害者雇用促進法の改正法が公布されている。

### [1] 障害者雇用促進法の概要

#### (1) 職業リハビリテーション

職業リハビリテーションとは、障害者一人ひとりの障害の種類や程度、就職等に関する希望、職業経験等に応じて、福祉や教育、医療の関係機関と連携しながら、職業生活における自立を支援するものである（障害者雇用促進法2条7項、同8条1項、2項）。主な担い手は、ハローワーク（公共職業安定所）、障害者職業センター、障害者就業・生活支援センター等である。その役割と機能、配置されている専門職については、次節で説明する。

#### (2) 障害者に対する差別の禁止・合理的配慮の提供等

2016（平成28）年4月から雇用分野における障害者に対する差別の禁止および障害者が職場で働くに当たっての支障を改善するための合理的配慮の提供が義務付けられている。なお、障害者の差別禁止、合理的配慮の提供に関しては障害者差別解消法があるが、同法13条には、「行政機関等及び事業者が事業主としての立場で労働者に対して行う障害を理由とする差別を解消するための措置については、障害者の雇用の促進等に関する法律（昭和35年法律第123号）の定めるところによる」とあり、雇用分野における差別禁止、合理的配慮の措置については障害者雇用促進法に委ねる旨の規定がされている。

雇用分野における障害者に対する差別の禁止について、障害者雇用促進法では「事業主は、労働者の募集及び採用について、障害者に対して、障害者でない者と均等な機会を与えなければならない」とし（同法34条）、同法35条には「事業主は、賃金の決定、教育訓練の実施、福利厚生施設の利用その他の待遇について、労働者が障害者であることを理由として、

障害者でない者と不当な差別的取扱いをしてはならない」とされている。また、「障害者に対する差別の禁止に関する規定に定める事項に関し、事業主が適切に対処するための指針（平成27年厚生労働省告示第116号）」（いわゆる「障害者差別禁止指針」）が出されており、すべての事業主を対象に、募集や採用に関して障害者であることを理由とする差別を禁止することなどを定めている。

　また、障害者雇用促進法では「事業主は、労働者の募集及び採用について、障害者と障害者でない者との均等な機会の確保の支障となっている事情を改善するため、労働者の募集及び採用に当たり障害者からの申出により当該障害者の障害の特性に配慮した必要な措置を講じなければならない」（同法36条の2）、「事業主は、障害者である労働者について、障害者でない労働者との均等な待遇の確保又は障害者である労働者の有する能力の有効な発揮の支障となっている事情を改善するため、その雇用する障害者である労働者の障害の特性に配慮した職務の円滑な遂行に必要な施設の整備、援助を行う者の配置その他の必要な措置を講じなければならない」（同法36条の3）と、障害の特性に配慮した必要な措置等を講じることの義務も定められている。このような、障害の特性に配慮した必要な措置は「合理的配慮」と呼ばれている。

　合理的配慮についても差別禁止と同様、「雇用の分野における障害者と障害者でない者との均等な機会若しくは待遇の確保又は障害者である労働者の有する能力の有効な発揮の支障となっている事情を改善するために事業主が講ずべき措置に関する指針」（いわゆる「合理的配慮指針」）が出されており、同指針の巻末には別表として、多くの事業主が対応できると考えられる合理的配慮の例が示されている。精神障害のある人への合理的配慮の例としては、募集および採用時では「面接時に、就労支援機関の職員等の同席を認めること」、採用後では「業務指導や相談に関し、担当者を定めること」「業務の優先順位や目標を明確にし、指示を一つずつ出す、作業手順を分かりやすく示したマニュアルを作成する等の対応を行うこと」「出退勤時刻・休暇・休憩に関し、通院・体調に配慮すること」等が提示されている。

　ただし、合理的配慮について障害者雇用促進法では「事業主に対して過重な負担を及ぼすこととなるときは、この限りでない」と、障害のある求職者、労働者から求められている配慮の提供が、事業主にとって過重な負担となるため困難な場合もあるとされている。合理的配慮指針によれば、事業主は、過重な負担に当たるか否かについて、①事業活動への影響の程度、②実現困難度、③費用・負担の程度、④企業の規模、⑤企業の財務状

況、⑥公的支援の有無という要素を総合的に勘案しながら個別に判断するとされる。

### (3) 障害者雇用率制度

事業主は、一定数以上の身体障害者または知的障害者を雇用しなければならない（障害者雇用促進法43条）。その割合を定めたものが障害者雇用率（法定雇用率）である。障害者に雇用機会を保障する目的で設定されている。一定期間ごとに見直されるが、2017（平成29）年度まで障害者雇用率は、一般の民間企業で2.0％（つまり、従業員50人以上の民間企業事業主が対象）、国・地方公共団体や特殊法人等で2.3％（一定の教育委員会は2.2％）である。

2018（平成30）年4月1日からは、一般の民間企業で2.2％（つまり、従業員45.5人以上の民間企業事業主が対象）、国・地方公共団体や特殊法人等で2.5％（一定の教育委員会は2.4％）となる。また、2018（平成30）年4月から3年を経過する日より前に（すなわち2021〔平成33〕年4月まで。具体的な次回の引き上げ時期は労働政策審議会において議論されることとなっている）、さらに0.1％引き上げとなり、一般の民間企業で2.3％（この場合、従業員43.5人以上の民間企業事業主が対象となる）、国・地方公共団体や特殊法人等で2.6％（一定の教育委員会は2.5％）となるとされている。

2017（平成29）年度までは、精神障害者は雇用義務の対象ではないものの、精神障害者保健福祉手帳を所持している者を雇用している場合は、障害者雇用率の算定対象となっている。精神障害者は2018（平成30）年度より雇用義務の対象となり、2018（平成30）年4月1日以降、障害者雇用義務および雇用率の算定対象となるのは、身体障害者、知的障害者、精神障害者（精神障害者保健福祉手帳所持者に限る）である。いずれの障害者手帳も持たない発達障害者や難病のある者等は対象とならない。なお、所定労働時間が週30時間以上の場合、重度身体障害者または重度知的障害者は1人を2人とみなし（ダブルカウント）、それ以外（精神障害者含む）は1人を1人として算定する。20時間以上30時間未満の短時間労働者の場合、重度身体障害者または重度知的障害者は1人を1人として、それ以外は1人を0.5人として算定する。精神障害者については重度という考え方は適用されず、1人を2人とみなしてカウントされることもない。

このように、障害者雇用率の遵守、障害者の雇用機会の確保は個々の事業主（企業）ごとに義務付けられている。一方で、事業主が障害者の雇用に特別の配慮をした子会社を設立し、一定の要件を満たす場合には、特例としてその子会社に雇用されている労働者を親会社に雇用されているもの

---

**障害者雇用率（法定雇用率）**
例えば、常用労働者（常時雇用する労働者）が120人の民間企業であれば2人以上の身体障害者または知的障害者を雇用しなければならない。

とみなして、実雇用率を算定できる、という制度（特例子会社制度）がある。2016（平成 28）年 6 月 1 日時点で特例子会社は全国で 448 社設立されており、障害者雇用において一定の役割を果たしている。

### （4）障害者雇用納付金制度

事業主が障害者を雇用する際に、作業設備や職場環境を改善したり、特別の雇用管理をする等、経済的な負担が生じる場合がある。このため雇用義務を誠実に守っている事業主とそうでない事業主で経済的負担に差が生じることになる。そのようなアンバランスさを調整しつつ、全体として障害者雇用の水準を高めるため、障害者雇用納付金制度が設けられている。

雇用率を達成していない事業主から、一定額の納付金を徴収し、雇用率を超えて障害者を雇用する事業主に対して、障害者雇用調整金および報奨金を支給するものである。また障害者を雇うために職場環境を改善したり、人的配慮等を行う事業主に対し、それらの雇用管理を行うために必要な費用の一部を助成する。

なお、障害者雇用率を達成していない企業に対しては、ハローワークによる達成指導（障害者雇入れ計画の作成命令等）が行われる。さらに改善されない場合には企業名が公表されることがある。

### （5）その他

障害者雇用促進法の 2013（平成 25）年の法改正において上記のように、障害者への差別禁止と合理的配慮の提供義務や、法定雇用率の算定基礎に精神障害者を加え、精神障害者（手帳所持者に限る）雇用義務の対象とすることが加わったが、加えて発達障害が同法において精神障害者に含まれることの明文化もなされている。このように、近年の障害者雇用促進法改正のポイントは、精神障害者雇用との関わりのあるものが多くなっている。

## ［2］その他の就労支援制度

障害者雇用促進法以外にも、雇用施策における就労支援制度はさまざまである。ハローワークが窓口となっている障害者トライアル雇用奨励金や特定求職者雇用開発助成金等がその一例である。

### （1）障害者トライアル雇用奨励金

障害者に関する知識や雇用経験が乏しいため、障害者雇用を躊躇している事業主に、一定期間試行雇用（トライアル雇用）してもらう制度。期間は原則 3 か月、事業主には 1 か月 4 万円の奨励金が支給される。所定労働時間は週 20 時間以上。

### （2）短時間トライアル雇用奨励金

精神障害者及び発達障害者を対象とし、期間中の当初の 1 週間の所定労

---

**特例子会社**

**障害者雇用納付金制度**

**障害者雇用納付金**
常用労働者 301 人以上の事業主が対象であったが、2010（平成 22）年 7 月から 201 人以上の事業主が対象となった。不足している障害者一人当たり月額 5 万円徴収（ただし 201 人以上 300 人以下の事業主は、2015〔平成 27〕年 6 月まで月額 4 万円に減額される）。2015 年 4 月から 101 人以上の事業主に対象が拡大された。

**障害者雇用調整金**
一人当たり月額 27,000 円支給。常用労働者 201 人以上の事業主が対象。2015（平成 27）年 4 月から 101 人以上の事業主に拡大された。

**報奨金**
一人当たり月額 2 万 1,000 円支給。常用労働者 200 人以下で一定数を超えて障害者を雇用する事業主が対象。障害者雇用調整金の対象拡大に伴い、2015（平成 27）年 4 月から 100 人以下となった。

働時間は10時間以上20時間未満、職場適応状況や体調等に応じて、対象者との合意に基づき、期間中に週の所定労働時間を20時間以上に変更することを目指し、期間は3～12か月、事業主には月額最大2万円の奨励金が支給される。

### (3) 特定求職者雇用開発助成金

障害者等の、就職が特に困難な求職者を雇い入れた場合に、その賃金の一部を助成する制度。助成額や助成期間は障害の種別や程度等により異なる。

### (4) 障害者初回雇用奨励金

障害者雇用の経験のない中小企業において、雇用率制度の対象となるような障害者を初めて雇用し、当該雇い入れによって法定雇用率を達成する場合に助成するものであり、中小企業における障害者雇用の促進を図ることを目的としている。

### (5) 障害者職場定着支援奨励金

障害者を雇い入れるとともに、その業務の遂行に必要な援助や指導を行う職場支援員（精神保健福祉士等）を配置する事業主に対して助成するものであり、障害者の雇用を促進するとともに職場定着を図ることを目的する。

## D. 精神障害者の就労支援制度

精神障害者についても就労支援制度の基本的なスキームは変わるものではないが、今日に至るまでの経緯や法律上の位置付けを理解しておくことは重要である。

### [1] これまでの経緯

精神障害者に対する雇用施策は、身体障害者や知的障害者に比べると遅れてきた。1987（昭和62）年に身体障害者雇用促進法が改正され、障害の種類を「身体又は精神に障害があるため」と規定し、すべての障害者に対象が拡大されたが、精神障害者に対する具体的な制度適用は、職場適応訓練だけであった。ILO第159号条約に批准した1992（平成4）年に障害者雇用納付金制度に基づく助成金制度等が精神障害者に適用されるようになったが、障害者雇用率制度に関しては依然対象ではなかった。

精神障害者保健福祉手帳を所持している者を、障害者雇用率に算定できるようになったのは、2006（平成18）年のことである。そして、「**本節C.**」で述べたように2018（平成30）年には、精神障害者の雇用義務化に至っている。

> **職場適応訓練**
> 都道府県知事が事業主に委託し、事業所内で6か月（中小企業および重度障害者は1年）以内の訓練を行い、訓練終了後は引き続きその事業所で雇用することを前提にしている制度。

一方、雇用政策以外でも就労支援は取り組まれてきた。1982（昭和57）年には厚生省が通院患者リハビリテーション事業（1995〔平成7〕年の精神保健福祉法により「精神障害者社会適応訓練事業」と明記される）を開始した。

1987（昭和62）年の精神保健法改正により法の目的に社会復帰の促進が明記され、就労支援の場である「精神障害者通所授産施設」が社会復帰施設の1つとして位置付けられた。1993（平成5）年の障害者基本法により精神障害者が障害者として明記され、1995（平成7）年に精神保健法より改正された精神保健及び精神障害者福祉に関する法律（精神保健福祉法）により、精神障害者社会復帰施設として、精神障害者福祉工場が創設された。2001（平成13）年に厚生労働省が発足し、厚生行政と労働行政の連携の機運が高まり、2006（平成18）年には障害者自立支援法が成立、それまでの法定内施設（精神障害者授産施設、精神障害者福祉工場）、法定外施設（小規模作業所）を、就労移行支援、就労継続支援（A型・B型）、地域活動支援センターの各事業に再編した。これらの事業は2013（平成25）年に障害者自立支援法から障害者総合支援法に改正されてからもそのまま引き継がれている。なお、平成30（2018）年4月には障害者総合支援法が改正され、就労に関わる新たなサービスとして「就労定着支援」が加わることとなった。

また、明確に独立した就労支援制度ではないものの、復職支援関連について触れておきたい。2000年前後より、メンタルヘルスの問題により休職している人の復職支援（リワーク）に関する報告が出始め、2002（平成14）年には障害者職業総合センター職業センターがリワークプログラムを開始した。厚生労働省は2004（平成16）年に「心の健康問題により休業した労働者の職場復帰支援の手引き」を発行し、さらにこの手引きは2009（平成21）年に改訂が行われた。なお、これらの動きと関連し、労働者のメンタルヘルス不調の未然防止を目的に、労働安全衛生法が改正され、2015（平成27）年よりストレスチェック制度が創設され、従業員50人以上の事業場は同チェックの実施が義務化されるようになった。

### [2] 障害者雇用促進法における精神障害者とは

障害者雇用促進法では、障害者について「身体障害、知的障害、精神障害（発達障害を含む。第6号において同じ。）その他の心身の機能の障害（以下「障害」と総称する。）があるため、長期にわたり、職業生活に相当の制限を受け、又は職業生活を営むことが著しく困難な者をいう。」としている（2条1号）。そして、精神障害者とは、「障害者のうち、精神

---

**精神障害者社会適応訓練事業**
精神保健福祉法では「通常の事業所に雇用されることが困難な精神障害者を精神障害者の社会経済活動への参加の促進に熱意のある者に委託して、職業を与えるとともに、社会生活への適応のために必要な訓練を行う事業」とされていた。2012（平成24）年より同事業は同法より削除されているが、都道府県・指定都市によっては継続して実施されている場合もある。

心の健康問題により休業した労働者の職場復帰支援の手引き

労働安全衛生法

ストレスチェック制度

障害がある者であって厚生労働省令で定めるものをいう」(障害者雇用促進法2条6項)。これを受けて障害者雇用促進法施行規則(厚生労働省令)では、精神障害者とは次に掲げる者であって、症状が安定し、就労が可能な状態にあるものとされている。

> **障害者の雇用の促進等に関する法律施行規則**
> (精神障害者)
> **第1条の4** 法第2条第6号の厚生労働省令で定める精神障害がある者は、次に掲げる者であって、症状が安定し、就労が可能な状態にあるものとする。
> 1項 精神保健福祉法第45条第2項の規定により精神障害者保健福祉手帳の交付を受けている者
> 2項 統合失調症、そううつ病(そう病及びうつ病を含む。)又はてんかんにかかっている者(前号に掲げる者に該当する者を除く。)

このように、障害者雇用促進法では基本的には精神障害者を、精神障害者保健福祉手帳所持者もしくは統合失調症、そう病・うつ病を含むそううつ病、てんかんにかかっている者としている。一方で、精神障害者を雇用率にカウントする際、精神障害者については同法69条の規定により精神障害者保健福祉手帳所持者に限定している。そのため、例えば統合失調症であって精神保健福祉手帳を所持していない人の場合等については、ハローワーク等で職業相談等の支援を受けることは可能であるが、実雇用率の算定対象とならない、ということになる。

**精神保健福祉法**
正式名称は、「精神保健及び精神障害者福祉に関する法律」。

**参考文献**
- 相澤欽一『現場で使える精神障害者雇用支援ハンドブック』金剛出版,2007.
- 高齢・障害・求職者雇用支援機構障害者職業総合センター職業リハビリテーション部編著『平成29年度版就業・求職支援ハンドブック―障害者の就業支援に取り組む方のために』2017.
- 高齢・障害者雇用支援機構編『障害者職業生活相談員資格認定講習テキスト(平成28年度版)』2016.
高齢・障害・求職者雇用支援機構の資料の一部は下記URLからダウンロードできる。
http://www.jeed.or.jp/disability/data/handbook/index.html

# 3. 就労支援に関わる専門機関・専門職の役割と機能

## A. ハローワーク

### [1] 機関の説明

　ハローワーク（公共職業安定所）は、職業安定法に基づき設置・運営されている国の機関であり、職業紹介のほか、失業認定・給付等の雇用保険関連の業務、事業主指導・支援を伴う雇用対策が行われている。就職を希望する障害者に対して、障害の様態に応じたきめ細やかな職業相談、職業紹介や就職後の指導・助言などを実施する。時にはチーム支援を活用することもある。

　企業に対しては、雇用率未達成企業に対する指導を含む、障害者雇用に関する指導・支援を実施している。

> **チーム支援**
> ハローワークが中心となって、福祉・教育等関係機関からなる「障害者就労支援チーム」を設置し、就職の準備段階から職場定着までの一貫した支援を行う。

### [2] 専門職の説明

#### （1）職業指導官

　主に障害者の職業紹介業務を担当。各求職者に応じた、職業指導・職業相談・職業紹介・職場定着支援、障害者を募集対象とした求人の受理・求人者に対する情報提供・相談、障害者の支援に当たっての関係機関との連携などを行う。

> **職業指導官**

#### （2）雇用指導官

　主に障害者雇用に関連する事業主の指導を担当。事業所に対する障害者雇用率達成指導、障害者の雇用促進のための指導、事業主指導を行うに当たっての関係機関との連携などを行う。

#### （3）精神障害者雇用トータルサポーター

　精神保健福祉士、臨床心理士などの資格を有し、精神障害の専門的知識や支援経験を有する人材としてハローワークに配置されており、精神障害者の求職者に対して精神症状に配慮したカウンセリングや精神障害者に関する企業の意識啓発から就職後のフォローアップなどの事業主への働きかけを行う。

> **精神障害者雇用トータルサポーター**

# B. 地域障害者職業センター

## [1] 機関の説明

　障害者職業センターは障害者雇用促進法で規定されている専門機関であり、独立行政法人高齢・障害・求職者雇用支援機構が運営している。障害者職業センターには、①障害者職業総合センター（高度の職業リハビリテーション技術の研究・開発、専門職員の養成等を実施）、②広域障害者職業センター（障害者職業能力開発校や医療施設等と密接に連携した系統的な職業リハビリテーションを実施）、③地域障害者職業センターの3類型がある。

　地域障害者職業センターは全国の各都道府県に設置（北海道・東京・愛知・大阪・福岡には支所も設置）されており、ハローワーク等の関係機関と密接な連携の下、障害者や事業主に対して、専門的な職業リハビリテーションサービス（職業評価・職業指導、職業準備支援、職場適応援助者（ジョブコーチ）による支援、精神障害者総合雇用支援、事業主に対する相談・支援）とともに、地域の関係機関に対して、職業リハビリテーションに関する助言・援助を行っている。

## [2] 専門職の説明

### (1) 障害者職業カウンセラー

　職業評価、職業指導、職業準備支援、ジョブコーチ（職場適応援助者）による支援、事業主支援、精神障害者の職場復帰支援および職場適応援助者の養成・研修などを行う。障害者の雇用の促進等に関する法律24条で、障害者職業カウンセラーは厚生労働大臣が指定する試験に合格し、かつ、厚生労働大臣が指定する講習を修了した者か、厚生労働省令で定める資格を有する者であることが規定されている。

### (2) 配置型ジョブコーチ（職場適応援助者）

　作業や人間関係などの職場環境に、障害者が円滑に適応できることを目的として、主に職場に出向いてきめ細やかな人的支援を行う。こうした支援を行う者のうち、地域障害者職業センターに配置されているジョブコーチが、「配置型」ジョブコーチと呼ばれ、障害者職業カウンセラーの策定した支援計画に基づき、障害者、家族および事業主に対し必要な支援を行っている。ジョブコーチ支援の業務を行うためには、配置型職場適応援助者養成研修を修了していることが必要となる。

### (3) その他

　うつ病などで休職中の方の職場復帰支援等の円滑な実施を図るため、支

---

ジョブコーチ（職場適応援助者）[1]

厚生労働大臣が指定する試験
高齢・障害・求職者雇用支援機構の障害者職業カウンセラー職採用試験のこと。

厚生労働大臣が指定する講習
1年間（前期合同講習：約1か月、実地講習約9か月、後期合同講習：約2か月）。

厚生労働省令で定める資格を有する者
ハローワークにおいて5年以上障害者の職業紹介の事務に従事した経験を有する者またはこれと同等以上の資格を有すると厚生労働大臣が認める者。

援計画の策定、事業主への支援、事業主や障害者、医師、関係機関等との調整等を行う「リワークカウンセラー」「リワークアシスタント」、職業準備支援における職業評価の補助および作業支援などを行う「評価アシスタント」などが配置されている。

## C. 障害者就業・生活支援センター

### ［1］ 機関の説明

障害者就業・生活支援センターは、障害のある人の身近な地域において、就業・生活面にわたる一体的な相談・支援を行っており、雇用、福祉、教育などの関係機関の連携拠点として機能すべく、2002（平成14）年5月の事業開始時は21センターであったが、2017（平成29）年4月現在で全国332のセンターが設置されている。（図5-3-1）。

### ［2］ 専門職の説明

#### （1）就業支援担当者

就業支援担当者

就業などに関する相談支援、職業準備訓練や職場実習のあっせん、事業主に対する雇用管理にかかわる助言、関係機関との連絡調整などを行う。

図 5-3-1　障害者就業・生活支援センター

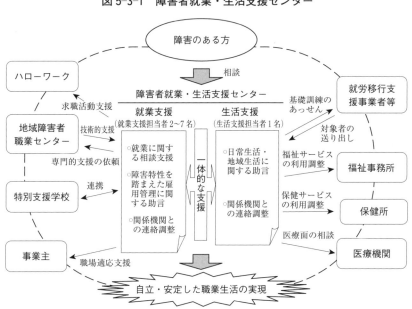

出典）厚生労働省ウェブサイト：
http://www.mhlw.go.jp/file/06-Seisakujouhou-11600000-Shokugyouanteikyoku/0000146182.pdf

(2) 生活支援担当者

生活支援担当者

　日常生活・社会生活に関する助言、関係機関との連絡調整を行う。障害者の生活支援に関して相当の経験・知識を有することが要件となる。

# D. 障害者職業能力開発校

## [1] 機関の説明

　ここでいう職業能力開発とは、労働者の職業能力開発に関して行われている国の施策に基づく制度を指す。職業能力開発行政では各種の職業訓練を展開しているが、特に障害者を対象とした職業能力開発施策には、主なものとして、一般の職業能力開発校への障害者の入校促進、障害者職業能力開発校の設置・運営、障害者の態様に応じた多様な委託訓練が挙げられる。

　一般の職業能力開発校への障害者の入校促進とは、一般の、つまり障害者のみが通う職業能力開発校ではない職業能力開発校にバリアフリー化を推進して障害のある訓練生の入校を促進することなどを通し、職業訓練機会の拡充を図ることである。障害者職業能力開発校の設置・運営とは、障害のある人を対象とした職業訓練の専門校である障害者職業能力開発校を全国19校設置し、重度障害者などを対象に、その障害に配慮したきめ細かい職業訓練を実施することである。なお、19校のうち国立が13校（2校は独立行政法人高齢・障害・求職者雇用支援機構に、他の11校は都道府県に運営を委託）、都道府県立が6校である。障害者の態様に応じた多様な委託訓練とは、企業、社会福祉法人、NPO法人、民間教育訓練機関等を活用した多様な委託訓練により、障害のある方と企業双方のニーズに応じた弾力的かつ機動的な職業訓練を行うことである。

## [2] 専門職の説明

　職業訓練指導員：職種ごとの技能や知識の習得のための指導を行う。職業訓練指導員免許を有する者が要件となる。

# E. 就労移行支援事業所

## [1] 機関の説明

　就労を希望する65歳未満の障害者で、通常の事業所に雇用されることが可能と見込まれる人に対して、①生産活動、職場体験等の活動の機会の提供その他の就労に必要な知識および能力の向上のために必要な訓練、②求職活動に関する支援、③その適性に応じた職場の開拓、④就職後におけ

る職場への定着のために必要な相談等の支援を行うものである。標準利用期間は2年間となっている。

## [2] 専門職の説明

### (1) サービス管理責任者

利用者のアセスメント、個別支援計画の策定、サービス提供内容の管理、サービス提供職員に対する技術的な指導と助言、関係機関との連絡調整などを行う。障害に対する支援の実務経験（3〜10年以上。業務の範囲や資格の有無などにより必要年数が異なる）、相談支援従事者研修（講義部分）およびサービス管理責任者研修の受講が要件となる。

### (2) 職業指導員

生産活動の実施、事業所内授産の指導などを行う。

### (3) 生活指導員

日常生活面の指導や相談支援などを行う。

### (4) 就労支援員

職場開拓、企業内授産や職場実習の指導、就職後の職場定着支援などを行う。

## F. 就労継続支援事業所

### [1] 機関の説明

一般企業などでの就労が困難な人に、働く場を提供するとともに、知識および能力の向上のために必要な訓練を行うサービス。原則障害者と雇用契約に基づく就労の機会を提供する「A型」と雇用契約のない就労や生産活動の機会を提供する「B型」とがある。

### [2] 専門職の説明

(4) を除く「**本節E.就労移行支援事業所**」の [2] と同様。

## G. 企業

### [1] 機関の説明

企業は「支援」の専門機関ではないが、障害者を従業員として採用し雇用機会を提供したり、また中には就労継続支援B型などの障害者施設に作業を発注する企業もあり、重要な役割を果たしている。また就労支援制度上、特に障害者雇用促進法上では、以下のような専門職が設置されてお

り、障害者の受け入れに留まらず、積極的な役割を果たすことが期待されている。

## [2] 専門職の説明

### (1) 障害者職業生活相談員

障害者雇用促進法79条では、障害者を5人以上雇用する事業所については、障害者の職業生活全般にわたる相談・指導を行う障害者職業生活相談員（以下「相談員」という）を選任することが義務付けられている。

相談員の役割は、①障害者の適職の選定、能力の開発向上等障害者が従事する職務の内容に関すること、②障害者の障害に応じた施設設備の改善等作業環境の整備に関すること、③労働条件や職場の人間関係等障害者の職場生活に関すること、等について障害者から相談を受け、またはこれを指導することとされている。

> 障害者職業生活相談員

### (2) 企業在籍型職場適応援助者（企業在籍型ジョブコーチ）

自社に雇用されている障害者の支援のために、企業の従業員がジョブコーチとして活動するものである。第2号職場適応援助者助成金の受給資格の認定を受けている企業（事業主）に雇用されており、障害者雇用関連業務の一定以上の経験をもち、第2号職場適応援助者養成研修を修了していることが要件となる。

> 企業在籍型職場適応援助者
> 第2号職場適応援助者から名称変更。

### (3) その他

採用・配置段階において、人事担当者は採用面接への対応、社内の配置先現場との調整など重要な役割を果たすことが多い。また、障害者が働き続ける上で、直接障害者と接する同僚・上司などがインフォーマルなサポート源として重要な役割を果たすことも多い。このようなことを念頭に、一般の従業員を主な対象に、精神障害、発達障害に関して正しく理解してもらい、職場における応援者（精神・発達障害者しごとサポーター）となってもらうための講座「精神・発達障害者しごとサポーター養成講座」が、2017（平成29）年度より開催されている。

> 精神・発達障害者しごとサポーター

注)
(1) ジョブコーチには、紹介した配置型ジョブコーチ、企業在籍型ジョブコーチのほか、社会福祉法人等に所属し、訪問型職場適応援助者養成研修を修了した「訪問型ジョブコーチ（職場適応援助者）」がある。なお、訪問型ジョブコーチ、企業在籍型ジョブコーチは、障害者職業カウンセラーが策定した計画に基づく支援のほか、自ら支援計画を策定（地域障害者職業センターの承認が必要）し、支援を行うことができる。

■理解を深めるための参考文献
● 高齢・障害・求職者雇用支援機構雇用開発推進部『はじめからわかる障害者雇用―事業主のためのQ&A集』2016.
事業主が障害者雇用を進めるためのポイントがQ&A形式でわかりやすく書かれている。
※この冊子は、下記URLからもダウンロードできる。
http://www.jeed.or.jp/disability/data/handbook/qa.html

# 4. 就労支援―連携と支援システムづくり

## A. 変化してきた就労支援

　2001（平成13）年に厚生省と労働省が統合され厚生労働省として労働と福祉施策が一体的に進められるようになった。2006（平成18）年施行の障害者自立支援法は、その延長線上に成立した法であり、同法を改正した障害者総合支援法でも引き続き、障害者の一般就労への支援・雇用支援は、力点が置かれている。

　2005（平成17）年の「障害者の雇用の促進等に関する法律（障害者雇用促進法）」改正を契機に、精神障害者を雇う義務はないが法定雇用率の対象として認められたことで、精神障害者の就労支援も進展し始めた。2018（平成30）年より精神障害者が雇用義務化され、労働分野、企業、医療・福祉関係者などの連携した取り組みが求められてきている。

［障害者雇用促進法］

　働く機会を求めている障害者にとっても、希望に即した就労を目指すことが「夢」であった時代から、「実現の可能性をもった現実的なこと」として受け止められるようになってきている。

　障害者の就労支援を推進するためには、雇用、医療、福祉、教育分野の支援者が、個々の障害者のニーズに即した支援を展開しながら、障害者が利用しやすい身近なエリアに支援システムを構築する必要がある。そして働く意思のある障害者が、エリア内のどの支援機関を利用しても必要な支援に届くような支援を提供できるよう、連携体制の構築を目指している。

　障害者に対する現行の就労支援機関として、ハローワーク、地域障害者職業センター、障害者就業・生活支援センター、地域活動支援センター、就労移行・継続（雇用・非雇用）支援事業所、さらに精神障害者の場合は医療機関、知的障害者の場合は教育機関などがある。また、地域特性を配

慮して、都道府県、市町村独自で就労支援機関を設置している所も多い。

## B. 就労支援ネットワークづくりの現状

### ［1］協議会

障害者が生活者として地域で生活できるような地域づくりを目指して、協議会が市町村に設置されてきている。また、障害総合支援法において協議会の設置が明文化された。協議会は関係者のネットワーク会議としても機能しており、各市区町村によって違いはあるが、相談支援、権利擁護などに加え、就労支援部会が設置されている地域も増えてきている。

<small>協議会</small>

<small>就労支援部会</small>

### ［2］障害者就業・生活支援センター

障害者の就労を進めるためには、就労支援だけでなく、営んでいる生活の支援も必要なことがわかってきた。特に知的障害者や精神障害者は、個々の日常生活の安定があってこそ就労が可能となることが、地域生活支援センターや作業所などの地域生活支援活動を通してみえてきた。

そこで、1997（平成9）年の障害者雇用促進法の改正により、地域の社会福祉資源が実施主体となって制度化されたあっせん型雇用支援センターは、「障害者就業・生活支援の拠点作り施行事業」として、就業と生活を一体的に支援する事業を展開してきた。

その結果を踏まえて、2002（平成14）年の障害者雇用促進法の改正で新たに「障害者就業・生活支援センター」が事業化され、都道府県から指定された社会福祉法人、NPO法人などが雇用・福祉・教育・保健機関などと連携しながら障害者の就業と生活の一体的な支援を行うこととなり、その数を充実させてきている。2017（平成29）年4月現在で全国332センターが設置されておりその設置数は増加している。就業支援担当者（2～7名）と生活支援担当者（1名）が配置されている。障害者就労支援の要としての機能が期待されているが、就職・職場定着のための支援ニーズが高まっている中で、障害者就業・生活支援センターの体制がニーズ量の増加に対応できていないとの指摘もあり、さらにその体制の充実が求められていると言えよう。概要については、**本章第3節**も参照のこと。

<small>障害者就業・生活支援センター</small>

<small>就業支援担当者</small>
<small>生活支援担当者</small>

### ［3］ジョブコーチ（職場適応援助者）配置

ジョブコーチは、アメリカの援助付雇用の援助方法を導入したもので、2002（平成14）年の障害者雇用促進法改正で制度化された。制度化される以前の2000～2001（平成12～13）年において、地域障害者職業セン

ターでモデル事業として開始した。地域障害者職業センターの配置型ジョブコーチと、社会福祉法人等で就労支援を担当しているスタッフを派遣することができる訪問型ジョブコーチ、企業に所属し企業内の障害者を支援する企業在籍型ジョブコーチがある。

配置型ジョブコーチ
訪問型ジョブコーチ
企業在籍型ジョブコーチ

　2012（平成24）年3月末で、ジョブコーチの全数は1,230人、その内、配置型ジョブコーチ310人（25.2%）、第1号ジョブコーチ（訪問型ジョブコーチの以前の名称）781人（63.5%）、第2号ジョブコーチ（企業在籍型ジョブコーチの以前の名称）139人（11.3%）となっており[(1)]、第2号（企業在籍型）ジョブコーチの数が伸び、配置型ジョブコーチの全体に占める割合が減ってきている。

　ジョブコーチは、就業支援、特に定着支援の中核的役割を果たしていくとともに、障害者と支援関係者との連携構築の中心的人材として期待される（図5-4-1）。

　なお、近年、ジョブコーチモデルを基に、精神障害者本人を主体としたストレングスモデル、チームアプローチとケースマネジメントの手法を組み込んだ「個別職業紹介と支援」アプローチに取り組む支援機関も出てきている。

個別職業紹介と支援
Individual Placement and Support; IPS

## [4] 就労移行支援事業所・就労定着支援事業

　就労移行支援事業所数は、2015（平成27）年10月段階で、3,146件[(2)]となっている。利用者は就労を目指して、コミュニケーションスキル獲得のためのグループワークや、作業遂行能力アップのための作業トレーニング、企業面接などを体験していくので、その場を共有しながらハローワークと連携して職場開拓、企業との関係づくりなどに取り組む。また、同地域内の就労支援機関との情報交換や就労支援スキル向上を目指しカンファ

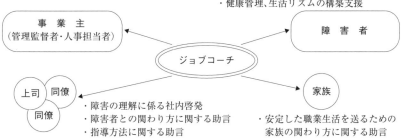

図5-4-1　ジョブコーチの支援内容

・障害特性に配慮した雇用管理に関する助言
・配置、職務内容の設定に関する助言
・作業遂行力の向上支援
・職場内コミュニケーション能力の向上支援
・健康管理、生活リズムの構築支援

・障害の理解に係る社内啓発
・障害者との関わり方に関する助言
・指導方法に関する助言

・安定した職業生活を送るための家族の関わり方に関する助言

出典）厚生労働省ウェブサイト
http://www.mhlw.go.jp/stf/seisakunitsuite/bunya/koyou_roudou/koyou/shougaishakoyou/06a.html

レンスや研修会を企画・実施している。

　また、2018（平成30）年の障害者総合支援法改正で創設されることになっている就労定着支援事業（**本章第2節**参照）を展開していくうえで、障害者の就業生活を支えるために、生活支援機関、医療機関といった関係機関との連携・ネットワークが鍵となることが想定される。

### ［5］リワーク支援における関係機関の連携

リワーク支援

　リワークとは、「復職」のReturn to Workのことで、リワーク支援とは「復職の支援」を意味する。現状では、地域障害者職業センターや精神保健福祉センター、リワーク専門の企業などが、雇用事業主、主治医と連携しながら進めているほか、リワーク支援用のデイケアを設置するなど、リワーク支援に取り組む病院も増加してきている。リワーク支援では、試行的に出勤する機会を設定する「リハビリ出勤」などの段階が設けられることもあるが、そのようなリワーク支援のプロセスにおいて、休職者に対しては生活上の支援と作業遂行における支援に加え、雇用主に対しては職場復帰のための労働条件や働く環境の調整、主治医に対しては病気の再発防止に関する支援に必要な情報提供や、企業と主治医との連絡調整などが必要な場合も多い。

### ［6］その他

　ハローワークの「チーム支援」を活用した「精神科医療機関とハローワークの連携モデル事業」、厚労省の「医療機関に対する就労支援プログラムのノウハウ普及・導入支援事業」など、精神科医療機関が他機関と連携しながら就労支援の一翼を担っていく取り組みも増えていっている。

## C. 連携・ネットワークづくりに大切なこと

　近年、地域で就労支援に従事する人材が急増していることがわかる。それとともに全国各地でさまざまな連携・ネットワーク構築が展開されている。例えば、「従来のハローワークを中心としたもので、各機関の機能と役割を中心としたもの」や「民間の新事業所や企業も積極的に参加しての情報共有型」「地域圏域を中心に、地域システムの一つとして」などが挙げられる。

　就労支援のネットワークを構築するのは、就労支援サービスの実際の現場担当者である。ネットワークの構築に主体的に取り組むには、システム構築だけでなく、日常的に実施している就労支援対象者の支援を通して、

つながりや助け合う関係をつくっていき、そこから就労支援の方法や理念を共有し、協働していくことを積み重ねていくことが大切である。

精神障害者の就職件数が増加していく状況の中で、職場定着・職業生活の継続に、今後これまで以上に焦点が当てられていくことが考えられる。精神障害者の職場定着・職業生活継続を支えるうえでも、連携・ネットワークづくりがさらに求められていくだろう。

注)
(1) 障害者職業総合センター「ジョブコーチ支援の実施ニーズ及び関係機関から求められる役割に関する研究」資料シリーズNo.80, 2014.
(2) 平成27年社会福祉施設等調査.

**参考文献**
● 高齢・障害・求職者雇用支援機構障害者職業総合センター編『医療機関における精神障害者の就労支援の実態についての調査研究』資料シリーズNo.71, 高齢・障害・求職者雇用支援機構, 2012.

**理解を深めるための参考文献**
● 「特集　就職活動をしてみたい」『こころの元気＋―メンタルヘルスマガジン』58号, NPO法人地域精神保健福祉機構コンボ, 2011.
　就職をした当事者の方々から、生活のありようと仕事との関係、仕事を通して味わう喜びや苦労などが紹介されている。
● 「特集　精神障害者の就労を支えるネットワーク」『精神障害とリハビリテーション』第18巻第2号, 日本精神障害者リハビリテーション学会, 2014.
　精神障害者の就労を支える全国各地のネットワークの取り組みが紹介されている。
● ベッカー, D.R. & ドレイク, R.E. 著／大島巌・松為信雄ほか訳『精神障害をもつ人たちのワーキングライフ―IPS：チームアプローチに基づく援助付き雇用ガイド』金剛出版, 2004.
　IPSを学ぶ上で、最も基本的な文献である。
● 厚生労働省・中央労働災害防止協会『心の健康問題により休業した労働者の職場復帰支援の手引き―メンタルヘルス対策における職場復帰支援』2009.
　精神障害により休職した労働者を職場復帰させるための事業者向けの資料。この冊子は、下記URLからもダウンロードできる。
　http://www.mhlw.go.jp/new-info/kobetu/roudou/gyousei/anzen/101004-1.html

# 5. 就労・雇用支援事例

障害のある人の就労ニーズに対応するために、従来の労働関係機関による就労支援だけでなく、現在さまざまな制度によって、障害のある人の生

活の自立と就労を支えるための連携の取り組みが実施されている。その連携の範囲は、保健・医療、福祉、教育、労働の分野にまたがるものになっている。また、就労支援の対象も、障害のある個人だけでなく、企業の取り組みや家族や地域関係機関の取り組みを支えるものになっている。

この節では、実際の就労支援の事例を通して、精神障害者の就労支援が実際にどのように行われているかを紹介したい。

## A. 作業所利用から一般就労へステップアップしたNさん

Nさんは、22歳の時発病し、精神科病院に2か月間入院した。病名は統合失調症であった。退院後の彼は、多量の薬を服薬し、日中もほとんど寝ている状態が続いた。彼の症状はあまり改善せず、一般の仕事はあきらめて、何とか彼が日中通える場所がないかと保健所に相談すると、地域には作業所という場所があり、そこに障害のある方々が通所していることを知った。その当時住んでいた区にも3か所の作業所があり、見学に行った。しかし、そこは内職仕事を行う作業所であり、彼はあまり通う気持ちが起きなかった。彼には接客業の経験があり、接客を行う作業所に通いたいという希望があったためである。

### [1] 共同作業所との出会い

そんな時、彼が通院している病院に喫茶とお弁当の営業をしているH作業所の所長の講演があることを知り、その講演会に参加し、その後作業所を見学させてもらった。彼はそこが気に入ったようで、通所させてもらうことになった。

はじめは週3日1日3時間程度の通所でお弁当の配達などを行っていたが、段々と体力も回復して週4日、そして5日と通所日数を増やしていき、お店の接客もできるようになっていった。そしてもう一方で生活面の支援として、H作業所の所長に生活保護や障害年金の申請などの手続きを手伝っていただいた結果、彼はそれらを受給できるようになり、生活する上での経済的な負担も解消された。H作業所には約4年間通所した。

### [2] 雇用型事業所との出会い

H作業所からステップアップするために、池袋にあるカフェを見学することになる。そのカフェは、精神障害者の雇用を行う事業所として営業を行っていた。さらに社会適応訓練事業制度が利用できる事業所であり、彼はその制度を活用して仕事をすることになった。そのカフェでは本格的な

---

**生活保護**
日本国憲法25条に規定する理念に基づき、国が生活に困窮するすべての国民に対し、その困窮の程度に応じ、必要な保護を行い、その最低限度の生活を保障するとともに、その自立を助長することを目的とすると生活保護法1章1条で定められている。

**障害年金**
年金制度に加入している間または20歳になるまでに、病気やけがをして治癒したのちも一定の障害が残った時、その程度に応じて被保険者に支給される年金。

**社会適応訓練事業制度**
精神障害者の社会復帰の促進と社会経済活動への参加促進を図るために都道府県知事が精神障害者の社会復帰に理解のある事業所に訓練を委託する制度。

コーヒーの入れ方や、より専門的な接客の仕方を学んだ。

そのような職場での、より責任ある仕事は、彼にとってはとてもプレッシャーのある状況であったと思われる。そして仕事をしている他の当事者の仕事ぶりや技術の高さは彼にとってよい刺激となり、仕事への意識や技術がより高められたことは有意義な経験となった。

### [3] 一般就労への挑戦

この事業所での社会適応事業訓練が3年経過したところで、今度は喫茶サービスを行う企業で雇用の機会があり、3か月間のトライアル雇用制度を利用して入社することとなった。

大手町のオフィスビルでコーヒーを販売する仕事である。ただしこの企業の仕事の状況は当事者が一人だけの職場で、ジョブコーチの支援体制もあまり充実していなかった。そして仕事への不安やプレッシャーを自分一人で抱え込んでしまった。最終的には体調も悪化し、トライアル雇用終了後1か月余りでその職場を退社することになった。

やはり職場内で、彼を支援する体制がなかったことや、相談できる支援者や仲間がいなかったという職場の環境が大きな要因であると思われる。

### [4] H作業所の非常勤職員に

その後、1か月ほど職に就いていなかった彼に、私は、以前作業所で利用者として働いていたH作業所の非常勤職員の話をしてみた。H作業所を運営する法人は以前から、当事者の社会的自立と社会参加を目標に働く場づくりを積極的に行ってきた。そして働く意欲がある当事者の職員採用を積極的に行っていた。

その中で、彼がH作業所の非常勤職員として、他の当事者利用者や職員とともにお店を盛り立ててくれることを期待しての採用であった。週5日1日8時間労働という常勤職員並の労働条件で、彼は期待以上の働き方をしてくれた。ただ時には頑張りすぎてオーバーワークとなり、体調を崩すこともあり、その時は職員に対して攻撃的になったり、注意を聞かないようなこともあった。そんな時も私が彼と向き合うことで、どうにか彼の気持ちもおさまり、体調も回復していくということがたびたびあった。いま思えば、彼が私の意見を調子の悪い時でも受け入れてくれたのは、発病当時から通院同行や、入退院のサポートをしてきたという信頼関係があったからこそだと思っている。

事業所としては、彼を雇用することで、ハローワークによる特定求職者雇用開発助成金の制度も利用することになった。彼もH作業所での収入

**トライアル雇用制度**
障害者に関する知識や雇用経験がないことから、障害者雇用をためらっている事業所に障害者を試行雇用（トライアル雇用）の形で受け入れる事業主に奨励金を支給し、本格的な障害者雇用に取り組むきっかけづくりを進める事業。

**ジョブコーチ**
job coach
障害者の就労に当たり、できることとできないことを事業所に伝達するなど、障害者が円滑に就労できるように、職場内外の支援環境を整える者を指す。一見障害者にはみえない発達障害者の就労で多用される。資格は特にないが、福祉に関心のある者が、短期講習で養成される場合が多い。また、障害者総合支援法による「障害者就労移行支援事業所」に勤務する、雇用先との調整や利用者の指導を行う職員のことをジョブコーチという場合がある。

**特定求職者雇用開発助成金**
身体障害者、知的障害者または精神障害者等の就職が特に困難なものをハローワーク等の紹介により雇い入れた事業主に対して、その賃金の一部を雇い入れた日から一定期間助成するもの。

により生活保護が廃止となり、経済的にも自立した生活が可能となった。

### [5] 障害者就労支援を行う企業との出会い

通算5年間H作業所で勤務してきたが、彼に次のステップアップへのチャンスが訪れた。そのきっかけは、一般就労を希望する当事者の方に当事者雇用を考えている企業を紹介する業務を行っている企業との出会いである。

その企業は、一般企業へ就労を希望する当事者の方への研修センターも開設していた。そこでの研修と、福祉施設でのボランティアを通じて、ゆくゆくは一般企業の社内スタッフとして雇用されるシステムを開発していた。

彼はそこで5年間勤めたH作業所を退職し、一般企業への道に進むことになる。

## B. 障害者自立支援法の事業所を通したSさんの就労支援

Sさん(女性)は、24歳の時自宅で倒れ、てんかんと診断される。

精神障害者保健福祉手帳3級をもち、障害年金を受給している。発病してからも働きたい気持ちが強く、一般企業にクローズで就職するが、体調を崩し退職、その後も就職と退職を繰り返す。36歳の時に今度はオープンで一般企業に就職する。

元来頑張り屋で努力家なので、一生懸命仕事をして、上司にも認められ責任ある仕事を任せられるが、結局体調を崩して退職する。

### [1] 就労継続支援A型事業所との出会い

その後も働きたい気持ちが強くあり、自分のレベルにあった職場がみつからず悩んでいた時に、東京都内に高齢者のお弁当配食サービスとカフェを経営する就労継続支援A型事業所があることを知り、応募して利用を開始することとなる。利用するに当たっては居住地の保健センターなどに相談し、面接調査の上、受給者証を発行してもらい利用開始となる。そのような諸手続きを経て、A型事業所の利用を開始した。

A型事業所では最低賃金は保障されるが、週3日、1日3～4時間の仕事量であったため、一人暮らしのSさんの生活費を、障害年金を合わせてもまかなえなかった。当初はご自分の貯金を取り崩しながら生活していたが、段々と経済的な不安が強くなってきた。

そのためSさんに生活保護受給を勧めたが、ご本人のプライドが許さずなかなか踏み切れなかった。その間病状の悪化もたびたびあり、攻撃的

---

**クローズ**
病気であることを開示しないこと。

**オープン**
病気を開示すること。

**就労継続支援A型事業所**
障害者の雇用機会の拡大などを目指す事業として、2006(平成18)年施行の障害者自立支援法で定められた。指定を受けた事業所は障害者と雇用関係を結び、最低賃金を保障する。事業所には社会保険の加入も義務付けられる。

**受給者証**
障害者の福祉サービスの必要性を総合的に判定するため、支給決定の各段階において、障害者の心身の状況、社会活動や介護者・居住等の状況、サービスの利用意向、訓練・就労に関する評価を把握した上で、支給決定を行う。その上で受給者証が発行される。

になったり、死にたくなったりしたが、支援者や同じ職場で働く仲間の励ましで何とかもちこたえることができた。

その後ご本人が生活保護受給を決心し、申請する。そして生活保護を受給することになり、経済的にも安定し、体調も崩すことがなくなって仕事も継続できるようになった。

## ［2］就労移行支援事業所へ移籍

A型事業所を利用して半年が経過し、体調も精神面も安定してきたので、従来からの目標の一般就労を目指し、同法人内にある就労移行支援事業所に移籍して一般就労を目指すことになる。

就労移行支援事業所へ移籍してまずは、ご本人のニーズを聞きながら支援員と個別支援計画を立てる。その個別支援計画に基づいて通所日数や日中のプログラムなどに参加し、一般就労に向けての知識や能力を高めていく。

彼女の場合は、過去の経験から人とのコミュニケーションの取り方やビジネスマナーは問題ないと判断し、当初の目標は、パソコンのスキルアップと生活習慣を身につけることの二つとした。生活面ではどうしても夜型となり、不規則な生活習慣になりがちだったのである。また、連携機関として同じ区内にある就労支援センターと連携し、就労支援センターでの実習や面談も取り入れながら就労訓練を行っていった。

就労移行支援事業所は、利用期限が利用開始から原則2年と定められており、彼女は利用開始から1年半で印刷会社の障害者枠の求人に応募して採用が決定した。

## ［3］就職後の挫折

障害者の就労に関しては、就職をした後も定着支援といって、就職を定着させるための相談支援が必要となる。通常、定着支援に関しては、就労移行支援事業所ではなく、居住地の就労支援センターが窓口となり行うことになる。

Sさんも就職後に不安定な状態にたびたび陥ったため、地域の就労支援センターの職員が相談支援を行っている。しかし今回も入社して1か月で体調を崩して退職することになった。その大きな原因としては、職場で働く健常者の職員の方とうまくコミュニケーションがとれず孤立してしまったということであった。障害者雇用を促進している企業ではあっても、障害者を受け入れる職場環境の整備という点ではまだまだ課題は多いようである。その後、彼女は再度就労移行支援事業所の利用を希望し、再び通所

**就労移行支援事業所**
就労を希望する65歳未満の障害者であって、通常の事業所に雇用されることが可能と見込まれる者につき、生産活動、職場体験その他の活動の機会の提供、その他就労に必要な知識および能力の向上のために必要な訓練、求職活動に関する支援、その適性に応じた職場の開拓、就職後における職場への定着のために必要な相談、その他の必要な支援を行う。利用期限は原則2年間となっている。

**個別支援計画**
利用者・家族が希望する生活を実現するために、どのようなサービス提供をするか計画を立てる。障害者自立支援法では6か月に1回個別支援計画の見直しを行う。

することになった。

### [4] EAとの出会い

今度の彼女の課題は、仕事に関するスキルではなく、人間的にもっと強くなることや自分を支えてくれる仲間をつくるということであった。

そこで、EAミーティングに参加することにより、自分がもつ「生きづらさ」からの回復を目指すことになった。そのプログラム参加により、彼女の精神的安定ももたらされるようになっていった。

そして二度目の就労移行支援事業所の利用は半年で、今度は人材派遣会社の障害者枠の求人に応募し、採用が決定。現在も元気に働いている。

> EA; Emotions Anonymous
> 情緒的問題をもっている人々用につくられた自助（セルフヘルプ）グループ。

#### ■理解を深めるための参考文献
- 相澤欽一『現場で使える精神障害者雇用支援ハンドブック』金剛出版，2007.
  障害者職業カウンセラーとしての豊かな経験をもつ著者が、精神医療保健福祉領域の支援者向けに、精神障害のある人の雇用の可能性を探り、本人と一緒に一般就労に向けて挑戦していくためにどのような支援を行ったらよいかを、制度や機関の解説と活用方法、アセスメントからプランニング、職業準備性の向上と求職活動、職業生活の継続という雇用支援の流れに沿って、わかりやすく具体的に記している。
- 高齢・障害者雇用支援機構障害者職業総合センター編『精神障害者相談窓口ガイドブック』2009.
  医療・保健・福祉関係の方々にもハローワークとの連携の仕方を理解するとともに、地域における就労支援のネットワークづくりに活用できるガイドブック。

# 6. 就労支援における近年の動向と課題

## A. 近年の動向

### [1] 障害者雇用施策の変遷

> 障害者の雇用の促進等に関する法律
> 昭和35年7月25日法律第123号

現在のわが国における障害者雇用・労働施策については、障害者の雇用の促進等に関する法律（以下、「障害者雇用促進法」という）に基づき進められている。障害者雇用施策の変遷について精神障害者に対する施策を中心に振り返る。障害者雇用促進法の前身である身体障害者雇用促進法が1960（昭和35）年に制定され、まず身体障害者が雇用施策の対象とされた。その後1987（昭和62）年の法改正では、法律名が障害者雇用促進法となり、精神障害者が初めて同法の対象者とされた。1997（平成9）年には同

法に基づく各種助成金の支給対象となり、2005（平成17）年の改正では同法で規定された精神障害者が障害者雇用率の対象に含まれることになった。さらに、2013（平成25）年の改正により、2018（平成30）年度から先に雇用義務化されていた身体・知的障害者と合せて精神障害者も雇用義務の対象となることが定められた。これまで両障害者に比べて大きく遅れていた精神障害者の制度上のサービスの格差は縮まり、企業の精神障害者雇用を推進する大きな契機となるものと思われる。

また、福祉施策においては、2002（平成14）年の新障害者プランでは、施設から地域社会への移行を推進する方向性が示され、それを受けて2005（平成17）年には障害者自立支援法（以下、「自立支援法」という）が成立した。さらに同法は2012（平成24）年に障害者総合支援法（以下、「総合支援法」という）として改正された。同法では、身体、知的、精神の3障害の一元化、利用者本位のサービス体系などとあわせて、一向に進展しない福祉から労働への移行を推進するため、就労支援の強化が重点目標とされた。同法に基づき、就労移行支援事業などの就労系の支援サービスが新たに設けられることになった。また、2016（平成28）年5月の総合支援法の改正では、就労定着支援が新たな事業として位置付けられた。これにより、障害者の社会自立への流れの機運が高まるとともに、就労支援を労働施策とともに福祉施策からも後押しすることになった。

## ［2］精神障害者の雇用状況

こうした労働施策および福祉施策の変革の流れを受けて、厚生労働省の調査[1]によると、ハローワーク（公共職業安定所）を利用し就労を目指す障害者は、近年確実に増加している。特に、精神障害者は他の障害者に比べ急増している。ハローワークにおける精神障害者の新規求職申込件数は2007（平成19）年度に2万2,804件だったのが、2016（平成28）年度には8万5,926件（伸び率3.8倍）、また就職件数も同様に8,479件から4万1,367件（同4.9倍）と10年間で大幅な伸びを示し、2013（平成25）年度には精神障害者の就職件数が身体障害者の就職件数を初めて上回っている。

障害者全体をみると、障害者雇用率制度における障害者雇用率は近年漸増傾向を示しているものの、厚生労働省の調査[2]では、2016（平成28）年6月現在の実雇用率は1.92％にとどまっており、さらに法定雇用率（2016〔平成28〕年現在2.0％）を達成している企業の割合も全体の半数に満たない（48.8％）のが現状である。また、同調査では雇用障害者全体のうち精神障害者はわずか8.9％（身体障害者69.2％、知的障害者22.2％）であり、近年精神障害者の就職件数は急増してきたとはいえ、雇用障害者

**障害者雇用率制度**
障害者雇用促進法に基づいて、事業主に対し、従業員の一定比率以上の障害者雇用を義務付け、障害者の雇用を促進する制度。2018（平成30）年4月から精神障害者の雇用義務化に伴い、民間企業では2.2％、国・地方公共団体の非現業機関では2.5％となる。さらに、3年以内に各0.1ポイント上げることが決まっている。

全体に占める割合はまだ低い数値にとどまっている。

　企業規模別の障害者雇用の状況では、従業員数が1,000人以上の大規模企業においては実雇用率が2.12％と、最も高い数値を示している。また、民間企業に雇用されている精神障害者の約半数（48.6％）が大規模企業であり、近年多くの精神障害者が大規模企業で働いていることがわかる。

### ［3］精神障害者をめぐる近年の動向

　働くことを希望する精神障害者が近年大幅に増加している要因として、①精神障害者向けの雇用施策、制度の充実、②ハローワークを中心とした就労支援機関の取り組みの強化、③精神障害者の働くことに対する意識の変化、④企業の社会的責任（CSR）に基づく障害者雇用の取り組みの拡大、⑤自立支援法成立後の保健・福祉領域における就労支援の強化の動き、などが挙げられる。特に、2005（平成17）年の障害者雇用促進法の改正により、精神障害者が障害者雇用率に算定されたことの影響は大きい。今後は、2018（平成30）年度からの精神障害者の雇用義務化の実現と相まって、精神障害者雇用の動きは大企業を中心にさらに加速するものと思われる。

　また、規模の大きな企業での精神障害者雇用増加の背景として、雇用率制度上親会社の事業所とみなされる特例子会社の形態が徐々に拡大していることが挙げられる（2016〔平成28〕年6月現在448社）。現状では特例子会社に雇用される精神障害者の割合（障害者全体の10.7％）は多くないが、今後特例子会社の増加に伴いその割合は高まっていくことが期待される。

**特例子会社**
障害者の雇用促進を目的として設立された子会社。一定の要件を満たす場合には、その子会社で雇用される障害者を親会社に雇用された障害者とみなして、雇用率を算定することができる。

## B. 今後の課題

### ［1］就労支援上の課題

　新たに企業就職を目指す精神障害者の就労支援に加えて、就職はできたが職場不適応などのために早期に離職を余儀なくされる精神障害者への対応も課題となっている。精神障害者の障害特性として疾病と障害の併存が挙げられるが、就労支援を進める上で労働機関と特に保健・医療機関との連携が不可欠とされる。さらに、地域における教育、福祉機関等も加えてネットワークを形成しながらチーム支援を行うことにより、高い職場定着率を示すことがわかっている。たとえ新規に企業就職する精神障害者が急増したとしても、こうした早期離職者が増えることにより全体の雇用者数の増加にはつながらない。安定した就労を継続していくための定着支援のあり方が今後の課題となる。

さらに、近年は企業に就職後にうつ病などのメンタル不全による休職者や離職者が大企業を中心に増加している。こうした就職後精神障害者の復職、再就職支援についても定着支援とあわせて今後の大きな課題となろう。

　また、就労を目指す精神障害者が増加する中で、就労支援に携わる保健・福祉領域の支援者も着実に増えていて、人材育成に対するニーズも高まってきている。こうした人材育成を体系的に進めて、就労支援者の裾野を広げていくことが長期的には精神障害者の雇用促進につながっていくものと思われる。

　あわせて、これまで積極的に精神障害者を雇用してきた事業所や特例子会社など、精神障害者雇用に実績のある企業に蓄積された雇用管理のノウハウについて体系化し、広く情報を提供していくことも必要であろう。正確で有意義な情報を広く発信していくことが偏見や差別を解消し、精神障害者に対する正しい理解を促すことにもなる。こうした情報は、新たに精神障害者を雇用しようとする企業はもちろんのこと、就労支援機関や施設にとっても重要な情報となる。

## ［2］法制度上の課題

　障害者雇用促進法の改正や自立支援法（現総合支援法）の成立などにより、精神障害者の就労支援制度や就労支援機関等の社会資源については近年充実してきているが、現状では保健・福祉分野から労働分野への移行が必ずしも当初の期待通りには進んでいない。今後障害者の雇用・就労に係る労働施策と福祉施策とを一体的に展開するためには、地域における各関係機関の連携の強化や、保健・福祉から労働へ向けた行政の垣根を越えた円滑な移行、個々のニーズにあわせた包括的、連続的なサービスが実現されることが望まれる。

　また、国際労働機関（ILO）は、2006（平成18）年に「障害者の権利に関する条約」（以下、「障害者権利条約」という）を採択した。わが国も2007（平成19）年には同条約に署名し、障害者差別解消法の成立、障害者基本法や障害者雇用促進法等の改正をはじめとした関連する国内法令の整備を受けて2014（平成25）年に締結した。同条約27条では、「障害に基づく差別の禁止」や「職場における合理的配慮の提供の確保」について規定されている。　　　　　　　　　　　　　　　　　　　　障害者権利条約

　これまでわが国の障害者雇用施策においては、割当雇用制度に基づく法定雇用率に象徴されるように、いかに数値目標である法定雇用率を達成するかといった雇用の「量」が求め続けられてきた。障害者の人権尊重といった近年の国際的な動向も踏まえて、わが国の雇用・労働施策や福祉施策　　法定雇用率

は、大幅な見直しが検討されているが、これを契機として雇用の「量」とあわせて障害者権利条約において示されている「差別禁止」、「合理的配慮」など人権に配慮した雇用の「質」に目を向けた制度改革が求められよう。

注）
(1) 厚生労働省「平成28年度 障害者の職業紹介状況等」2016.
(2) 厚生労働省「平成28年 障害者雇用状況の集計結果（平成28年6月1日現在）」2016.

 **コラム　働くとは**

「働く」「はたらく」「はた楽」「傍楽」……。
「働く」とは、「傍（はた）」を「楽（らく）」にすることという意味があると聞いたことがある。

これは「働く」という言葉の意味の中に、既に相互扶助や社会貢献の思想が宿っていたということではないだろうか？

ところが、近年では「働く」という言葉の意味は少し変わってきているように思う。「自分だけが儲けて他の人はどうなってもよい」「高い給料をもらって、よい暮らしをすることが勝ち組だ」など、自分さえよくなれば他の人や社会はどうなってもよいという風潮になってしまってきているのではないか？

そうした風潮がある一方で、残業をいとわずがむしゃらに会社のために働く。その結果、心を病んだり体調を崩したりしてしまう。このような事例がとても多くなっていることも現実である。

自分が自分らしく生きていく、そして地域や社会と共存しながら生きるような働き方をする。そのような働き方ができる団体や企業が行う仕事を横文字でいえば「ソーシャル・ビジネス」という。

すべての仕事が社会性をもち、健康な方もそうでない方も一緒に助け合いながら働ける環境をもった団体や企業が一つでも増えていけば、精神障害者が働ける場ももっともっと増えていくように思う。

広く社会に訴えかけていくことも大切だが、自分たちでできることから実践していくことも大きな意味をもつことであり、その両面を実践していくことが福祉の専門職として大切な使命ではないだろうか。

# 第6章 地域社会における生活支援システム

1 生活支援システムを築くための原則を理解し、
それが地域力の形成に深くかかわることを学ぶ。
事例としてリカバリーの過程を通し、
精神障害者のピア活動について考える

2 家族が早期に適切な支援につながることの重要性を理解する。

3 精神障害をもつ人々にとって医療を切り離すことはできない。
「医療機関」は、地域における大きな社会資源であり、
生活支援においても大きな役割を担っている。

4 精神保健福祉関係行政機関が置かれている状況を
整理するとともに、各行政機関について概観する。

5 相談支援事業は、本人の思いを受け止めながら
必要な情報の提供等を行い、障害者の地域生活を営む
起点となることを理解する。

6 個別性に配慮した地域支援システムの
構築は重要な課題である。
具体的な事例を提示しながら、理解を深めていく。

# 1. 生活支援システム構築の意味

　生活とは、自分らしく生きようと希望をもち、直面する課題に挑戦する過程である。自分らしい生活を築くために求められ、必要とされる生活支援とは、多様性に富む包括的なサービスを、利用者の視点を重視して共に創る「参加と協働」を必須とする。生活支援システムは、障害者基本法を基本に置き、障害者の潜在能力と自由を保障して生活の質の向上を図るものである。

　そのためには、誰もが支援のパートナーになって相互支援体制を築き、地域力を形成する生活支援活動の原則が挙げられる。

　それは、誰もが支援のパートナーとなり、学び支え合う責任を分かちもつ権利擁護とバリアフリーのまちづくりの取り組みである。

## A. 地域資源の生活支援システム

　生活支援システムは個別的・継続的な包括的支援を構築する。そしてまた、存在を脅かされ、尊厳を冒されずに安心した地域生活を築くために、誰もが求め必要とする地域に備わる資源である。

地域資源

　2011（平成23）年8月の改正障害者基本法では、その目的として「全て国民が、相互に人格と個性を尊重し合い共生する社会の実現」を挙げ、障害者を「障害及び社会的障壁により継続的に、日常生活又は社会生活に相当な制限を受ける状態」と定義した。さまざまな社会的障壁の打破とは、人間として自分らしく生きる創造的な生き方の権利を共有し、つながりを築く社会的包摂（ソーシャル・インクルージョン）への取り組みである。精神障害者の生活支援は、「ごくあたりまえの生活」を築こうと、仲間や近隣の人々、専門家など多様な支え手による相互支援を活用・開発する過程である[1]。精神障害者自らの視点[2]と経験を重視し、本人主導でさまざまな支援者と結び付き、お互いに学び合うような相互支援を開発し、精神障害者自らをその相互支援の構成要素として位置付けることでそれは生み出される。

社会的包摂（ソーシャル・インクルージョン）

　例えば、2001（平成13）年3月の『障害者ケアマネジメントの普及に関する報告書』によると、「同じ体験をした者が相談・支援にあたることが効果的であるとの視点に立って連携する」、2003（平成15）年5月の精

神保健福祉の改革に向けた今後の対策の方向では、「普及啓発、気軽な相談機関や仲間・生きがいづくり、ピアサポートやクラブハウスの支援」がそれぞれ提言されている。精神障害を経験し「自分の生き方そのものの変革を目指す(3)」ことは、排除や孤立ではない人間としての生きる権利のモデルなのである。

## B. 潜在能力と自由を保障する─平等にある権利

こうした生活支援システムの構築は、社会の構成員である誰もが、さまざまな活動に参加・参画して、互いの生き方を理解し合い、支え合い、共に生きる共生社会の実現を目標とする。

2000年に国際ソーシャルワーカー連盟（IFSW）で採択されたソーシャルワークの定義にある「ウェルビーイング（Well-Being 福利、安寧）」とは、社会的に良好な状態を示す。このウェルビーイングについて、1998年にノーベル経済学賞を受賞したセンは「その人らしく生きるために、その人のもつ潜在能力の実現を保障する自由が重要」と述べている。これはつまり、自分らしく生きる生き方を肯定して受容し、理解する。そして、出会いの中で、共に生きる社会の実現に、共に学び、支え合う責任を分かちもてるようにすることと一致するといえよう。安心して自分らしく生きるという、人間に平等にある権利は「さまざまなタイプの生活を送る潜在能力と自由(4)」を保障することとして期待されるものである。

センSen, Amartya

潜在能力 capability

「さまざまなタイプの生活を送る潜在能力と自由」とは、よりよい健康状態を保ち、安心して自らを誇りに思える、さまざまなタイプの生活を送る自由ということである。その際に、選択の幅を広げる社会的機能(5)が、自分らしく生きるという、幸せを実感し安心して暮らすために求め必要とする生活支援システムの構築を意味する。生活のしづらさという直面する課題に挑戦する人に対して、領域や職種を越えて連携する総合的かつ包括的な生活支援システムを構築するために、地域の課題として参加・協働して取り組むことが期待されている。

生活のしづらさの状態にある人の、人間らしい生活の質の実現を図る生活支援システムは、人間として平等にある権利そのものといえる。

生活の質 QOL; Quality Of Life

## C. 学び支え合う責任を分かちもつパートナーシップ

2011（平成23）年に発生した東日本大震災では、自分たちにできることは何かと考え、学び支え合う責任を分かちもとうと、全国各地の連携の

現実を身近にした。

　学び支え合う対等な相互関係は、共感し共有して共に行動する相互信頼のつながりを築き、友好的で信頼しあい共に行動して頼りにしあうパートナーシップ[6]を基盤にしたものである。精神障害者自らも、自分らしく生きるというさまざまなタイプの生活を築く過程で、経験という自己学習で蓄えた生活力を他者の支援に活かして貢献するという点で、地域力を築くパートナーである。

　2006年に国連で採択された障害者の権利に関する条約19条「自立した生活及び地域社会に受け入れられること」では、「すべての障害者が他の者と平等の選択の機会をもって地域社会で生活する平等の権利を認める」ことを謳っている。障害者も普通の一市民として生活することを、相互支援というパートナーシップが表すのである[7]。地域や家庭、職場、学校などあらゆる生活場面において、排除や孤立しない、させない、つながりを再構築するエンパワメントのソーシャルワーク実践といえよう[8]。精神障害者の生活支援システムにおける相互支援の位置付けは、排除や孤立ではない"自分たちの"と呼べる社会への変革をも求めた、社会連帯の活動にある。

エンパワメント
empowerment

## D. 活動原則

　生活のしづらさを、自分らしい生活を送る自由の権利への侵害であり、克服されるべき課題として捉え、その克服に向け共に挑戦する社会連帯の活動が生活支援である。そこでは、障害の有無にかかわらず誰もが支援のパートナーとなる。その際に、かかわるすべての人と人権を擁護する視点を分かち合うことは、教育や啓発として展開され、安心して暮らせるまちづくりに貢献できる[9]ことへとつながるのである。

　精神疾患を正しく理解し、新しい一歩を踏み出すための国の指針として2004（平成16）年に打ち出された「こころのバリアフリー宣言」は、社会的障壁への国民の取り組み課題の提示といえる。

　生活支援システムの構築は、障害と社会的障壁の状態にある人の権利擁護の取り組みである。同時に、地域全体の課題としての取り組みでもある。そのことを、生活支援システム構築のための活動の原則[10]を挙げて明らかにする。

こころのバリアフリー宣言
2004（平成16）年厚生労働省。
8項目があり、以下の通り。①精神疾患を自分の問題として考えていますか「関心」、②無理しないで、心も身体も「予防」、③気づいていますか、心の不調「気づき」、④知っていますか、精神疾患への正しい対応「自己・周囲の認識」、⑤自分で心のバリアを作らない「肯定」、⑥認め合おう、自分らしく生きている姿を「受容」、⑦出会いは理解の第一歩「出会い」、⑧互いに支えあう社会づくり「参画」。

### [1] 願いと夢―自分らしく生きるエンパワメント

　生活支援システムの構築のための活動原則は、「自分らしく生きる」と

いう願いと、夢を成就しようと選んで決めた生活の仕方を築く過程に、共感し、共有してかかわることである。生活のしづらさという課題に対し、学び支え合い共に挑戦する相互信頼のつながりは、自らの権利を実感しエンパワメントを分かち合うことになる。生活支援システムの相互交流の頼りにしあう相互信頼関係は、自己肯定感を育み、やってみようとする動機や自信を培い、行動を共にすることで自己効力感を実感する。こうした相互交流のエンパワメントの機会を身近にする日常生活や社会生活は、共に生きる意味を創造して地域力を形成する道でもある。まもなく30年を迎えるJHC板橋の道程は、自分たちのまちづくりの願いと夢を語り合い、生活のしづらさを調査して、理解を求め共に歩んだ道である。生活のしづらさに基づく願いと夢は、①働きたい（仕事）、②地域で暮らしたい（社会生活力）、③仲間づくり（人間関係）、④他者の役に立ちたい（社会貢献）、⑤学業や趣味を続けたい（教育）の「5つの願いと夢[11]」である。誰にもある、自分らしく生きる願いと夢は、人間に等しくある権利として共感・共有する相互信頼のつながりを築き、共に生きるまちづくりの源泉になる。

JHC板橋

## ［2］利用者主導―共に創る生活支援システム

生活支援システムは、自己決定および自己決定の過程を、援助される精神障害者の求め必要とする、本人主導のものである。

いかなる支援も、自分らしく生きるという生活や人生を、自分の価値観に基づいて利用者自身が自分で決定する権利擁護の機能が基本である。このことは、1996年に世界保健機関で決議された精神保健ケアに関する法―基本10原則でも謳われている。

---
**精神保健ケアに関する法―基本10原則**
①精神保健の推進と精神障害の予防
②基本的精神保健ケアへのアクセス
③国際的に承認された原則に則った精神保健診断
④精神保健ケアにおける最小規制の原則
⑤自己決定
⑥自己決定の過程を援助される権利
⑦審査手続きの利用
⑧定期的審査のメカニズム
⑨有資格の決定者
⑩法の遵守

---

利用者を、生活のしづらさに挑戦して自分らしく生きる生活者として理解し、潜在する可能性を見出し活かすという信念は、直面する課題に気づき挑戦する姿を敬うかかわりの態度になって表される。

侵され脅かされた諸権利の回復を求めた人間尊重のかかわりは、さまざ

まな社会資源を整え、支え合う環境を共に創り、豊富な選択肢を前提とした「自己決定」を基本としたものである。

こうした人間尊重のかかわりの姿勢が、人々の生きる権利を呼びさまし、共に生きる仲間となって地域力を形成する。

### ［3］生活と人生の回復――挑戦者にある経験の強みが基盤

願いと夢に基づく本人主導の生活支援システムは、社会モデルの視点に立つ生活と人生の回復にかかわるものであり、課題の挑戦者にある弱さではなく強さを基盤とする。リカバリー（回復）とは過程であり、ある一点ではない。それは、失われていたかもしれないものを取り戻すことである。「希望、権利、役割、尊厳、夢、ゴール、決定、決断、そして支援を」とカーティスは語っている。

カーティス
Curtis, Laurie

さまざまな生活や人生の直面する課題に挑戦してきたサバイバー（生還者）は苦難に耐えて自分を修復する7つの心の回復力[12]を蓄えている。

> **7つの心の回復力**
> ①問題に気づき、考え、誠実な答えを出す習慣「洞察」
> ②家族との間に情緒的や身体的な距離を置く「独立性」
> ③他者との間に親密で充足的な絆をもつ「関係性」
> ④問題に立ち向かい、自分を強化し試しコントロールする「主導性」
> ⑤秩序、美しさ、目的をもつ「創造性」
> ⑥おかしさを見出す「ユーモア」
> ⑦よい人生を送りたいという希望を人々に広げる良識「モラル」

いま、ここでしていることやできていることに焦点を当て、危機に立ち向かえるように、苦痛や困惑をありのままに語り認め合い、隠された心配を安心して語り聴くことである。同じ人間同士として肩を並べて共に歩む生活と人生の回復の道を地域に拓くことである。自分らしく生きるという喜びのある将来を求め、安心と満足を得るさまざまな生き方を再構築する、共に行動する信頼し合うパートナーシップの連帯行動を促すものである。

### ［4］参加と協働――誰もが支援のパートナー

住民として出会い、相互に信頼し合うパートナーとなり、参加と協働し、協力し合うことで生活支援システムは築かれる。誰もが、自分らしく生きようと、課題に挑戦してきた経験がある仲間同士としての協力は、「自分たちの」と呼べるまちづくりの一員として責任を果たすことになる。参加と協働は、課題の挑戦者の人生の物語を語り聴く（ナラティヴ）[13]相互学習を共にして、学び支え合うつながりを広めようとする。当事者や家族、専門家、ボランティアもそれぞれがもつ経験という自己学習に基づく対処

仲間
ピア
peer

ナラティヴ
narrative

の仕方を提供できるものとして尊重しあい、地域の課題として受け止め、挑戦する支援チームを形成する。

### [5] 調整・開発—バリアフリーの環境づくり

　生活のしづらさは、個人の弱さや病理ではなく、社会的障壁という社会との関係に属するもので、地域力を問う課題である。参加と協働の支援チームは、人間らしい生活の質の向上を求め、人と環境とに働きかける調整・開発の継続的な取り組みを必須とする。生活支援システム構築に向けて、ごくあたりまえな生活をしようと希望し努力する人の生活の再構築は、頼りにしあえる地域力があるかどうかが問われることである。生活支援システムの調整・開発は、生活力や地域力を築き発展を促す、誰もが市民として生きることを共通の目標とした権利擁護活動である。

## E. 相互支援を基盤とした生活支援システム

　生活支援システムは、自分らしい生活を送る潜在能力と自由を保障する権利擁護の活動が、学び支え合う責任を分かちもつパートナーシップにより構築されることを、生活支援システム構築のための活動の5原則を挙げて述べてきた。

　生活支援システムは、ごくあたりまえに自分らしく生きようと、誰もが支援のパートナーになって築いた支援のネットワークで構成される。誰もが支援のパートナーになることは、学び支え合う責任を果たすもので、さまざまな対処力の学習支援を重視し、あらゆる計画と決定や運営、担い手にもなる参加・協働を重視する。課題に挑戦した経験を生かしたピアサポートをはじめとした相互支援を評価して、新たな課題に積極的に取り組み、計画を立て地域をデザインする。

支援のネットワーク

　生活支援システムのパートナーシップは、多領域の人々の「産学公民の協働のネットワークを築き、リカバリーを指向するエンパワメントの支援体制[14]」を地域に築きあげる。社会の構成員誰もが、学び支え合う責任を分かちもち、自分らしく生きる権利擁護とバリアフリーのまちづくりに貢献を果たすものである。

注)
(1) 谷中輝雄編「あたりまえの生活の実現をめざして」「生活のしづらさをめぐって」『谷中輝雄論稿集Ⅰ生活』やどかり出版，1993，pp.97-98，132-165．
(2) マグワァイア，L.著／小松源助・稲沢公一訳『対人援助のためのソーシャルサポートシステム—基礎理論と実践課題』川島書店，1994，pp.52-54．

(3) 天野正子『「生活者」とはだれか―自律的市民像の系譜』中公新書，1996，pp.12-13.
(4) セン，A.著／池本幸生・野上裕生・佐藤仁訳「機能と潜在能力」『不平等の再検討―潜在能力と自由』岩波書店，1999，p.60.
(5) 前掲書（4）．
(6) ラップ，C.A.著／江畑敬介監訳「契約と関係―新しいパートナーシップ」『精神障害者のためのケースマネジメント』金剛出版，1998，pp.86-90.
(7) 北野誠一「ソーシャルインクルージョンとは何か」茨木尚子・大熊由紀子・尾上浩二・北野誠一・竹端寛編著『障害者総合福祉サービス法の展望』ミネルヴァ書房，2009，p.23.
(8) 炭谷茂「はじめに」「鼎談（ソーシャル・インクルージョンとは）」日本ソーシャルインクルージョン推進会議編『ソーシャル・インクルージョン―格差社会の処方箋』中央法規出版，2007，pp.155-156.
(9) 岩崎香「権利獲得プロセスにおけるソーシャルワーカーの実践モデル」『人権を擁護するソーシャルワーカーの役割と機能―精神保健福祉領域における実践過程を通して』中央法規出版，2011，pp.191-192.
(10) 寺谷隆子「参加・協働型地域生活支援システムモデルの活動原則」『精神障害者の相互支援システムの展開―あたたかいまちづくり・心の樹「JHC板橋」』中央法規出版，2008，pp.44-50.
(11) 寺谷隆子編『精神障害者の社会復帰―生活を支える精神保健活動』中央法規出版，1988，pp.11-31.
(12) ウォーリン，S.J.&ウォーリン，S.著／奥野光・小森康永訳『サバイバーと心の回復力―逆境を乗り越えるための七つのリジリアンス』金剛出版，2002.
(13) 野口裕二『物語としてのケア―ナラティヴ・アプローチの世界へ』医学書院，2002.
(14) JHC板橋会「クラブハウスモデルによる精神障害者の自助活動実践と地域活動支援センターにおけるピアサポート活動の比較研究」厚生労働省平成21年度障害者保健福祉推進事業（障害者自立支援調査研究プロジェクト），2010.

## ■理解を深めるための参考文献

● 谷中輝雄編『谷中輝雄論稿集Ⅰ生活』やどかり出版，1993．
地域における精神保健福祉活動の先駆的な活動を拓いた1970（昭和45）年「やどかりの里」創設者による生活支援の著書。「生活のしづらさ」「ごくあたりまえな生活」など、利用者主導への転換を実証した歴史的書物。

● 寺谷隆子『精神障害者の相互支援システムの展開―あたたかいまちづくり・心の樹「JHC板橋」』中央法規出版，2008．
精神障害者の相互支援を中核とした参加・協働型地域生活支援システム構築課程を、相互交流と地域貢献、相互支援システムの確立、参加・協働ネットワーク拡大の三つの挑戦課題とした25年間のJHC板橋のあたたかいまちづくり実践の著。

● 岩崎香『人権を擁護するソーシャルワーカーの役割と機能―精神保健福祉領域における実践過程を通して』中央法規出版，2010．
精神障害者の権利擁護の問題について、積極的に取り組んだ筆者ならではの豊富な実践に基づく実証的書物。ソーシャルワークの人権擁護機能を役割、課題について事例を挙げ明確化した実践における必携の書。

● セン，A.著／池本幸生・野上裕生・佐藤仁訳『不平等の再検討―潜在能力と自由』岩波書店，1999．
多様な生き方をする存在である人間が、生きていく際の質そのものを考慮して人間の福祉と自由を評価する「潜在能力アプローチ」を編み出した。ウェルビーイング増進への取り組みに必読の書。

# 2. 精神障害者のピア活動

「わかるよ。俺もそういうことがあったから」
　その一言で、救われた。それが、私とピアサポートの出会いだった。
　2005（平成17）年、千葉県が行ったマディソンモデル活用事業によって、その年の11月に地元に新しくオープンしたクラブハウスでの一コマである。
「わかりあえる日はもう来ない」「障害者として生きていくのだ。これまでの人とは違う場所で」「せめて明るく、楽しく、この時間だけでも一人ぼっちではないように暮らせたら」というこちらの諦めを飛び越えて、Kさんはいった。
「人はなかなかわかってくれないけどさ、俺もそういうことあったから、増川さんのいうことわかるよ。俺もそうだったから……。」
　……私の肩の荷は下りた。自分の病状、生活の苦しさを、病院や役所に訴えては、伝わらなくて跳ね返されて、それならもっともっと勉強しようと、病気や脳や、制度の知識をとにかく詰め込んでいた頃だった。

> ピアサポート
> peer support
>
> マディソンモデル
> Madison Model
> 米国ウィスコンシン州のデーン郡成人精神保健システムの名称。
>
> クラブハウス
> club house

## A. ピア活動との出会い

　ここでは、精神障害者としての「私」が「ピア活動」に出会い、リカバリーの道を歩んだ過程を語ることを通して、精神障害者のピア活動についてみなさんに考える機会を提供したいと思う。リカバリーが個別の事柄であり、単純な一般化ができないのと同じように、ピア活動もまた、何らかの公式を適用すればうまくいくというものではない。ある理論に基づき対象を評価判断し、計画を立て、遂行し、計画改善をして、再び実行をする。それは効率的で、社会的な公平さは担保できるかもしれないが、それではこぼれ落ちるものがある。人間の生活は理論やモデルに基づいて成り立っているものではないからである。そこで、いまここに生きている「ピア」が力をもつ。
　この節では、「私の語り」から「ピア活動」についてみなさんの心に浮かぶもの。それを大切にしていただきたい。人間が社会的動物である以上、みなさんも何らかの形で、どこかで「ピア」である。そして、家庭、学校、職場、……社会の中での人生を十数年、数十年生きてきたみなさんは既に

> ピア活動
>
> リカバリー
> recovery
>
> ピア
> peer

何らかの「ピア活動」をしているはずである。「いいこと」も「悪いこと」も起きてくる人生。私の体験談を聞く中で心に浮かんだものを通して、みなさん自身の「ピア活動」を振り返っていただきたい。

ピアとの出会い。ピアでないと思ったものとの衝突。その後にくるピアの拡大。そして、本当に大切なものは何だったのか。

理論やモデルの話ではなく、実感の話である。大切な仲間とのかかわり方。自分の立ち位置。互いのニーズと尊厳。ピア活動の鍵はそこにある。同じ基盤に立ち、個々人の違いで全体を推進させる。この節が「みなさんにとってのピア活動」に眼を向けるきっかけになったら幸いである。

## [1] 社会の中での役割

私は、10代の頃よりあった病状対策の薬の副作用がひどくなり、仕事を辞め、30歳の夏に生活保護を受給するようになった。20歳の頃より一緒だった女性と築いた家庭を失い、コントロールがきかなくなった身体で福祉のお世話になる生活。18歳で家を出ていて、いまさら田舎には帰れないと都会での一人暮らし。こもりっきりの家に人が訪ねてくることもほとんどなく、友人が訪ねてきても自分の現状を恥ずかしく思い、会うことができずにいた日々。田舎から様子をみにきた父を追い返したこともある。食料が家になく、市役所に「食べ物をもってきてほしい」と電話をしたこともある。声を出すことも月に一回、診察の時、主治医と話すくらい。

そのうち、支援センターの方の訪問が始まり、ヘルパーさんが家に来てくれることになった。温かいご飯が嬉しかった。しかし、「危機を乗り越えたけれども、生活がもうない。愛する人も、もうここにはいない。ただ命だけが残ってしまった」「社会に居場所がなくなったというのに、何で僕は生きていかなきゃいけないのだろうか」と、私は人生に絶望していた。

保護受給から一年半後、31歳の冬。家事をしてくれるホームヘルパーさんに「新しい施設ができるらしいですよ。行ってみたらどうですか」と教えてもらい、今度こそはと出かけて行った。そこは、きれいな内装だった。「ここは何をやるところなんですか」と尋ねる私に、所長さん（PSW）がいう。「私たちは、決めていません。場所だけを用意しました。何かやりたいことがあったら、あなたが企画してください。ここは、そういう場所です」と。

嬉しかった。再び、社会で役割をもつことができるかもしれないと思った。

私は、福祉のお世話になる前に、企業の経営企画や、市場分析の仕事をしていた。とても好きな仕事だった。情報分析の方法、プレゼンテーションのスキル、苦労はしたが、たくさんのことを学んだ。それをまた活かす

ことができるかもしれない。それは、本当に嬉しいことだった。

## [2] "ピア"な友だちとの出会い

　社会の中でまた役割がもてる。できたばかりの内装もきれいな施設。行けばそこに仕事がある。話しかければ応えてくれる人がいる。スタッフも私のいう提案に聞く耳をもってくれる。そして、薬のこと、病気のことも理解してもらえる。しかも特別なこととしてではなく聴いてくれる。交流がある。嬉しかった。しかし、壁もあった。病気や薬の話、お金の話では、線を引かれる。本当に困っていること、本当の欲求に関しては、話ができない。わかってもらうにしても、たくさんの証明が必要で時間がかかる。

　そんな中、「わかるよ。俺もそういうことがあったから」と、Kさんがさらっといった。少ない言葉でもわかってもらえた。概念ではなく実感として。それが、衝撃だった。…安心した。Kさんとは、知識やスキルを駆使して交渉するなどということは必要なかった。証明も要らなかった。チームとして動く時も、自分たちのニーズや望むことは、自分の胸に、そして仲間の胸に聞けばすぐにわかった。

　自分たちのことなのだ。分析や、同定作業の必要などない。

　11月だった。「好きなことをやっていいよ」とスタッフにいわれていたので、「それなら」と「クリスマス会をやろう！　楽しいことをしたい。自分たちの手で作りたい。近隣の方にも、楽しさを届けたい」。「メンバー」「スタッフ」「障害者」「社会」の相互理解。企画書を書いて、プランニングして……、本格的なプロジェクトとしてスタートをした。

## [3] 衝突─自己決定と自尊感情

　意気揚々と会議を重ねていたところに、スタッフから待ったがかかった。「時間がないから来年にしたら」ということだった。私たちメンバーは「ここも同じか」「何でできない人と思うんだ」と感じ、反発した。そして、「責任は自分たちで取ります、有志がこの場所を借りてやったことにしてください」といい、お金もすべて独立採算でイベントを実施することにした。その時の合言葉は「誰だって友だちがいればできるんだ！」。そして、イベントを成功させた。いまから振り返ると、最初に反対をしてくれたのがとてもよかったのだと思う。時間がないからというのはスタッフとしては正しい判断だったといまでは思うし、できないだろうというのも正直な気持ちだったと思うのだ。そして、スタッフは「反対をしながらも陰で手伝う」ということもしなかった。おかげで私たちメンバーは、すべて自分たちの責任で行い、成功させる経験をもてた。それがよかった。お

互いが正直に、真剣に向き合っていた。「自分たちでやると決めたのなら、一切の手は出しません」というスタッフ。「自分らでやれるよ」というメンバー。まさに「場所だけを用意しました。何かやりたいことがあったら、企画してください」だった。嘘がなかった。意図的に作られた対立ではない。お互いの「正直な気持ち」がただあった。

　そして私たちは次第に施設内での役割をもつようになっていった。仲間とともに、自分たちのことを考えて、実行して、現実になっていくのは、もう社会に居場所がなくなったと思っていた私（たち）の自尊心を取り戻すのに大きく役立っていった。そして、スタッフだけが首から提げていた名札をやめてもらい、ルールも自分たちで作ってスタッフにもちかけて合意を得たり、スタッフ専用の事務室をやめて共有にしてもらったり、メンバーの名刺を作ることにもなった。利用規約もメンバーとスタッフで話し合って作った。そして、当事者である自分たちが中心であるべき（当事者主権）だという思いを強くしていった。

**当事者主権**

## B. ピア活動を通して

**当事者**
**当事者活動**

　「当事者」という言葉や、「当事者活動」、「ピアサポート」という概念を知った時は本当に嬉しかった。そして、友だちと夜遅くまで夢を語り合った。経験者でなければわからないことがある。大切なのは知識ではなく、経験だ。共通の体験から来る、共感や思いやり。

　気がつけば視座が転換していた。病気からの回復。必要なこと、望むことを知っているのは自分たち。これまで、自分の足をひっぱってきた障害の経験が、人の役に立つ。そして、止まっていた時間が流れ始めた。

### [1] ピアの拡大──障害者と健常者

　交渉をして、権利を獲得していく……。自分の役割を社会の中で取り戻していけるのが嬉しかった。社会との接点は病気にかかわること（治療や福祉サービス）だけではない。生きていると思った。健常者のスタッフに認められたいという思いも正直あった。障害者の自分より、健常者のスタッフは眩(まぶ)しかったし、正しいのは病気ではないスタッフだと思いもしていた。しかし、「失敗したら障害者だからしょうがない。成功したらスタッフの手柄…」そんな世界観は、悔しかった。どんなにやっても、頑張っても自分たちのキャリアにはつながらない。評価する側／される側。職員／利用者。向こう側には行けない。こっちと向こう。その分断に不満や怒り、不安も感じていた。そして、その分障害当事者の役割を強く強くしていっ

た。その頃に、そのクラブハウスにかかわっている研究所の方にいわれた言葉にハッとさせられることがあった。

メンバー、スタッフ、研究職、行政の人、いろいろな立場の人が集まる会議の前の時間だったと思う。「次の提案は……」とプレゼンテーションの準備をしている私に、顔見知りになっていた彼女は「お手柔らかにお願いします」といい、次に、

「こっちだって、生身なんだよ。傷つくんだから……」といった。

その時私は、悪いことをしたと思うのと同時に、自分も確かにこの場に生きているのだと思った。障害者の私の言葉で、健常者の彼女が傷つく。それまでは、健常者であるスタッフや専門の人は傷つかない、傷ついてもそれは仕事だから大丈夫だと思っていたが、違う。大きな衝撃だった。障害者、健常者、メンバー、スタッフ、みんな生きている人間だった。背景は違っても同じ目的をもち、同じ場にいる仲間だった。そしてこの問題には、後（2008年12月）に、IPSとの出会いで、再び向き合うことになる。

> IPS; Intentional Peer Support
> インテンショナル・ピアサポート
> シェリー・ミードによって考案された関係性に焦点を当てたピアサポートの方法。新たな可能性が開かれていくことを意図する、人と人とのかかわりのあり方（関係性）と会話をめぐる理論と実践。相互に学び成長する関係として人とつながることを大切にしている。

## C. 職業としてのピア活動

### [1] ピア活動を仕事にしたい

どうしても消せない不満。お金とキャリアの問題。施設内でどんなに大きな働きをしても賃金をもらえるのは、スタッフだけ。実績として積みあがるのものスタッフだけ。健康を取り戻し、仕事もできるようになるにつれて不満になった。そして、ピアサポートをすればするほど大きくなった。生活保護と障害年金を受給していたので生活はせっぱつまってはいなかったが、自分で働いた分の報酬がほしいと思った。本当に対等であるなら、機会も、報酬もほしいと思った。しかし叶わなかった。新しい人が資格があるということで入職してくると悔しかった。「僕らがやってもどうせお金にならないよ。でも、僕も生活があるから……」と、就職をしていく友人が続出していった。前述のKさんも就職をした。私も、「体調が戻ったのなら就職したら」といわれた。でも私のやりたいことは、ピアサポートだった。挑戦をした。

2006（平成18）年の春、ピアサポートのグループを仲間と作った。知識に基づく支援ではなく、「実体験」に基づくサポートをしたかった。「わかるよ」っていってもらった時の、自分だけじゃないんだという「安心感」。何かを証明しないと評価してもらえないという怯えからの解放。病気や障害が、人生の汚点ではなく、人の役に立つ資源になるということ。同じ施設の仲間、フリーのジャーナリストや、ナース、他の施設の当事者

経験者

WRAP®; Wellness Recovery Action Plan
元気回復行動プラン
メアリー・エレン・コープランドの調査から考案された。不快で苦痛を伴う困難な状態を自分でチェックし、プランにそった対処方法を実行することで、そうした困難を軽減、改善あるいは解消するための系統だったシステム。

WRAP® ファシリテーター

コンボ
COMHBO; COmmunity Mental Health & welfare Bonding Organization
特定非営利活動法人　地域精神保健福祉機構

ピアスペシャリスト
peer specialist
北米で、自らのリカバリーの体験を生かして、リカバリーの途上にある人への支援を職業とする人々。

ソテリア
Soteria
1969年に米国サンフランシスコでモシャにより始められた、障害者の支援プロジェクト。

地域活動支援センター

U理論

と連携をして団体を立ち上げた。そして、「当事者」ではなく、「経験者」という概念で、「経験を力に変える時代です！」というスローガンで活動を開始した。活動場所も、福祉の施設をやめ、公設のボランティアセンターや公民館に移した。そして、月に一回のワークショップを開催するようになっていた。福祉の枠ではなく、社会という文脈での活動。「いつかは会社にしたいね」といっていた。しかし、走りすぎた私は体調を崩し、仲間の何人かは就職をしていった。そして、それぞれが次の道に行くべく解散した。

## ［2］現在の「私」へ

　その少し前（2006年10月）から、私はWRAP®（ラップ）にかかわるようになっていた。12月に仲間とWRAP®の団体を立ち上げ、2007（平成19）年3月には、福岡県久留米市で第一回目のWRAP®ファシリテーター養成研修が開かれ、私もそれに参加した。そして、研修後すぐにWRAP®ワークショップを開催した。そして、仲間とともにWRAP®を通した交流会、WRAP®の普及啓発の活動を始めるようになった。また、さまざまなメンタルヘルスの情報の収集と発信のために、NPO法人コンボ（COMHBO）の活動に携わったり、ピアスペシャリストとして精神保健福祉の施設での職員の道も模索していた。ピアサポートを職業とする。決意は変わらなかった。そのために精神保健福祉分野以外の場所で仕事を学んでいった。そして2010（平成22）年8月に、日本のソテリアが運営する東京都江戸川区の地域活動支援センターに「WRAP®ファシリテーター」として週一回の勤務が決まったのを機に、WRAP®ファシリテーターとして生計を立てる道が始まった（2015年現在、生活保護を抜け、経済的に自立した生活を送っています）。また、念願だった大学生のメンタルヘルスにかかわる活動を、東京学芸大学でスタート（2010年5月）させている（2014年3月終了）。また、精神科医療、保健福祉領域の外においてもU理論など社会変革を考える人たちとのワークショップを継続させるようになる。分断を超えたい。社会生活と私生活。この時代を「私」として生きていく。

　そして誰もが自分をリカバリーさせる方法をもてたらよいと思う。そのために、自分の経験をフルに使う。仲間と力を合わせる。共有し前進を生み出す。

## D. 新しい世界観—"ピアサポート"

　いま、この文章を書いていて、自分のルーツについてもう一度見つめ返

した。この文章をいま読んでくださっているみなさんの視線が私を客観的に自分に起きたことを振り返らせてくれている。

　地域の中に、同じ思いをもつ人と出会う場所を作ってくれた人がいた。そこで私は、以前は「誰もわかってくれない」と思っていたことが、「わかりあえる」という体験をした。これまでの経験や得意なことをもち寄り、力を合わせて、共に進んでいくことができると知った。その中で自分を取り戻し、それがまた仲間のためになり、さらには自分や仲間のためだけでなく、その周辺にいる人にも影響をしていくという循環を知った。本当の気持ちから出たものに身を任せ、仲間と働く。競争から共創へ。違いは壁ではなく、"持ち味"に変わった。

　ピアサポートとは、ともに共通の地面に足をつけて、違いを推進力に、わかち合いながら、前進を生み出す"かかわり合い"だと私は思う。すべて経験したことは、大切なことで、必要なこと。相手においても、自分においても。それらを持ちよった時、そこから生まれるものがある。それは理論ではなく、実感の話であり、生きる知恵だと思う。

　ここまで書いてきて、ペンを置く。

　次は、みなさんが、ご自身の経験を、大切にしていることを、人生を同じような経験をしている人に語ってみてください。そこでは、実際の「体験」がお互いの役に立つということが大いにあるはずです。人と共に生きている以上、みなさんは「誰かしら」と「何らかの形」で「ピア」である。実体験の持つ重み、共にあることのあたたかさと「現実味」。そこで人は「自分なら…？」に向きあって、自らの生きる力を得るのだと思います。

　ピアサポート。この機会が多くの人に届くことを、いま、願っています。

## E. ピアサポートをめぐる最近の動向 (2013～2017)

　時間が過ぎ、私は今、2017（平成29）年9月の時点で、この原稿を書いている。そして、この数年を振り返ってみると、その変化とスピードに驚かされる。各地のピアサポーターの活躍に関して、その全容を知っている人は皆無であろうと思われるくらい拡大をしているし、私の周辺に限っても実に大きな変化が起きている。単純化するなら2015（平成27）年あたりが転換点だったと、私は思う。

　まずは、
・2013（平成25）年に、"日本人による初めての「WRAP®ファシリテー

WRAP® ファシリテーター養成研修

ター養成研修"が行われる。それまではアメリカから講師を招いての研修だったのが日本人による研修が始まったということ。その研修のファシリテーターの約7割はいわゆる精神の「当事者」である。WRAP®を使って自らをリカバリーさせてきた当事者たちが講師を担っている研修に、現在、当事者はじめ、PSW、OT、看護師、心理士、そして精神科医など多職種の参加がある。つまり、専門職による当事者への「疾病教育」「心理教育」の時代を経て、リカバリー当事者による、当事者、医療・福祉専門職、業界系の人たちに向けた「リカバリー教育」の時代が始まっているのだ。企画から運営、そして講師も当事者のみで行っているのも珍しくない。

**日本ピアスタッフ協会**
- 2014（平成26）年には、「日本ピアスタッフ協会」が発足。それは、ピアスタッフという職種の「職能団体」が誕生したということである。

**精神障がい者ピアサポート専門員**
- 2015年の「一般社団法人日本メンタルヘルスピアサポート専門員研修機構」の設立は、「精神障がい者ピアサポート専門員」の育成が組織として行われるようになったことを意味する。（2016年〔2015年度〕には、千葉県が「ピアサポート専門員」を千葉県知事認定として承認している）。

そして、2017年現在、これらのことが、単純な繰り返しではなく、学びと成長を繰り返し、形を変化させながら"継続"されてきている（時間の試練に耐えたということ…）。それは、"ピアサポート"がただのブームではなく、これからも続いていく「医療」でも、「福祉」でもない、「第三の道」として形になってきたということだと、私は思う。

さて、次の5年がまた楽しみである。

**参考文献**
- ICCD（The International Center for Clubhouse Development）ウェブサイト
 http://www.iccd.org/
- 中西正司・上野千鶴子『当事者主権』岩波新書，2003.
- Shery Mead Consulting ウェブサイト
 http://www.mentalhealthpeers.com/
- Intentional Peer Support「意図的なピアサポート」を考える取り組み
 http://ntentionalpeersupport.jp/
- 月崎時央「第7章　精神障害者の社会貢献活動」芹沢一也編『時代がつくる「狂気」―精神医療と社会』朝日選書825，朝日新聞社，2007.
- Copeland, Mary Ellen 著／久野恵理訳『元気回復行動プラン―WRAP』道具箱，2009.
- Copeland, Mary Ellen さんのウェブサイト
 http://www.mentalhealthrecovery.com/jp/
- 厚生労働省平成21年障害者保健福祉推進事業「精神障害者のピアサポートを行う人材を育成し，当事者の雇用を図るための人材育成プログラム構築に関する研究」報告書.
- 東京ソテリアのウェブサイト
 http://soteria.jp/
- シャーマー，C.O.著／中土井僚・由佐美加子訳『U理論―過去や偏見にとら

われず、本当に必要な「変化」を生み出す技術』英治出版, 2010.
- 社団法人プレゼンシング・インスティチュート・コミュニティー・ジャパンのウェブサイト
  http://www.presencingcomjapan.org/index.html
- 日本ピアスタッフ協会ウェブサイト
  https://peersociety.jimdo.com/
- 一般社団法人日本メンタルヘルス　ピアサポート専門員研修機構ウェブサイト
  https://pssr.jimdo.com/
- コープランドセンター　ウェブサイト
  https://copelandcenter.com/
- 「WRAP® クラス」に関するウェブサイト
  http://wrapprojez.exblog.jp/
- 増川ねてる・藤田重治『WRAP® を始める！ ―精神科看護師との WRAP 入門【リカバリーのキーコンセプトと元気に役立つ道具箱編】』精神看護出版, 2016.

# 3. 家族支援の動向

## A. 家族が元気になるための 14 の原則

オーストラリアのビクトリア州の統合失調症友の会の会長、ひいてはオーストラリアや世界統合失調症家族会の会長を務めた故ケン・アレクサンダーは 1991 年『統合失調症―理解と対処』[1]を著し、その中で「家族が元気になるための 14 の原則」を提案している。

> **家族が元気になるための 14 の原則**
> 原則 1．　統合失調症はまれな病気ではないことをわかってください。
> 原則 2．　統合失調症についてできるだけたくさん学んでください。
> 原則 3．　家族がさらされている重圧の源を知ってください。
> 原則 4．　罪悪感という炎に身を焦がす蛾には決してならないでください。
> 原則 5．　有能な援助専門家を探し出してください。
> 原則 6．　適切な自助グループと接触してください。
> 原則 7．　直感より学習がケアの導きになることを理解してください。
> 原則 8．　最大限の自立をめざしてください。
> 原則 9．　変わりうる能力が対処できる家族の特徴だと知って驚かないでください。
> 原則 10．　無条件の自己犠牲はケアに有害であることに留意してください。
> 原則 11．　いつも本人といっしょにいては事態を悪くすることに気づいてください。
> 原則 12．　友人、趣味、活動を維持し、また、開拓してください。
> 原則 13．　ほかの家族員のニーズに十分配慮してください。
> 原則 14．　自分自身をくれぐれも大事にしてください[2]。

統合失調症の家族療法の始まりは家族にとって残酷な歴史であった。1950 年代に統合失調症の原因を親の育て方のせいにして、家族全体が病

*アレクサンダー*
Alexander, Ken

*家族が元気になるための 14 の原則*

*家族療法*

んでいるとみなされたことで、四半世紀以上もの間家族は支援を求めようとしても、逆に罪悪感を強めてしまうような対応をされ、家族は自信と自尊心を失ってしまっていた。1980年代には、ほとんどの家族療法家は統合失調症の人を抱える家族を避けるようになっていた。その後、一般システム理論の登場を経て環循環的因果関係という考え方をもって原因探しをせずにすむようになったことで、新たな家族療法により家族は支えられるようになった。

一般システム理論

やがて脱施設化に伴い心理家族教育が行われるようになった。そこでは、①統合失調症一般を理解すること、特に、服薬の重要性を理解すること、②再発の予兆を早期に発見し、緊急事態に対処すること、③家庭内のストレスを減らし、そのストレスに対処すること、④難問をうまく解決すること、特に、好ましくない行動に限界を設けること、⑤統合失調症の人が自分の行動に対して相応の責任をとるように導くこと、⑥相互のコミュニケーションを改善すること、⑦統合失調症の人が最適なペースで最適な自立を達成できるようにしていくこと、⑧地域に自分の家族を中心とした友情と支援のネットワークを築くこと。以上について学習し、家族間の分かち合いを重ねていく[3]。近年では早期介入の重要性が説かれ、統合失調症になったばかりの最初の1～2年に、集中的に隔週ペース位で、家族の接し方などについて、心理家族教育を実施する国が増えてきている。ごく早期に統合失調症の薬を処方して、その薬が効くことにより逆に診断名を確定する場合もあるなど、早期治療・早期介入が重視されてきている。

心理家族教育

## B. 精神保健福祉分野における家族支援の系譜[4]

地域で、精神障害をもつ人も含めた誰もが、安心して自分らしい生活を送ることができるということは、人としてあたりまえの生きる権利ともいえる。

地域ケア

パーシー報告

地域ケアという用語は、1954年の英国の「精神病と精神障害に関する王立委員会報告書」に初めて登場している。1957年の「パーシー報告」で施設ケアから地域ケアへの転換が勧告され、1959年の英国精神保健法施行により施設処遇の弊害と地域ケアの推進がなされた。1962年の病院計画で必要最低限以外の精神科病院等の閉鎖を掲げ、さらに10年間にグループホーム等を1000か所にするという数値目標をも掲げ、人件費は45％増となった。1968年の「シーボーム報告」では家族への効果的なサービスを提供するために「地方自治体と対人福祉サービス」が謳われ、市町村レベルに社会福祉局が新設された。1975年の英国厚生省白書「精神

シーボーム報告

病者のためのよりよいサービス」では、急性期の通院施設とインフォーマルなケアラーも含めた24時間体制の地域ケアの必要性が指摘された。

1982年の「バークレイ報告」で、中学校区を単位とする社会福祉事務所（パッチ）に配属されたソーシャルワーカーは、必要性に応じて地域ネットワークを活用することが提言された。1983年の英国精神保健法改正でアフターケア計画の作成が社会福祉局に義務付けられ、また、措置入院の申請書をマジストレーツ裁判所に提出することのできる指定ソーシャルワーカーが、前述の社会福祉事務所に配置された。そこでも措置入院の申請書を家族自身が書くようにソーシャルワーカーが支援することの方がよりよい実践とされた。患者の不服申し立て法廷に指定ソーシャルワーカーが聴き取りに出向く仕組みも始まった。

1988年の「グリフィス報告」において社会福祉局へのケアマネージャーの配置が提案され、精神障害者の長期入院から退院に向けてのケアマネジメントの重要性が強調された。これを受けて1989年の「地域ケア白書」では精神障害者の地域ケア特別補助金の創設と在宅サービス、幅広い福祉施策体系、ケアラー（家族や世話人）によるケア供給が示されている。1990年の地域ケア法で地方自治体の地域ケア計画の策定が義務付けられ、ケアマネジメントをシステムとして導入し、ニーズの事前評価を地方自治体のソーシャルワーカーが行い、サービスを調整することとなった。

1993年に精神科病院の閉鎖計画の実行が始まり、1995年には英国で初めての「在宅治療チーム」が起動した。1999年英国厚生省の「7つの国の標準」[5]の6番目に「ケアラーを労る」ことが提言され、ケアラー自身が精神障害当事者本人とは別に、毎年定期的に家族の心身のニーズについてケアマネジメントを受け、ケアラーのためのケア計画書を家族自身の担当者と話し合って作成することとなった。2008年厚生省報告書「21世紀家族と地域の要となるケアラー」[6]において一人ひとりの人生を自分のものとするための10年間の戦略が示された。

2010年には英国政府による省庁をまたぐ報告書「認識され、価値あるものとして支えられる―ケアラー戦略の次のステップ」[7]が示され、2011年厚生省報告書「精神保健の増進と精神疾病予防―財政事例」[8]が出された。そこでは精神保健分野のみならず高齢者、子育て、教育や雇用、負債マネジメントなどケアラーを守ることが国の活力につながるとされている。すなわち、これはケアラーの代わりにサービスを導入することによる支出より、当事者やケアラーが働き続けられることの方が10倍もの見返りがあるとの調査結果から、家族支援の重要性が説かれている。

---

インフォーマルなケアラー
患者を世話している家族・友人・近隣者のこと。

バークレイ報告

グリフィス報告
ケアマネージャー
ケアマネジメント
地域ケア白書

地域ケア法
地域ケア計画

在宅治療チーム
7つの国の標準
ケアラー
ケアを担う人、すなわち家族や世話人のことを指す。

## C. 家族を支えるケアマネジメント

**英国ケアプログラムアプローチ**

英国ケアプログラムアプローチでは、家族など無報酬のケア提供者にとって必要なニーズは精神障害者本人とはまた違うという視点に立ち、18歳以上のケアラーにケアマネージャーとの協働作業で事前評価を行い、ケア計画が立てられている。たとえ本人のケア計画のサービス提供者に家族がなっていたとしても、並行して、家族自身がお手上げ状態にならないよう、家族自身が自分のことを考える機会とし、自分の夢と現実的な目標がもてるようにすることがケアラーのためのケアマネジメントの目的である。家事援助等を利用するなど、ケアラーが効果的な支援を継続的に提供できるようにケアラーを手助けするものであり、何かあった時にも担当者に相談することができる[9]。

**ケアアセスメント票**

英国バーミンガムNHSトラストとバーミンガム市社会福祉局の共通のケアアセスメント票の項目[10]は、次の通りである。①実際的・情緒的支援、②支援の頻度・時間、働いているかどうか、③ケアラーであることが自分自身にどう影響しているか、④ケアを提供し続けられるか、⑤ケアし続けるために必要な手助け、⑥ケアすることで影響してくるケアラーの情緒的・身体的・精神的なニーズ、⑦ケアに影響してくる身体的なニーズ、⑧もっと助言や手助けがほしいことはあるか（就労教育、住まい、収入他）、⑨ケアから離れて休息することができるか、⑩精神的状態や困難への対処法、⑪最近の再発の前兆はどのようなものか、⑫それら再発緊急時の対応策、⑬不服申し立てとケアラーサービス情報についての説明を受けたか。これらを基にしてケア計画が立てられ、1年ごとに見直される。

## D. 家族支援に関する調査報告

**全国精神保健福祉会連合会（みんなねっと）**

**厚生労働省障害者保健福祉推進事業（障害者自立支援調査研究プロジェクト）**

**家族支援に関する調査報告**

**わたしたち家族の7つの提言**

わが国では、全国精神保健福祉会連合会が、平成21年度厚生労働省障害者自立支援調査研究プロジェクトとして、家族支援に関する調査研究を行い、回収率48.3％、内4,419名の家族からの回答に基づいて、家族支援に関する調査報告がまとめられた。そこで明らかになったことは、①病状悪化時に必要な支援がない、②困った時、いつでも相談でき、問題を解決してくれる場がない、③本人の回復に向けた専門家による働きかけがなく家族まかせ、④利用者中心の医療になっていない、⑤多くの家族は情報が得られず困った経験をもつ、⑥家族は身体的・精神的健康への不安を抱えている、⑦家族は仕事をやめたり、経済的な負担をしている、というものであった[11]。これらを基に「わたしたち家族の7つの提言」が示された[12]。

すなわち、①本人・家族のもとに届けられる訪問型の支援・治療サービスの実現、②24時間・365日の相談支援体制の実現、③本人の希望にそった個別支援体制の確立、④利用者中心の医療の実現、⑤家族に対して適切な情報提供がされること、⑥家族自身の身体的・精神的健康の保障、⑦家族自身の就労機会及び経済的基盤の保障、の7つであった。これらのニーズが、本人・家族が安心して暮らせる支援の実現につなげるための根拠として、今後の家族支援の具現化が期待される。

全国精神保健福祉会連合会が取り組んできた英国メリデン版訪問家族支援（ファミリーワーク）を普及する組織的なプロジェクトが2013（平成25）年に立ち上がり、訪問により本人も含めた家族一人ひとりを家族まるごと支援し、家族それぞれのリカバリーを目指す訪問型家族支援技術の普及に向けての取り組みが始まっている。

ファミリーワーク

注）
(1) Alexander, K., *Understanding and coping with Schizophrenia*:14 Principles for the relatives, Schwarts & Wilkinson Books, 1991.
(2) 援助者のセルフケア：対人援助者は自分自身を労わるセルフケアを大切にすることが、よりよいケアの提供に欠かせない。
(3) 前掲書（1），p.64.
(4) 藤原正子「英国精神保健福祉の地域ケア」福島学院大学研究紀要36，2004，pp.29-37.
(5) Department of Health, *National service framework for mental health-modern standards and service models*, 1999.
(6) HM Government, *Carers at the heart of 21st century families and communities*, 2008.
(7) HM Government, *Recognized, valued and supported: next steps for the Carers Strategy*, 2010.
(8) Department of Health, *Mental health promotion and mental illness prevention: The economic case*, 2011.
(9) 前掲書（5），pp.69-75.
(10) Northern and South Birmingham Mental Health Trusts & Birmingham Social Services Department, *Operaitonal guidelines for staff to Carers Asessment inadult Mental Health services*, 2002.（三品桂子「和今洋在 イギリス・北バーミンガムの家族支援」季刊Review12（1），精神障害者社会復帰促進センター，2003．p.56.）
(11) 特定非営利活動法人全国精神保健福祉会連合会平成21年度家族支援に関する調査研究プロジェクト検討委員会編『精神障害者の自立した地域生活を推進し家族が安心して生活できるようにするための効果的な家族支援等の在り方に関する調査研究報告書』2010，pp.5-26.
(12) 前掲書（11），pp.27-28.

# 4. 地域生活支援事業とは

## A. 地域生活支援事業の実施主体

　地域生活支援事業は、2006（平成18）年施行の障害者自立支援法において制度化され、2013（平成25）年4月施行の障害者の日常生活及び社会生活を総合的に支援するための法律（障害者総合支援法）に改正後は、第77条・78条において、その事業内容の充実が図られている。地域生活支援事業の主な実施主体は市町村だが、複数の市町村が連携し広域的に実施することもできる。また、その事業を民間の社会福祉法人やNPO法人等に委託することもできる。委託先事業として、地域活動支援センターが担っているところが多い。また、障害者自立支援法で制度化された相談支援事業に取り組む事業所も増え、市町村から委託を受けて実施している。都道府県が実施する地域生活支援事業は、発達障害者支援センター等、専門性の高い事業としており、指定都市及び中核市を含む。「指定都市又は中核市で都道府県地域生活支援事業を実施した方が適切に実施できるものについては、指定都市又は中核市に事業の全部又は一部を委託することができる」としている。

> 地域活動支援センター

## B. 地域生活支援事業の目的

　地域生活支援事業の目的は、厚生労働省が定めた事業実施要綱によると、「障害者児・者が基本的人権を享有する個人としての尊厳にふさわしい日常生活又は社会生活を営むことができるよう、地域の特性や利用者の状況に応じた柔軟な事業形態による事業を計画的に実施し、もって障害者等の福祉の増進を図るとともに、障害の有無に関わらず国民が相互に人格と個性を尊重し安心して暮らすことのできる地域社会の実現に寄与することを目的とする」と定められている。
　障害者自立支援法で強調されていた「自立」の意味が、就労に特化したものではなく、障害者の日常生活の質の向上（QOL）を、制度的に充実させることに力点が置かれるようになったことは評価できる点である（図6-4-1）。

> QOL

図6-4-1 障害者総合支援法によるサービスの体系図

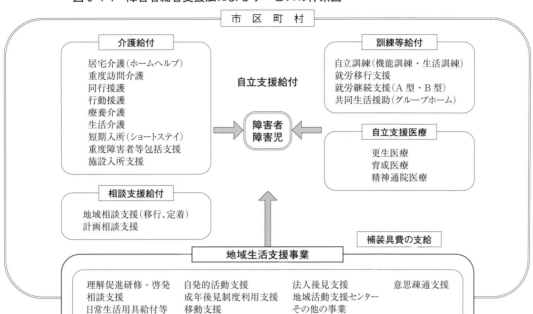

※自立支援医療のうち、精神通院医療の実施主体は都道府県等

出典）厚生労働省ウェブサイト　www.mhlw.go.jp/bunya/shougaihoken/jiritsushienhou02/3.html

# C. 地域生活支援事業の概要

以下の事業が定められた。

## (1) 市町村実施　必須事業

①理解促進研修・啓発事業

②障害者や家族、地域住民等が行う自発的活動支援事業

③相談支援事業（1.基幹相談支援センター等機能強化事業、2.住宅入居等支援事業〔居住サポート事業〕）

④成年後見制度利用支援事業

⑤成年後見制度法人後見支援事業

⑥意思疎通支援事業

⑦日常生活用具給付等事業

⑧手話奉仕員養成研修事業

⑨移動支援事業

⑩地域活動支援センター機能強化事業

障害者総合支援法制定時に、①、②、③、④、⑥の事業が新たに追加されている。

**(2) 市町村実施　任意事業**

①日常生活支援（1.福祉ホームの運営、2.訪問入浴サービス、3.生活訓練等、4.日中一時支援、5.地域移行のための安心生活支援、6.障害児支援体制整備、7.巡回支援専門員整備、8.相談支援事業所等〔地域援助事業者〕における退院支援体制確保）

②社会参加支援（1.スポーツ・レクリエーション教室開催等、2.文化芸術活動振興、3.点字・声の広報等発行、4.奉仕員養成研修、5.自動車運転免許取得・改造助成）

③権利擁護支援（1.成年後見制度普及啓発、2.障害者虐待防止対策支援）

④就業・就労支援（1.盲人ホームの運営、2.重度障害者在宅就労促進〔バーチャル工房支援〕、3.更生訓練費給付、4.知的障害者職親委託）

**(3) 都道府県実施　必須事業**

①専門性の高い相談支援事業（1.発達障害者支援センター運営事業、2.高次脳機能障害及びその関連障害に対する支援普及事業、3.障害者就業・生活支援センター事業）

②専門性の高い意思疎通支援を行う者の養成研修事業（1.手話通訳者・要約筆記者養成研修事業、2.盲ろう者向け通訳・介助員養成研修事業）

③専門性の高い意思疎通支援を行う者の派遣事業

④意思疎通支援を行う者の派遣に係る市町村相互間の連絡調整事業

⑤広域的な支援事業（1.都道府県相談支援体制整備事業、2.精神障害者地域生活支援広域調整等事業）

⑥サービス・相談支援者、指導者育成事業（1.障害支援区分認定調査員等研修事業、2.相談支援従事者研修事業、3.サービス管理責任者研修事業、4.居宅介護従事者等養成研修事業、5.・6.強度行動障害支援者養成研修（基礎・実践）事業、7.身体障害者・知的障害者相談員活動強化事業、8.音声機能障害者発声訓練事業、9.精神障害関係従事者養成研修事業）

**(4) 都道府県実施　任意事業**

①日常生活支援（1.オストメイト〔人工肛門、人工膀胱増設者〕社会適応訓練、2.音声機能障害者発声訓練、3.発達障害者支援体制整備、4.児童発達支援センター等の機能強化事業、5.矯正施設等を退所した障害者の地域生活への移行支援）

②社会参加支援（1.手話通訳者設置、2.字幕入り映像ライブラリーの提供、3.点字・声の広報等発行、4.点字による即時情報ネットワーク、5.障害者ITサポートセンター運営、6.パソコンボランティア養成・派遣事業、

7.都道府県障害者社会参加推進センター運営、8.身体障害者補助犬育成、9.奉仕員養成研修、10.スポーツ・レクリエーション教室開催等、11.文化芸術活動振興、12.サービス提供者情報提供等）

③権利擁護支援（1.成年後見制度普及啓発、2.成年後見制度法人後見支援、3.障害者虐待防止対策支援）

④就業・就労支援（1.盲人ホームの運営、2.重度障害者在宅就労促進〔バーチャル工房支援〕、3.一般就労移行等促進、4.障害者就業・生活支援センター体制強化等）

⑤重度障害者に係る市町村特別支援

## D. 地域生活支援事業の財源

地域支援事業の財源は、現状では以下のとおりである。

国：予算の範囲内において市町村及び都道府県が支出する地域生活支援事業の費用の100分の50以内を補助することができる。

都道府県：予算の範囲内において市町村が支出する地域生活支援事業の費用の100分の25以内を補助することができる。

### (1) 市町村地域生活支援事業

国庫補助率　50／100以内（負担割合：国50％、都道府県25％、市町村25％）

### (2) 都道府県地域生活支援事業

国庫補助率　50／100以内（負担割合：国50％、都道府県50％）

＊地域生活支援事業の詳細は、厚生労働省ウェブサイトを参照すること。

## E. 地域生活支援事業所の機能

地域生活支援事業所は、以上の事業を、単独あるいは複数合わせて実施している。訪問活動（アウトリーチ）、多様な支援を調整するケアマネジメント機能等、特に相談支援事業所は相談援助技術の向上が求められている。地域生活支援事業の主な機能を挙げてみる。

地域生活支援事業所

### (1) 対象者の権利擁護機能

地域生活支援事業は申請と契約に基づいて実施されるが、命にかかわるような緊急性を要する場合や人権侵害ケース等はその前提は成立せず、被害者の安全確認を最優先とした支援が必要となる。また、研修会や広報等、日常的な権利擁護活動をとおして地域全体の人権意識を高めていく啓発活動を実施している。

### (2) 居場所提供機能

集団活動に参加することが困難な人達が、引きこもり、孤立してしまうことのないよう地域活動支援センター等の昼間の居場所を提供する。

### (3) 制度やサービスの狭間に置かれた人達の支援機能

制度の狭間で期待通りのサービスが受けにくい人達に対応して柔軟できめ細かい生活支援をおこなう（従来の作業所が培ってきた機能）。

### (4) 地域のコーディネート機能

相談支援から具体的な生活支援につなげていくための多くの専門職や地域の協力者の支援ネットワークを形成し、それらの支援をコーディネートする。それは地域のセーフティネットの一つとしても機能することになる。

### (5) 福祉課題を地域に発信する機能

地域生活支援事業を通して、そこから見えてくる福祉課題を当事者に代わって代弁していく。「協議会」を始めとして、関係する会議や団体等に、新たな社会資源の創出など、課題を解決していくための地域の取り組みを提案していく。改善されたことが地域の人達に還元されていくことになるし、地域の課題解決能力も高まっていくことになる。

### (6) 各機能を一体的に機能させる機能

各々の機能は分断されたものではなくすべて関連している。権利擁護と相談活動は一体的に行うものであり、権利擁護と生活支援が連動して問題解決が図られる。個別の相談支援・生活支援は、資源がなければ解決にはつながらないので個別の支援と地域づくりは両輪のような機能である。このように地域生活支援事業の機能は、各々が有機的に繋がりをもっている。

以上、主な機能を挙げたが、地域生活支援事業は、日々の活動をとおしてこれらの機能を充分発揮していくことが役割として求められている。

> **協議会**
> 地域の実情に合わせて柔軟に会の名称を変更できる。

---

**参考文献**
- 「障害者自立支援事業における障害者相談支援事業の実施状況等について」厚生労働省.
- 「地域生活支援事業の実施について」厚生労働省.
- 「障害者自立支援法における相談支援事業の概要について」厚生労働省.
- 精神保健福祉白書編集委員会編『精神保健福祉白書 2014年版』中央法規, 2013, pp.54-55.
- 坂本洋一『図説よくわかる障害者総合支援法（第2版）』中央法規出版, 2017.

# 5. 医療機関の役割と機能

　精神障害には他障害と比較していくつかの特徴があるが、その1つとして、障害と疾病が密接な関係をもち、ともに振幅しあうといわれている。
　例えば、下肢を切断してしまい、身体障害の状態になった利用者は、当初、数か月程度は濃厚な医療を受け、リハビリテーションを受けるが、特別な場合を除き、医療は必要がなくなり、以前は病院に通っていたという程度の医療とのかかわりになることがほとんどだが、精神障害の多くの場合は、障害を引き起こす原疾患（統合失調症や感情障害など）が存在し、同時に加療を継続する。これらの原疾患が治癒すれば、障害もなくなるのであるが、原疾患の状態により、障害の状態もよくなったり悪くなったりする。また投薬されている薬の合う、合わないといったことにも病状と障害程度は影響を受け、さらに薬の副作用等により生活の障害が増すことも少なくない。
　このように、精神障害をもつ利用者にとって、医療は非常に重要であり、医療機関とのかかわりはその人の生活を支える上でも大変大きな影響を与えることとなる。こうした中で医療機関の役割、そして機能を整理してみよう。

## A. 精神科医療の歴史

　精神科医療の歴史はさまざまなところで語られているが、残念ながら多くの不祥事や人権侵害を繰り返してしまった。現在、2013（平成25）年4月1日に施行された障害者総合支援法とともに精神保健福祉法において、医療・保健・福祉に関する指針や方針が示されているが、1950（昭和25）年の精神衛生法以降、日本の精神科医療は入院中心の医療が展開され、世界的にも例のない長期入院や社会的入院が生まれてしまう背景をつくってしまった。差別や誤解、偏見などの影響もあり、多くの市民にとって、精神科医療は敷居の高い、かかわりをもちたくないものであった。しかし日本の近代化、ノーマライゼーションの理念の浸透などの影響、精神衛生法の改正などにより変化を見せていたところで、1984（昭和59）年の宇都宮病院事件を契機に日本の精神科医療は大きな変革を迫られることとなり、諸外国同様に地域精神科医療の重要性が説かれ、次第に入院中心の医

---

障害者総合支援法

**精神保健福祉法**
正式名称は、「精神保健及び精神障害者福祉に関する法律」。

**精神衛生法**
1950（昭和25）年に精神病者監護法と精神病院法を廃止し、施行された。私宅監置を廃止し、各都道府県に公立精神科病院の設置を義務付けた。

**宇都宮病院事件**
看護職員が入院患者を暴行死させたことをきっかけに病院のさまざまな不祥事や人権侵害が明らかになった。

療から地域生活を中心とした医療に変わっていくこととなった。

こうした中で、精神科クリニックの増加がみられた。「精神科」にいまだ抵抗がある方が少なくはないが、諸外国の気軽に精神科医に相談する文化などの影響もあいまって以前に比べ精神科受診への敷居が低くなり受診がしやすい環境となっている（図6-5-1）。

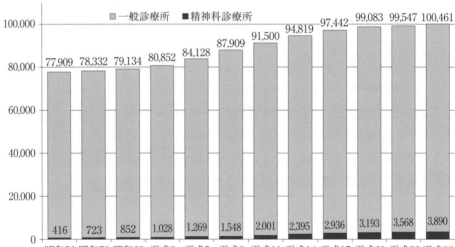

図6-5-1　一般診療所数および精神科診療所数の推移
（精神科・神経科・心療内科を主たる心療科とするものおよび単科のもの）

※平成23年の調査では福島県全域を除いている
出典）厚生労働省障害保健福祉部「医療施設調査[1]」より．

# B. 精神科医療の現状

## [1] 通院医療と入院医療

精神科医療は、他の一般的な疾患と同様に、通院における医療、入院における医療がある。以前は前述のように入院医療が中心だった日本の精神科医療も通院医療が中心となっていることはいうまでもない。

一般的には通院医療を行い、通院医療での対応が困難な場合、入院医療を行うこととなる。精神科医療での入院を考えた場合、他の医療と大きく異なるのは、医療法のもと病院が運営されるのみならず、精神保健福祉法にて、「入院形態」が規定されていることである。利用者の意思による任意入院のほか、医療保護入院や措置入院などの非自発的入院（いわゆる強制入院）が存在する。非自発的入院の要否は精神保健指定医でなければ診察ができないなど、安易な入院ができないように配慮はされているものの、その機能は決して充分ではないことも事実といえよう。

精神科医療での入院については、このように本人が入院を望むだけでは

**医療法**
病院や診療所の定義を決め、開設や管理、医療を行うため人員基準等を定めている。

**精神保健指定医**
5年以上の臨床経験および3年以上の精神科臨床経験をもち、講習、レポート提出を経て認定される。

なく、病状と環境により入院を余儀なく選択されることもあり、また、利用者を取り巻く状況によっては、同じような幻聴、妄想があっても入院が必要な場合、通院でもやっていける場合がある。いずれにしてもこのように精神科医療を通院で行うのか、入院で行うのかは専門家と周囲の環境要因、その利用者の状況などから複雑な判断のもと行われているのが現状である。

## [2] 診療所・クリニックの役割

医療法において、20床以上のベッドをもつ医療機関を「病院」と称し、それ以外の医療機関を診療所（クリニック）としている。先に述べたように、精神科クリニックは、飛躍的に増加している。診療所のメリットは病院に比べ、経済的にも物理的にも開設しやすく、便利な駅前などに開設することも容易である。利用する立場からみても、「精神科病院に通院」に比較して「メンタルヘルスクリニックに通院」のほうが心理的負担を感じることが少ないようである。そのため、利用者が受診しやすい、あるいは周囲からの受診を勧めやすい環境にある。こうした状況から精神科診療所・クリニックは地域に身近にある医療機関として、通いやすい便利な機関として期待されることは多い。

最近では、クリニックも多様化し、単に診療のみならず、デイケアや集団精神療法などさまざまなプログラム、訪問診療・訪問看護やリワーク支援、認知症ケアサポートチームなど、複合的なサービスを行う機関も増えてきている。

> **診療所（クリニック）**
> 診療所は無床診療所、有床診療所があるが、診療のベッド数は19床以下である。

> **リワーク支援**
> うつ病の患者などを中心に復職支援のプログラムを組みながら進めていく。

## [3] 病院の機能と役割

病院と診療所・クリニックの大きな違いは、簡単に述べれば「入院医療が可能かそうでないか」ということにある。病院は入院を受け入れる体制をとっているため、医療法における医師や看護師、薬剤師などの人員配置が一定水準で確保されている。また作業療法士や精神保健福祉士、臨床心理士、栄養士、臨床検査技師などのコメディカルスタッフなどが比較的揃っており、事務体制も比較的手厚く、夜間や休日も専門スタッフが常駐し、緊急な対応が可能であることが特徴的である。一方、診療所・クリニックなどは、診療時間外は誰もおらず、連絡が取りにくいか、もしくは連絡が取れない場合も少なくない。

病院の機能としては、1次医療にとどまらず、入院に対応できる2次医療以上の機能をもつということが挙げられる。診療所・クリニックと同様に通院医療を行っているが、そこにはいざという時に入院もできるという

安心感があるため、通院は病院を選択するという利用者も少なくない。また、本人が治療に同意しないが、医療が必要なケースなどは診療所・クリニックでの医療には限界があり、非自発的入院が可能な病院での受療が必要である。

近年、入院医療については、機能別分化が進み、精神科入院医療においても、他科同様である。こうした中、2004（平成16）年に「精神保健医療福祉の改革ビジョン」が厚生労働省より発表された。同ビジョンでは救急医療体制等の充実が課題とされ、病棟機能も精神科急性期病棟やスーパー救急病棟、児童精神病棟や認知症疾患治療病棟など、より機能別な病棟体制整備が進められつつある。さらに2013（平成25）年6月に精神保健法の一部を改正する法律が公布され、厚生労働大臣が精神障害者の医療の提供を確保するための指針を定めることとされた。

> 精神保健医療福祉の改革ビジョン

病院の種類には大学病院、国公立病院、医療法人等民間病院などがあり、それぞれ特色があるが、いずれも精神保健福祉法に基づいて病院運営が行われている。日本における入院施設はその多くが民間病院によって運営されていることは特筆すべきことである（2015〔平成27〕年の「医療施設調査」によると約95％が民間病院である）。

## ［4］総合病院の精神科医療

総合病院（地域医療支援病院）において精神科病棟をもつ病院もあり、これらの病棟も精神科単科病院同様に、精神保健福祉法に基づき医療が行われる。単科精神科病院との大きな違いは、外科・整形外科や循環器、呼吸器、などの他科専門医が同じ病院内におり、コンサルテーションや他科診療がスムースに行うことができることである。成人病が増えている昨今、精神科疾患以外の合併症を併発する利用者も多く、また自傷行為などにより外科的処置が必要なケースも少なくない。こうしたケースは精神科単科のクリニックや病院ではケアに困難を要する。このような場合は総合的な医療チームのもとでの身体管理が必要となるため、地域医療支援病院や大学病院などの担う役割は大変重要である。

> 総合病院
> 1997（平成9）年の医療法改正により、地域医療支援病院ができて、正式には総合病院の名称がなくなった。

## C.今後の医療機関における課題

精神科医療は過去に比べ、少しずつながら進歩をみせている。飛躍的な治療法は見出せないものの、新薬の出現やメンタルヘルス啓発の影響などもあり、地域精神科医療の道を確実に歩みつつある。しかしながらバザーリア法ができたイタリアや多くの精神科病院が解体した西欧に比べ、日本

> バザーリア法
> イタリアでは1978年に精神科病院の新設、新規入院、再入院を禁止する法律をつくり、精神科病院は実質イタリア国内では存在しなくなった。

はいまだ長期入院や社会的入院患者が多い。この問題は医療のみならず、社会復帰対策や地域医療や訪問サービス、包括型地域生活支援プログラム（ACT）などのさらなる充実や充分な地域福祉計画など多層的に取り組まなければ解決をみることはできない問題である。また先に述べたように「精神保健医療福祉の改革ビジョン」などを中心に医療の機能別分化を促進しつつあるが、急性期症状への対応、身体合併症の対応やさらに増えつつある認知症への対応、発達障害、高機能自閉症、高次脳機能障害などへの新たな対応、アルコール依存症や薬物依存症への対応など、充分な機能を果たせずにいるのが現状である。こうした中、さらなる社会的入院、難治性、処遇困難ケースなどの対応を現場では求められている。さらに、地域包括ケアシステムの構築について精神医療の位置付けも今後変革をしていくことも考えられる。

現在、日本の医療全体が医師や看護師のマンパワー不足に悩まされている。いまだに医療法における精神科特例などが存在している状況の中で、精神科医療の質の向上をどのように担保していくかということは容易な作業ではない。このような環境下で、医療と保健と福祉をコーディネートし、利用者の生活支援を進める専門家としての精神保健福祉士に期待される役割は大変重要なものといえよう。

> **包括型地域生活支援プログラム**
> ACT; Assertive Community Treatment
> 重い精神障害を抱えた方でも地域で生活ができるよう多層的サービスにより在宅生活を支えるものである。

注）
(1) 厚生労働省今後の精神保険医療のあり方に関する検討会（第1回）資料「精神保健医療福祉の現状」．

**参考文献**
- 影山任佐『図解雑学心の病と精神医学（第2版）』ナツメ社，2007.
- 日本精神保健福祉士協会精神保健福祉部権利擁護委員会編「みんなで考える精神障害と権利」2011.

# 6. 行政機関の役割と機能

## A. 行政機関が置かれている状況

地域精神保健福祉の対象疾患は、従前の統合失調症をはじめとする精神病圏に加え、高次脳機能障害、発達障害、若年性認知症等、拡大している。さらに、うつ病や認知症などの精神障害者が激増していることから、精神

疾患が医療計画に記載すべき疾病に追加された（2012〔平成24〕年）。また自殺対策や、DPATなど災害時精神医療体制の整備、刑法等の一部を改正する法律により2016（平成28）年6月から薬物使用等の罪を犯した者に対する刑の一部執行猶予制度が施行され、また2016（平成28）年に統合型リゾート整備推進法（IR法）が成立したこと等によるギャンブル嗜癖への対応等が新たな精神保健領域の課題として加わるなど、地域精神保健福祉の課題は多様化・複雑化している。これらの課題に対応するために関係法令が順次整備されている。近年整備された主な関係法令は「性同一性障害者の性別の取扱いの特例に関する法律」「心神喪失等の状態で重大な他害行為を行った者の医療及び観察等に関する法律（医療観察法）」「自殺対策基本法」「発達障害者支援法」「子ども・若者育成支援推進法」「犯罪被害者等基本法」「配偶者からの暴力の防止及び被害者の保護に関する法律（DV防止法）」「障害者虐待の防止、障害者の養護者に対する支援等に関する法律（障害者虐待防止法）」「障害を理由とする差別の解消の推進に関する法律（障害者差別解消法）」「アルコール健康障害対策基本法」等がある。また、精神障害者の地域生活への移行を促進するため「精神保健及び精神障害者福祉に関する法律（精神保健福祉法）」が改正されるとともに「地域社会における共生の実現に向けて新たな障害保健福祉施策を講ずるための関係法律の整備に関する法律」によって「障害者自立支援法」が「障害者の日常生活及び社会生活を総合的に支援するための法律（障害者総合支援法）」に改められた。さらに今後労働者のメンタルヘルス対策を充実・強化するため「労働安全衛生法」が改正された。また、2014（平成26）年11月から業務における強い心理的負荷による精神障害を原因とする自殺等を防止するため「過労死等防止対策推進法」が施行されている。

　さらに2014年施行の改正精神保健福祉法附則で3年後の見直しが定められていることを受け、2017（平成29）年2月8日に「これからの精神保健医療福祉のあり方に関する検討会報告書」が公表され、精神障害にも対応した地域包括支援ケアシステムの構築が目指されることとなった。

　精神保健福祉センターおよび保健所、市町村のこれらに準じる施設には、精神保健福祉士、心理技術者（2017〔平成29〕年9月15日公認心理師法が施行された）等が配置されている。これらの精神保健福祉担当職員については、知事または市町村長が「精神保健福祉相談員」として任命することができるとされている。

　行政機関の精神保健福祉業務は拡大の一途を辿っている。

---

**医療計画に記載すべき疾病**
医療法施行規則30条の28に定められた、がん・脳卒中・急性心筋梗塞・糖尿病に精神疾患を加え5疾病のこと。

**DPAT**
災害派遣精神医療チーム

**精神保健福祉相談員**
精神保健福祉法48条。2005（平成17）年の法改正において、市町村においても置くことができるものとされた。

## B. 行政立法と施策

　行政機関が施策に取り組むためには、根拠となる行政立法が必要である（国の要綱事業やモデル事業、自治体単独事業を除く）。国会の議決により制定された「法律」に基づき、内閣が制定する「政令」、大臣が制定する「省令」、この他に局・部・課長名での「通知」「実施要綱」「補助金交付要綱」が定められる。これらに基づき地方自治体が「実施要綱」や「補助金交付要綱」を定めることによって、施策が実施されることとなる。近年の精神保健福祉に係る政策形成は、有識者や当事者によって構成された検討会や、モデル事業を経て事業化や診療報酬化が目指される。また、法律を踏まえ「大綱」が作られた後、「計画」が作成され、これらを踏まえ都道府県（市町村）が計画等を策定し施策が展開されることもある。

**診療報酬**
保険診療の際に医療行為等の対価として計算される報酬。

## C. 精神保健福祉に関する行政機関

### [1] 国の機関

　厚生労働省社会・援護局障害保健福祉部精神・障害保健課が、「精神保健及び精神障害者福祉に関する法律（以下、精神保健福祉法という）」「精神保健福祉士法」「発達障害者支援法」「アルコール健康障害対策基本法」「自殺対策基本法」を所掌しており、精神障害者の福祉に関することについては同部障害福祉課が所掌している。

　医療観察法医療体制整備推進室は、医療観察法に基づく医療体制整備に関することを所掌している。なお医療観察法対象者については、厚生労働省の地方支分部局である地方厚生局が、医療観察法による決定の執行、指定医療機関の指定および指導を行うとともに、法務省の地方支分部局である保護観察所に、精神保健福祉士等の社会復帰調整官が配置され、医療観察制度に基づく処遇、および関係機関相互の連携・調整を行っている。

　2015（平成27）年10月、医政局地域医療計画課に精神科医療等対策室が設置され、医療計画に基づく精神医療に関すること、災害時精神医療体制や身体合併症の一般病床における治療体制の整備に関すること等を所掌することとなった。

　内閣府政策統括官（共生社会政策担当）が、「子ども・若者育成支援推進法」「障害者基本法」「障害者差別解消法」を所掌している。

　国立精神・神経医療研究センターは国立高度専門医療研究センターであり、精神疾患、神経疾患、筋疾患および知的障害、その他の発達の障害に係る医療並びに精神保健に関し、調査、研究および技術の開発並びにこれ

**国立精神・神経医療研究センター**
病院、神経研究所、精神保健研究所、トランスレーショナル・メディカル・ゲノムセンター、脳病態統合イメージングセンター、認知行動療法センターで構成されている。2006（平成18）年に精神保健研究所内に、自殺防止に向けて政府の総合的な対策を支援するために、自殺予防総合対策センターが（2016〔平成28〕年4月、自殺総合対策推進センターに改組された）、また、2011（平成23）年には今後の防災対策及び災害発生時のPTSD・心のケア対策に関して、各自治体に専門的な技術的支援や情報発信を行う「災害時こころの情報支援センター」が設置された。

らの業務に密接に関連する医療の提供、専門職を対象とした研修等を行っている。

　国立障害者リハビリテーションセンターには発達障害情報センターが設置され、発達障害に関する情報収集と分析、情報発信、啓発、発達障害者支援に関する調査研究が行われている。2011（平成23）年には高次脳機能障害情報・支援センターが設置された。2013（平成25）年には、健康増進センターが障害者健康増進・スポーツ科学支援センターに名称変更されている。

## ［2］都道府県（指定都市）主管課

　都道府県における精神保健福祉主管課は、当該自治体における精神保健福祉行政に係る事務、施策の立案および実施、地方精神保健福祉審議会の事務局、退院請求および処遇改善請求に関する事務、精神科病院や障害者総合支援法に基づく福祉サービス施設等に対する指導監督を行っている。精神保健福祉行政は医療と福祉にまたがっていることから、精神保健医療に関することは保健部局が所掌し、精神障害者福祉に関することについては福祉部局が所掌するなど、精神保健医療施策と精神障害者福祉施策を一体的に推進することが困難な自治体もある。

## ［3］精神保健福祉センター

　精神保健福祉センターは、1950（昭和25）年に制定された精神衛生法で規定された「精神衛生相談所」が、1965（昭和40）年の法改正で「精神衛生センター」と改められ、1987（昭和62）年の法改正で「精神保健センター」に、さらに1995（平成7）年の法改正で精神障害者の福祉が法に明確に位置付けられたことに伴い「精神保健福祉センター」と名称が改められた。1999（平成11）年の法改正（2002〔平成14〕年施行）で精神保健福祉センターは、都道府県（指定都市を含む）が必置するものと規定され（精神保健福祉法6条）、2017（平成29）年4月1日現在全国に69か所設置されている。

　精神保健福祉センターは「精神保健福祉センター運営要領」によって、都道府県および指定都市における精神保健および精神障害者の福祉に関する総合的技術センターとして、地域精神保健福祉活動推進の中核となる機能を備えなければならないとされている。同要領で精神保健福祉センターの業務は、「企画立案」「技術指導及び技術援助」「人材育成」「普及啓発」「調査研究」「精神保健福祉相談」「組織育成」「精神医療審査会の審査に関する事務」「自立支援医療（精神通院医療）及び精神障害者保健福祉手

---

指定都市
精神保健福祉法51条の12および地方自治法施行令174条の36の2によって、精神保健福祉法の規定中、都道府県が処理するとされている事務で、政令で定めるものについては、指定都市が処理するものとされている。

精神保健福祉センター
施設名称を「こころの健康センター」などとしている自治体もある。

帳の判定」、その他として「診療機能やデイケア」「障害者総合支援法に規定された障害福祉サービス等のリハビリテーション機能」や「医療観察法に基づく地域処遇への関与」が挙げられている。さらに精神保健福祉センターには、当該自治体における精神保健福祉施策に関する企画立案への関与も求められている。

## [4] 保健所

1937（昭和 12）年に「保健所法」が公布され、保健所が誕生した。1994（平成 6）年に「地域保健対策強化のための関係法律の整備に関する法律（地域保健法）」が成立したことを受け、保健所は同法に規定された機関となった。保健所は、都道府県、指定都市、中核市、政令市、特別区に設置されるが、1997（平成 9）年には 845 か所あったものが、同年地域保健法が全面施行されると統廃合が進み、2017（平成 29）年 4 月 1 日現在 481 か所となっている。

保健所の業務に地域精神保健活動が位置付けられたのは、1965（昭和 40）年に精神衛生法が改正されたことに伴い、同年保健所法が改正され「精神衛生に関する事項」が加えられたことによる。翌年「保健所における精神衛生業務運営要領」が通知されるが、保健所の地域精神保健活動は一部を除き低調なものであった。しかし 1975（昭和 50）年から精神障害者社会復帰相談指導事業が開始されたことで、保健所における地域精神保健活動が本格的に取り組まれるようになる。現在では、「保健所及び市町村における精神保健福祉業務運営要領」によって、保健所は地域精神保健福祉の中心的な行政機関と位置付けられている。同要領で地域精神保健福祉における保健所の役割は、企画調整業務として「現状把握及び情報提供」「保健医療福祉に係る計画の策定・実施・評価の推進」、普及啓発業務として「心の健康づくりに関する知識の普及・啓発」「精神障害に対する正しい知識の普及」「家族や障害者本人に対する教室等」、「研修」「組織育成」「相談」「訪問指導」、社会復帰及び自立と社会参加への支援業務として「保健所デイケアその他の支援の実施」「関係機関の紹介」「各種社会資源の整備促進及び運営支援」「精神障害者保健福祉手帳の普及」、入院および通院医療関係事務として「関係事務の実施」「移送に関する手続きへの参画」「関係機関との連携」「人権保護の推進」「精神科病院に対する指導監督」、「ケース記録の整理及び秘密の保持」「市町村への協力及び連携」とされている。

---

**保健所**
対人保健サービスのうち、広域的に行うべきサービス、専門的技術を要するサービス、及び多職種の保健医療職種によるチームワークを要するサービス並びに対物保健等を実施する第一線の総合的な保健衛生行政機関である。保健所の業務は、対人保健分野では精神保健福祉の他、感染症対策、エイズ・難病対策、母子保健対策がある。対物保健分野では食品衛生関係、生活衛生関係がある。その他に医療監視、企画調整等が挙げられる。

**精神障害者社会復帰相談指導事業**
回復途上にある在宅精神障害者を対象とし、グループ活動を通して自立と社会参加の促進を支援することを目的とした事業（保健所デイケア）。

**関係事務の実施**
措置入院に関する申請、通報、届出の受理と対応、指定医の診察等への立ち会い。応急入院届、医療保護入院届及び退院届、定期病状報告の受理及び進達。

**移送**
精神保健福祉法 34 条。都道府県知事（指定都市の長）は、その指定する精神保健指定医による診察の結果、直ちに入院させなければ医療及び保護を図る上で著しく支障がある精神障害者であってその精神障害のために本人の同意に基づく入院が行われる状態にないと判断されたものを、保護者の同意の有無に応じて、医療保護入院又は応急入院させるため、応急入院指定病院に移送することができる。

## [5] 市町村

　市町村が地域精神保健福祉活動への具体的関与を求められたのは、1993（平成5）年の精神保健法改正で、「国、地方公共団体、医療施設又は社会復帰施設の設置者（中略）精神障害者等の社会復帰の促進を図るため、相互に連携を図りながら協力するよう努めなければならない」と規定されたことによる。さらに、1994（平成6）年に成立した地域保健法の基本指針において、「精神障害者の社会復帰対策のうち、身近で利用頻度が高いサービスは、市町村保健センター等において、保健所の協力を得て実施することが望ましい」とされた。さらに、1995（平成7）年の精神保健法改正（精神保健福祉法）では「正しい知識の普及」（精神保健福祉法46条）、「相談指導等」（精神保健福祉法47条）、「事業の利用の調整等」（精神保健福祉法49条）について市町村の役割が明示された。翌年には「保健所及び市町村における精神保健福祉業務運営要領」が示されたが、しかし地域精神保健福祉活動は長年保健所が中心となって実施されていたことから、多くの市町村においては、医療保護入院に係る市町村長同意（精神保健福祉法33条第3項）についての事務、および市においては生活保護を支給している精神障害者のみに関与していたにすぎない状況が続いていた。1999（平成11）年の精神保健福祉法改正（2002〔平成14〕年施行）によって、「精神障害者居宅生活支援事業」を市町村単位で実施すること、精神障害者福祉サービスの利用に関する相談・調整等、精神障害者保健福祉手帳および通院医療費公費負担制度（現、自立支援医療）の申請窓口について市町村が行うことになったことで、市町村は地域精神保健福祉活動の一翼を担うこととなった。さらに、2005（平成17）年に成立した障害者自立支援法で、福祉サービスの提供主体が市町村に一元化されたことで、地域精神保健福祉において市町村は大きな責任を担うこととなった。このような状況から、精神保健福祉士等の専門職を採用するなどして、相談援助体制の充実を図った市町村がある一方、精神障害者福祉サービスの利用に関する相談・調整等の業務を、すべて相談支援事業者へ委託している市町村もあるなど、その取り組みには大きな格差が生じている。

　「保健所及び市町村における精神保健福祉業務運営要領」において、地域精神保健福祉における市町村の役割は、「企画調整」「普及啓発」「相談指導」、社会復帰及び自立と社会参加への支援として「障害者総合支援法の障害福祉サービスの実施」「障害福祉サービス等の利用の調整等」「市町村障害福祉計画の策定」「各種社会資源の整備」「精神障害者保健福祉手帳関係事務」、「入院及び自立支援医療費（精神通院医療）関係事務」「ケース記録の整理及び秘密の保持」、その他として「市町村障害者計画の策定

---

**精神障害者居宅生活支援事業**
ホームヘルプ・ショートステイ・グループホームの3事業で構成されていた。2006（平成18）年に障害者自立支援法に基づく障害福祉サービスとして統合された。

**相談支援事業者へ委託**
精神保健福祉法49条1項

及び推進」「地域の実情に応じて、創意工夫により施策の推進を図る」とされている。

■ 理解を深めるための参考文献
- 『我が国の精神保健福祉―精神保健福祉ハンドブック（平成27年度版）』日本公衆衛生協会，2016.
  わが国の精神保健福祉施策を学習するため、また実際の業務においても必携の文献である。
- 精神保健福祉研究会監修『精神保健福祉法詳解（4訂）』中央法規出版，2016.
  精神保健福祉法を学習するため、また実際の業務においても必携の文献である。
- 精神保健福祉研究会編『精神保健福祉関係法令通知集（平成23年版）』ぎょうせい，2011.
  精神保健福祉関係法令通知を学習するため、また実際の業務においても必携の文献である。

# 7. 相談支援の成り立ち

## A. これまでの経緯

2003（平成15）年までは障害者基本法を中心に、身体障害者福祉法、知的障害者福祉法、精神保健福祉法の個別法で障害福祉サービスが提供されていた。

措置制度の時代では公的責任において、ニーズの判定、サービス提供内容、費用負担等を決定するのは行政機関で行っていた。

2003年より施行された知的障害者、身体障害者分野の支援費制度は、障害者が必要なニーズを具体的に示し、そのニーズの妥当性を市町村が認定・支給決定することの考え方が原則であった。そのため相談支援も障害者の希望に添って、サービスの必要度を具体化する方策を示すことが相談支援とされていた。

2006（平成18）年に施行された障害者自立支援法では、相談支援は市町村の責務として相談支援を規定し、市町村の必須事業として位置付けた。相談支援は、①「地域生活支援事業」の一つとして地域の相談に応じ、情報提供や助言、事業所等との連絡調整等を総合的に実施する「一般的な相談（基本相談）」と②「サービス利用計画作成（個別給付）」障害福祉サービスを適切に利用することができるように、障害者のニーズや状況等を加

地域生活支援事業
障害者自立支援法77・78条

サービス利用計画作成（個別給付）
障害者自立支援法32条

味したサービス利用計画を相談支援専門員が作成することが相談支援と定義された。これにより、相談支援は独立した事業として位置付けられることになった。

障害者自立支援法では、障害福祉サービスを利用する場合には、公平性・公正性を担保することが必須条件となって、障害程度区分認定とケアマネジメントによる計画作成の上、支援を行うことが基本とされた。

2010（平成22）年12月に「障がい者制度改革推進本部等における検討を踏まえて障害保健福祉施策を見直すまでの間において障害者等の地域生活を支援するための関係法律の整備に関する法律（改正障害者自立支援法）」が成立し、相談支援の充実・強化が図られた。

2012（平成24）年に施行された改正障害者自立支援法では、相談支援の体系が整理された。これまで利用が低調であったサービス等利用計画の相談支援は、「指定特定相談支援事業」の「計画相談支援」（個別給付）とされた。また、地域移行および地域定着の相談支援が「指定一般相談支援事業」の「地域相談支援」（個別給付）として新たに位置付けられた。また、18歳までの児童については、児童福祉法に基づく障害児相談支援事業として整理された。改正では相談支援の中心となる総合的な支援センター（基幹相談支援センター）を市町村に設置することが法律上に位置付けられた。障害者の相談支援体系は、2013（平成25）年の障害者総合支援法に引き継がれた。障害者総合支援法は自立支援給付と地域生活支援事業の2つに大きく分けることができる。地域生活支援事業は、市町村や都道府県の実情に合わせ必要な支援を行う事業である。2006（平成18）年地域生活支援事業実施要綱が定められ、2013年改正が行われた。

**市町村地域生活支援事業**
①理解促進研修・啓発事業、②自発的活動支援事業、③相談支援事業、④基幹相談支援センター等機能強化事業、⑤住宅入居等支援事業（居住サポート事業）、⑥成年後見制度利用支援事業他

**都道府県地域生活支援事業**
①専門性の高い相談支援事業、②発達障害者支援センター運営事業、③高次脳機能障害およびその関連障害に対する支援普及事業。その他の事業もある。

## B. 基本相談支援

相談支援に必要なすべての相談に付随して地域の障害者等の福祉に関する各般の問題について、障害者、障害児の保護者または障害者の介護を行

図6-7-1　相談支援の体系図

| 指定特定相談支援事業 | | 指定一般相談支援事業 | |
|---|---|---|---|
| 計画相談支援 | | 地域相談支援 | |
| ①サービス等利用支援 | ②継続サービス利用支援 | ③地域移行支援 | ④地域定着支援 |
| 自立支援給付における個別給付（計画相談支援給付費） | | 自立支援給付における個別給付（地域相談支援給付費） | |

う者からの相談に応じ、必要な情報の提供および助言を行うことが基本相談とされた。

基本相談
障害者総合支援法5条

相談支援は基本相談を土台にして、その上に専門相談を加える構成で実施されることになった（図6-7-1）。

## C. 相談支援事業者

相談支援事業者
障害者総合支援法51条の22

障害者総合支援法に基づく地域相談支援を行う場合には、あらかじめ相談支援専門員を配置して都道府県、政令市、中核市から「指定一般相談支援事業者」の指定を受けることが必要となる。また、計画相談支援（障害児相談支援）を提供する場合には、市町村から「指定特定相談支援事業者（指定障害児相談支援事業者）」の指定を受けることが必要となる。

### [1] 指定特定相談支援事業
計画相談支援

「サービス等利用支援」と「継続サービス利用支援」からなり、自らの生活について計画を立てることや制度・サービス等の利用調整に困難を抱えている障害者に対して、ケアマネジメントに沿って本人の意思と同意のもとに計画を作成し、その計画に沿った支援を提供して、定期的なモニタリングで計画の見直しを行いながら継続的に支援を提供する。

①サービス等利用支援とは

障害者の心身の状況やその置かれている環境を勘案し、利用する障害福祉サービスや地域相談支援の種類・内容等を定めたサービス等計画（案）を作成し、支給決定が行われた後に、福祉サービス事業者との連絡調整を行い、支給決定の内容を反映したサービス等利用計画を作成する。

②継続サービス利用支援とは

サービス等利用計画が適切であるかどうかを一定期間ごとにモニタリングし、その結果を勘案してサービス等利用計画の見直しと変更を行うものである。

### [2] 指定一般相談支援事業（地域相談支援）

一般相談支援事業者が実施する地域移行支援と地域定着支援で、地域移行の取り組みを強化するものとして個別給付化された。

③地域移行支援とは

施設や精神科病院に入所・入院している障害者に、住居の確保等地域における生活に移行するための活動に関する相談、障害福祉サービス事業所

等への同行支援などを行う。支援期間は6か月以内である。（更新は可）

2014（平成26）年より地域移行支援は、障害者支援施設、精神科病院の障害者に加え、救護施設、刑事施設、更生保護施設に入所している障害者も支援対象に加えられた。

④地域定着支援とは

居宅において単身等の状況で生活する障害者、家族と同居しているが家族等による緊急時の支援が見込まれない障害者に常時の連絡体制を確保し、緊急の事態に相談その他のサービスを行う。支援期間は1年以内である。（更新は可）

### [3] 基幹相談支援センター

2012（平成24）年の改正障害者自立支援法で「相談支援体制の強化」として、①市町村に基幹相談支援センターの設置、②自立支援協議会の法定化がなされた。

基幹相談支援センターは、地域における相談支援の中核的な役割を担う機関として、障害者相談支援事業および成年後見制度利用支援事業相談等の業務を総合的に行う。

具体的には、地域の実情に応じて以下の業務等を行う。

①総合的・専門的な相談支援の実施
②地域の相談支援体制の強化の取り組み
③地域移行・地域定着の促進の取り組み
④権利擁護・虐待の防止

### [4] 地域活動支援センター

（旧）精神障害者地域生活支援センターは、1999（平成11）年、精神保健および精神保健福祉で精神障害者社会復帰施設として法制化された。精神障害者の地域生活の相談機能を担ってきた。障害者自立支援法で市町村の地域生活支援事業で地域活動支援センターに再編された。

## D. 障害者総合支援法における計画相談

計画相談はケアマネジメント手法を活用し、障害者のニーズや置かれている状況を勘案して、福祉、保健、医療、教育、就労、住宅等の総合的な視点から、地域での自立した生活を支えるために作成するものと位置付けられた。2012（平成24）年からすべての障害福祉サービス利用者の支給決定における判断資料としてサービス等利用計画（案）またはセルフプラ

ンを市町村に提出することが義務付けられた（図6-7-2）。

図6-7-2　指定特定相談支援事業者（計画作成担当）および障害児相談支援事業者と障害福祉サービス事業者の関係

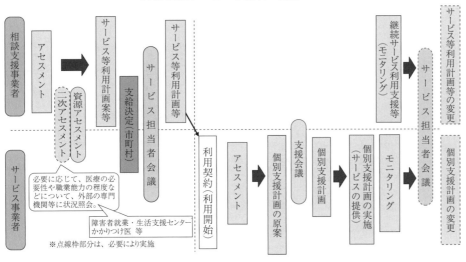

出典）平成27年度　相談支援従事者指導者養成研修　平成27年5月27日
　　　厚生労働省行政説明「制度の概要と相談支援の課題」

# E. 相談支援の構成

### (1) 利用者の思いを知ること

相談支援のインテーク面接でサービス利用希望者から得られた情報と関係者の情報を加え、アセスメントを行う。アセスメントは利用者の強み（ストレングスの視点）を整理して組み立てることが必要とされる。

アセスメント

### (2) 支援内容の確認

利用者のニーズや課題が確認されると相談支援専門員はケア会議、または関係者会議を開催して、当面の課題や支援内容、それぞれの役割を確認する。会議で合意された内容をサービス利用等利用計画で具体化する。

ケア会議

### (3) 計画の有効性の検証

モニタリングで、計画に基づく支援で生活が安定しているかを確認して不充分であれば修正する作業までがパッケージとなって提供される。それにより利用者ニーズに添って柔軟に必要なサービスの提供ができる。

### (4) サービス等利用計画はケアマネジメントが基本となる

サービス等利用計画は、障害者の生活実態や望む生活等のニーズを明らかにし、それを実現するためのサービスの種類と量を明確にするものである。

**意思決定支援ガイドライン**

### (5) 意志決定支援について

2017（平成29）年3月に意思決定支援ガイドラインが策定された。相談支援には適切に利用者の意思が反映されることが必要となる。意思決定支援の基本原則に沿った支援が原則となる。

## F. 地域移行支援・地域定着支援

2004（平成16）年の精神保健医療福祉の改革ビジョンで「入院医療中心から地域生活中心へ」という方策が定められ以降、モデル事業等から始まり退院促進支援が事業化されてきた。2010（平成22）年には「精神障害者地域移行・地域定着支援事業」として実施されていた。2012（平成24）年「障害者自立支援法」で障害福祉サービス一つとして地域相談支援が個別給付化され「地域移行支援・地域定着支援」として位置付けられた。2014（平成26）年より今までの障害者支援施設、精神科病院に加え、救護施設、刑事施設、更生保護施設に入所している障害者が地域移行支援の対象者となった。利用状況は図6-7-3を参照。

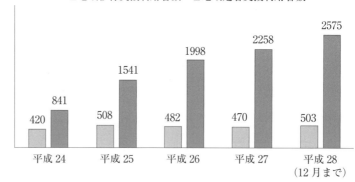

図6-7-3　利用者数の推移（一月平均（人））

出典）障害福祉サービス等報酬改定検討チーム参考資料より　平成29年5月31日

2014年より今までの障害者支援施設、精神科病院に加え、救護施設、刑事施設、更生保護施設に入所している障害者が地域移行支援の対象者となった。

## G. 地域相談事例

(1) 事例1　氏名Aさん　45歳　男性　病名　統合失調症

Aさんは高校卒業後、地元の工場に勤めるが数年後に退職し、その後、

職を転々としていた。数年前より新聞配達のアルバイトに従事していた。両親が1年前に他界してからは単身での生活となった。兄弟や頼れる親戚はなく、無断で会社を休んでいたことから自宅に会社の人が心配をして訪問をすると、「仕事に行こうとすると電波がひどくなったり、誰かに監視されているような気になり、家から出られなくなってしまった」と混乱と憔悴したA氏がいた。そのため、市の保健師さんや福祉事務所ケースワーカーに相談して一緒に精神科病院を受診した。精神保健指定医より入院治療の必要性について説明を受けるが、入院を拒否されたために市長同意による医療保護入院となった。入院の翌日、B精神保健福祉士（退院後生活環境相談員）が話に来てくれたので、退院に向けて協力してくれるように依頼した。カンファレンスが開催され、A氏の入院診療計画書が作成された。予定入院期間3か月となっていた。

> **カンファレンス**
> B精神保健福祉士は、本人、主治医、病棟担当看護師、担当作業療法士と退院に向けた治療内容、期間等について確認した。

**退院後生活環境相談員**
2014年4月1日に改正精神保健福祉法では、すべての医療保護入院者に退院後生活環境相談員を選任することが義務付けられた。
**精神保健福祉士**：権利擁護の視点、利用できる障害福祉サービスの情報提供や家族調整や生活環境全体のアセスメントをする。

しかし、幻覚妄想の症状が消長し、不安定な状態が続いた。Aさんもしだいに治療の必要性が理解され、任意入院に切り替わり、入院を継続することになった。症状が安定し、今後の生活を考え福祉サービスの活用を希望された。市町村にサービス等利用の申請をし、受理された。その後、C相談支援専門員が計画相談支援、地域相談支援を担当することになった。B精神保健福祉士はC相談支援専門員を紹介した。

C相談支援専門員と面接

> **サービス等利用計画（案）の主な内容**
> ● 地域移行支援を利用する。
> 　①退院先の見学・体験。外泊準備等。
> 　②日中活動の見学・体験。
> 　③退院後の相談先の検討。

Aさんは並行して障害支援区分の調査を受け、市町村にサービス等利用計画（案）が提出され、給付の支給決定がされた。

> **ケア会議**
> サービス等利用計画の確定及び交付と共有を目的に開催
> 参加者：本人、病院の看護師、作業療法士、精神保健福祉士、市担当者、相談支援専門員、主治医

**給付の支給決定**
サービス等利用計画案や障害支援区分からサービス内容や支給期間が決まり、受給者証が交付される。

Aさんの役割は地域で生活するためのリハビリプログラムに参加して、ご自身も準備を進めることになった。地域の支援では、指定一般相談支援事業所と契約し、地域移行支援を利用して退院を目指すことにした。

**支援経過　相談支援事業所の取り組み**

- 本人の不安軽減、退院意欲を維持できるように継続支援

当初は自宅に戻ると再び声が聞こえてくるかもしれないと不安があったが、やはり自宅で生活したいと希望されたので最初は同行外出から始めて自信を深めた。

- 外泊に向けた支援

外泊はグループホームでの宿泊体験も行い、自宅での生活ができるように支援を提供した。

- 日中活動の場の検討

外泊中に精神科デイケア、地域活動支援センター、就労継続支援B型事業所の見学を行った。

入院治療と並行して地域移行支援のサービスを利用しながら、Aさんが安心できるように支援を提供した。医療の退院支援計画と福祉の地域移行計画の歩調を合わせた支援をするために、ケア会議の中で確認をしながら進めた。

Aさんの目標は退院後自宅で生活しながら、日中は地域活動支援センターに通うことにした。在宅生活では、地域定着支援、居宅介護のサービスも調整して、自宅への外泊を繰り返して退院を目指すことになった。

### (2) 相談支援と精神保健福祉士

精神科病院に所属する精神保健福祉士は、治療のステージから、地域生活のステージにつなげていく役割がある。地域支援者の精神保健福祉士は、地域で安心して生活していくことができるように医療と福祉が一体的に支援できるシステムを作ることが課題となる。

個別のかかわりにおいては、生活上の課題（生活のしづらさ）やニーズを確認し、必要な支援サービスを組み立て、最終的に自己決定に基づく丁寧な支援をする姿勢が基本となる。

**| 理解を深めるための参考文献**

- 障害者相談支援従事者初任者研修テキスト編集委員会『障害者相談支援従事者初任者研修テキスト（3訂）』中央法規出版，2013．
  相談支援の全体的な流れが理解できる。
- 厚生労働省平成28年度障害者総合福祉推進事業『「指定一般相談支援事業所（地域相談支援）と精神科病院の職員が協働して地域移行に向けた支援を行うための研修カリ

キュラム及びガイドライン等の開発」報告書』厚生労働省，2017.
研修テキストはPDFデータ、パワーポイントデータもダウンロード可。福祉と医療の連携のあり方が理解できる。
● 特定非営利活動法人全国精神障害者地域生活支援協議会『障害者地域移行・地域定着支援ガイドブック』中央法規出版，2013.
地域相談支援の進め方が理解できる。
● 野中猛『ケア会議で学ぶ精神保健ケアマネジメント』中央法規出版，2011.
前半は精神疾患とケアマネジメントについての基礎知識、後半は「ケア会議の実践」について学びを深めることができる。
● 『精神科臨床サービス―相談支援とケアマネジメント』第14巻2号，星和書店，2014.
相談支援とケアマネジメントについて理解できる。

# 8. 生活支援システムづくりの事例

## A. 自立と生活支援システム

### [1] 自立の意味

精神障害者の自立は、近年非常に広い意味で受け止められるようになってきた。就労による経済的自立が「自立」であるという図式は、同居してくれる家族がいなくなった人たちを長期入院に追いやってきた。しかし、現在では、支援を受けながら自分らしく生活することも「自立」であり、地域で生活し続けられるよう支援することが、精神保健福祉士の重要な役割になってきている。

### [2] 地域で安定して暮らし続けるために

それでは、地域生活を支援していく上で重要なことは何だろうか。その人のニーズや、取り巻く環境をしっかりアセスメントし、必要な資源をコーディネートしていくことである。その際に重要なのは、正確な情報を本人にわかりやすく提示すること、自分自身で選択できるよう、側面的な支援を心がけること、フォーマルな資源だけでなく、インフォーマルな資源にも着目することなどである。サービスの数を揃えて、私たち支援者が安心してしまうのではなく、本人がそのシステムをうまく活用できるかどうかをモニタリングする必要性があるだろう。

そうした個別の支援の積み上げの中から、新たなニーズを探り、障害をもつ人たちが暮らしやすくなるための新たな社会資源の創出にも精神保健

アセスメント
その人の全体状況を把握すること。事前評価と表現される場合もあるが、アセスメントはすべての支援プロセスにおいて、繰り返し、何度も行われるものでもある。

福祉士はかかわっているのである。

## B. 支援システムがうまく機能しなかった事例

**事例1** Kさんの危機に気付かなかったシステム

### (1) 病棟の優等生

Kさん（55歳・女性）は20歳代の頃から、非定形精神病と診断されており、3年前、離婚をきっかけに妄想と希死念慮にとらわれて精神科病院に入院した。元夫との間に子どもはおらず、調子のよい時には家政婦として働いていた時期もある。両親は既に亡くなっており、姉が近県にいるが、以前からあまり交流はない。

病状が落ち着き、開放病棟に移ってからは、規則正しく生活し、長く入院している高齢の患者さんの世話をしたりして、看護師の間では評価が高かった。もっと早い時期に退院の話もあったのだが、Kさん自身があまり乗り気でなく、主治医の交代などが影響して、時間が経過してしまった。

### (2) 退院に向けて

Kさんにとって今回は3回目の入院である。実はKさんは一人暮らしの経験がまったくなく、それが本人の不安材料だったので、相談支援事業所の相談員がグループホームを紹介した。並行して疎遠だった姉に連絡をとり、病院に足を運んでもらうことができた。

また、Kさんが日中をどう過ごすのかということに関しては、調理が好きということからお菓子づくりをしている就労継続支援事業B型の事業所を見学に行くこととなった。見学の結果、Kさんの希望に合う作業内容だったことから、入院中から試験的な利用を始めていくこととなった。

### (3) グループホームでの生活へ

グループホームへの外泊中も大きな問題はなく、病院スタッフ、相談支援事業所の相談員、グループホームの世話人、就労継続支援事業所の精神保健福祉士、生活保護の地区担当ワーカーが集まり、退院カンファレスが開かれた。退院後は、グループホームの近くにある相談支援事務所の相談員がマネジメントを担うことを確認し、サービス等利用計画を立案することとなった。

### (4) 突然の再入院

退院して、3か月後、病院にKさんが救急車で運ばれてきた。薬を大量に飲んで自殺未遂を起こしたのだった。地域の関係機関からは何の事前情報もなく、同行した世話人も何が起こったのかわからないと話していた。

入院して数日が経ったところで、T精神保健福祉士が病室でKさんと

---

**グループホーム**
一般の住宅などを借り請けて、世話人の支援を受けながら、共同生活を行う住まい。障害者自立支援法では、共同生活援助とも表現される。

**就労継続支援事業B型**
一般企業への就職が困難な人に就労機会を提供するとともに、生産活動を通じて、その知識と能力の向上に必要な訓練などのサービスを供与することを目的とする施設。

面接を行ったところ、「グループホームで自分よりも年上の方のお部屋を掃除してあげようとして怒鳴られた」ことが自殺未遂の直接の契機だったことがわかった。また、通所していた事業所でも、孤立しているように感じたというのである。一人で思い詰めてしまい、「私なんかいないほうがいい」と短絡的に考えて、大量服薬をしてしまったようである。

### (5) 機能しなかったKさんを取り巻く支援システム

かかわっている専門職が「できるKさん」という評価をし、支援の枠組みを設定するだけの支援システムしか構築できていなかったことが、今回のKさんの入院で初めてわかった。人によく思われたい、役に立ちたいという気持ちが人一倍強く、拒絶されると「自分には価値がない」と、極端に落ち込んでしまう傾向があることもわかった。入院生活では顕在化しなかった側面であるが、前回の入院も夫から突き放されたことが契機で、実は今回と同じ経過だったのである。本人の希望にそってつくってきた支援システムだったが、SOSをうまく引き出せず、複数の機関や専門職がかかわっていても機能することが難しかった事例である。

## C. 地域ピアサポーターと結びついた支援システム

**事例2** 支援システムを動かしたNさんの強い意思

### (1) ピアサポーターとの出会い

Nさん（60歳・男性）は、統合失調症で30年近く入院生活を送っている。母親が急死したことがきっかけで、引き取ってくれる身寄りもないまま、年月が経過してしまった。Nさんは、高校卒業後、印刷工として働いていたが20歳すぎに発病し、その後は定職についたことはなかった。入院生活の中で覚えたことの一つに囲碁があり、暇があれば、碁盤に向かって日々を過ごしてきた。

ある日、長期入院者に地域での生活のよさを伝えるために、地域で暮らしている「ピアサポーター」という当事者たちが数名病院を訪れた。看護師に強く勧められて退院を目指す人たちのプログラムに参加したNさんだったが、ピアサポーターの一人であるYさんが囲碁の話を始めた途端、表情が一変した。

**ピアサポーター**
同じ障害をもち、悩みを相談できたり、地域での生活に関して助言してくれる仲間。

### (2) 退院して碁会所に行きたい

Nさんは数日後に、担当のJ精神保健福祉士に面接を求めてきた。「碁会所に行きたいんだけど、退院すれば行けるのか」というのが相談の内容だった。これまでどれだけ退院を勧めても見向きもしなかったNさんが碁の話になるとこんなに前向きになることに驚いた。その後、Nさんのと

ころに時折Yさんが訪れ、碁を打ちながら話をしている姿がみられた。

#### (3) 晴れて碁会所へ……、そして退院

地域移行、地域定着支援を行っている相談支援事務所のL精神保健福祉士と、病院スタッフ、生活保護ワーカー、ピアサポーターのYさん、そしてNさんで合意がなされ、退院に向けた支援がスタートした。その後、L精神保健福祉士が中心となって、Yさんが通う碁会所と病院からあまり遠くない範囲でアパート探しが行われた。年齢が高く、身寄りがいないので難航したが、これまでも長期入院者を受け入れてきた地元の不動産屋の協力で、保証人協会を利用して契約し、生活保護を受給しながらの生活についても担当ワーカーから説明を受けた。今後ヘルパーも依頼することが決定した。

外泊時には、Yさんとアパート周辺を散策し、碁会所にも足を運んだ。次の外泊時にはアパート近くの地域活動支援センターの登録をすませ、夕食会でYさんにたくさんの仲間を紹介してもらった。

#### (4) 地域での生活の大変さと生きがい

Nさんは退院し、アパートでの単身生活が始まった。食事、洗濯、掃除、ゴミ出しなど、これまで全部人任せにしてきたことを、60歳をすぎてから自分でやり始めるのは大変なことである。

外来時にL精神保健福祉士が、「退院していちばんつらかったことは」と聞くと、「風邪をひいても誰も面倒をみてくれないこと」だと話してくれた。しかし、碁を通して、小学生から90歳の人まで付き合える楽しさに、暮らしの大変さをその時は忘れるそうである。Yさんを介して、ピア活動をしている他の仲間とも知り合い、今後はNさんもピアサポーターとして活動していくこととなっている。

#### (5) インフォーマルな資源の力を活用した支援システム

Nさんの場合、病院、生活保護担当ワーカー、退院にかかわるコーディネーターなど、関係機関が連携することで、スムーズな移行が実現できた。しかし、支援システムを動かしてきたのは、Nさんの強い意思であり、Nさんを支えるYさんや他のピアサポーターの人たち、碁会所の存在など、Nさんのニーズを核にしたフォーマル・インフォーマルな資源がうまく結びついた結果でもあったのである。

## D. 生活支援システムづくり

### [1] 一人ひとりに対するオーダーメイドの支援

生活支援にかかわるシステムには個別の支援システムから、地域におけ

---

**地域活動支援センター**
障害者自立支援法に基づいた「地域生活支援事業」の一つであり、Ⅰ型、Ⅱ型、Ⅲ型がある。地域において自立した日常生活又は社会生活を営むことができるよう、利用者を通わせ、創作的活動又は生産活動の機会の提供及び社会との交流の促進を図るとともに、日常生活に必要な便宜の供与を適切かつ効果的に行うものとされている。

**オーダーメイドの支援**
対人援助の基礎は個別性を尊重することであり、サービスやシステムをその人に当てはめるのではなく、その人のニーズにあわせて、サービスを調整し、システム構築を行っていくことが求められている。

る支援システムに至るまで、いくつかの次元がある。

個別の生活支援システムをつくりあげていくためには、その人と環境との関係性を含め、さまざまな事柄に対して、正確なアセスメントが求められる。正確なアセスメントが利用者の信頼を得る一つの方法であり、実効性の高い計画を一緒に作成していく際の手がかりとなるのである。また、サービスの受け手と提供者に信頼関係がないと、当事者が参加した支援計画および、システムづくりには到達しない。一人ひとりの生活を支えるシステムはまさにオーダーメイドであり、利用者をカテゴライズして、サービスに当てはめていく発想とは一線を画すものなのである。

## [2] 多くの人のニーズがつくりだす資源

前述したような個別のかかわりの積み重ねの中から、その地域に不足している資源を明確化し、それを創出していくために行政に要望を行うことは地域のシステムづくりとして非常に重要な視点である。その地域の独自性を踏まえ、利用できる資源を増やしていく実践は、誰もが安心して暮らせる共生社会の実現につながっていくのである。

**参考文献**
- 精神保健医療福祉白書編集委員会編『精神保健医療福祉白書（2017年版）地域社会での共生に向けて』中央法規出版，2016.
- 藤本豊・林一好・高橋一編『コメディカルスタッフのための精神障害Q&A―生活支援ハンドブック（3訂）』中央法規出版，2007.

**理解を深めるための参考文献**
- 谷中輝雄『生活支援―精神障害者生活支援の理念と方法』やどかり出版，1996.
  精神障害者がまだ「病者」という枠組みでしか捉えられず、地域に何の資源もなかった頃、「やどかりの里」をたちあげ「地域生活支援」による「あたり前の生活」を提唱した谷中氏の理論と実践を学べる一冊。

# 9. ソーシャルサポート・ネットワークの今後の課題

## A. 生活を支える資源

個別支援に関して評価を行う際に、支援の前後のエコマップを比較してみることがある。病気や障害により社会と隔絶していた時期のエコマップ

**エコマップ**
クライエントを中心とした社会資源（家族、公的機関、医療機関、福祉サービス事業所、職場、その他）をマップにしてその相関関係をあらわした表のことをいう。アメリカのハートマンによって開発された。

には、家族や医療機関、公的機関が示され、フォーマルなネットワークが中核をなしている。地域での生活が充実してくると、エコマップには福祉サービスを媒介として知り合った友人や近隣とのかかわりなどが記されることになる場合が多い。生活範囲や経験の広がりに応じて、インフォーマルな資源が増えてくるのである。

しかし、もっとさかのぼって考えてみると、病気になる前は、学校や職場、近隣など、日常生活を通して自然にできてきた人間関係の中に身を置いていたのではないだろうか。私たち個人の生活を考えてみても、暮らしの中で自然発生的に生まれてきた私的な関係性に支えられて生活している。フォーマルな資源とインフォーマルな資源のどちらにより多く暮らしを支えられているかというと、健康な人の場合はインフォーマルな関係性の比率のほうが高いのではないだろうか。しかし、普段、そのことを意識する機会はあまりない。疾患や失業など何らかの原因で社会的関係が損なわれることによって、初めて「孤独」や「孤立」を意識するのである。都市への人口の集中、核家族化による人間関係の希薄化、共同体の崩壊が論じられて長いが、昨今では、雇用の不安定化などによる貧困問題や自殺など、孤立する層が拡大していることも問題視されている。

精神障害の場合、長年差別や偏見にさらされ、精神科病院に隔離収容されてきた経緯があり、障害があることをオープンにすることでかえって、関係性を構築することを難しくする面がある。そうした生きづらさを共有し、お互いが支え合う資源として、セルフヘルプ・グループなども徐々に増えつつあるが、障害者のある人たちが地域で安心して生活していくためには、暮らしを支えるさまざまな資源が必要なのである。本節では、そうしたインフォーマルな資源とフォーマルな資源を取り結んでいく「ソーシャルサポート・ネットワーク」について述べることとする。

## B. ソーシャルサポート・ネットワークとは

ソーシャルワークとは、人と環境の接点に介入し、その交互作用を活用しながら実践する方法論である。精神障害者を対象とする場合、どうしても疾患や障害に目を奪われがちになるが、その人の全体状況を把握し、生活に着目してかかわることが基本となる。特に地域移行支援や地域定着支援といったコミュニティにおける支援において、ソーシャルサポートは重要な鍵となる。また、ソーシャルサポートを機能させるためには、ネットワークの構築が不可欠であることもこれまで指摘されてきたことである。近年ケアマネジメントが志向される中で、ソーシャルサポート・ネットワ

---

**フォーマルな資源**
さまざまな法制度による行政のかかわり、医療保健福祉サービスを提供する医療機関およびその従事者、福祉サービスを提供する福祉専門職および事業所などを指す。

**インフォーマルな資源**
家族を始め、親戚、友人、近隣住民、セルフヘルプ・グループ、ボランティア、行きつけの店など、私的な関係性でつながっている資源。

**ソーシャルサポート**
物的なものではなく、社会的な関係の中で提供される支援を指す。

**ケアマネジメント**
複合的なサービスニーズをもつ利用者が、在宅で生活できるよう資源を活用、調整する援助技術であり、インテーク→アセスメント→ケア計画の立案→ケア計画の実施→モニタリング→評価→再アセスメント、もしくは終結へといったプロセスがある。

ークの必要性はさらに高まってきている。

　ソーシャルサポート・ネットワークとは個人をとりまく家族、友人、近隣、ボランティアなどによるインフォーマルなサポートと医療機関、福祉サービス提供機関の専門職や公的機関によるフォーマルなサポートを織り混ぜながらネットワークを構築していく方法論である。

　具体的には、情緒的サポート、自己評価のサポート、情報によるサポート、物的手段によるサポートなどに分類される。また、インフォーマルな資源の中には、友人や近隣などとの付き合いのように、支援者が介入することに限界がある資源もあれば、セルフヘルプ・グループやボランティアグループなどのように専門家がかかわっており、意図をもって紹介する資源もある。

## C. ソーシャルサポート・ネットワークの活用

　社会福祉の領域ではさまざまなネットワークが論じられ、地域における包括ケアの構築が急がれている。その中で、ソーシャルサポート・ネットワークは個別の地域生活支援の方法論としても強調されてきたが、コミュニティにおける小地域を単位とした住民活動として組織されてきた側面もある。その取り組み内容は地域によって多様で、組織化が充分に進んでいる地域とそうでない地域の格差も大きいが、民生委員や社会福祉協議会などが中心となって、障害者や高齢者への見守りやサロン活動などを展開しているところもある。ソーシャルサポート・ネットワークを実際に機能させていくためには、個別のクライエントのニーズをいかに（発見し）引き出し、地域の資源とのマッチングを行うかということが課題となる。専門職が行っている個別支援と、その人が暮らす地域の資源が交わる点を見据えるアセスメント力が必要とされるのである。

　実際の支援において見受けられるのは、専門職が同じ地域で生活する同じ障害をもつ人たちに対して、同じサービスパッケージを勧めてしまい、本人のニーズとの擦り合わせが充分にできていなかったり、時間がない中で急いでつないでしまったりと、動機付けが不充分で、結局活用されないといった状況である。逆に、クライエントの希望に寄り添った支援を展開する中で、それがきっかけで地域における新たな資源開発が進んでいく場合もある。

　近年、エンパワメント・アプローチやナラティヴ・アプローチといった本人の意思に寄り添う方法論がよくとり上げられているが、資源活用に関しては、本人の意思が最も反映されるべきであることはいうまでもない。

エンパワメント
アメリカの公民権運動の中で、ソロモンによって提唱された。自分自身のもてる力を高め、課題を解決していくことができること、またはそれを促す支援方法を指す。

エンパワメント・アプローチ
エンパワメントすることを目的とするソーシャルワークの援助技術で、1980年代より盛んに取り入れられるようになった。

ナラティヴ・アプローチ
社会構成主義の影響を受けて、1990年代から活用されるようになったソーシャルワークの援助技術である。その人の語り（物語）を重視し、意味内容を共有しながら再構成していく援助方法である。

ニーズアセスメントを行う際によく活用されるのはストレングス視点である。ストレングス視点とは、すべての人は多様な才能、能力、潜在的な力（ストレングス＝強さ）をもっているという考え方である。地域が資源のオアシスであると捉え、地域社会のストレングスを引き出しながら、個人と環境の交互作用を活用することでよりよく生きていくことを志向する。その根底には、病気や障害を負ったことによって、失った自分自身の人生の主体性を回復する（リカバリー）という大きなテーマがあり、そのための資源、機会、アクセス方法などを確保することにこそ、ソーシャルサポート・ネットワークが活かされるのである。

## D. ソーシャルサポート・ネットワークの今後

　誰にとっても家族は最も身近な資源であり、精神障害者にとってもそれは同様である。しかし、日本の精神科医療においては「保護者」という形で家族に過度な負担をかけてきた歴史がある。現在行われている障がい者制度改革は、共生社会（ソーシャル・インクルージョン）を目指す方向を示してきた。それは、障害があることが個人の責任ではなく、社会が分かちもつべき責任であり、障害のある人もない人もともに安心して暮らせる社会の実現を目指すものである。

　ソーシャルサポート・ネットワークの必要性が高まる中で注目されてきたのが、「協議会」であり、2015（平成27）年4月時点で、全市町村のうち96％に設置されている。協議会は（2010〔平成22〕年）の障害者自立支援法の一部改正によって、法律に位置付けられることとなり、2012（平成24）年の障害者総合支援法によって、名称について地域の実情に応じた弾力化が認められ、当事者や家族の参画が明確化された。協議会の機能は、①地域の関係機関によるネットワーク構築等に向けた協議、②困難事例への対応のあり方に関する協議、調整、③地域の社会資源の開発、改善とまさにソーシャルサポート・ネットワークの構築を目指す内容となっている。以前よりも地域にはさまざまな相談機関やサービス提供機関が存在しているが、連携という点において、まだまだお互いの顔がみえない状況に置かれている市町村も多い。また、障害者と一言でいっても障害の種別、年齢層も幅広い。それぞれの障害分野を軸に地域サービスが形成されてきた歴史的な経過があるが、今後はそれぞれの障害領域の固有性を大事にしながらも、多様なサービスを連結していくことで、地域全体の福祉サービスの充実を目指す必要がある。各市町村に基幹相談支援センターの設置が行われるようになっており、障害者支援における地域の中核として期待さ

---

**ソーシャル・インクルージョン**
障害のあるなし等にかかわらず、すべての人が平等で、同じ共同体の一員として、健康で文化的な生活を営めるような社会の実現を目指す理念。

**協議会**

れている。

　また、忘れてはならないのが、地域の社会資源の開発という視点である。社会が変化してくる中で、私たちの生活も変化を余儀なくされる。そうした時に、最も弊害を受けやすいのが障害をもつ人や高齢者である。一人ひとりのニーズを把握し、居住地域にないサービスの拡充を訴えたり、希望する新たなサービスの創出にかかわったりすることも精神保健福祉士としての重要な役割である。そこで留意しなければならないのは、「こうあるべき」「こうあったほうがいい」というような価値の押し付けをせずに根気よくクライエントに向き合うことである。そこから拾いあげたニーズが新たな資源へのヒントとなるのである。

　地域において障害者が孤立していたり、地域の社会資源のネットワーク化が充分になされてこなかったりした自治体も多い。しかし、そうした点を丁寧に結び直すことによって、機能を発揮できるソーシャルサポート・ネットワークが形成されるのではないか。

　そして次の段階としては、支援者、被支援者という関係性から抜け出し、障害のある人もない人も地域住民として対等に付き合うための資源やネットワークづくりが求められる。セルフヘルプ・グループやボランティアサークルなどとのかかわりは支援者のもつ情報や経験によってサポートされる場合も多いが、友人や恋人など、対等な立場でかかわるインフォーマルな関係性はその形成を具体的に支援することは難しい。しかし、そうした関係性を取り戻すことこそが人として生きている実感につながるのではないだろうか。それは、クライエント自身が暮らしの中で獲得してきた経験やネットワークをいかに活かし、広げ、自分の生活の充実を志向していけるかということにかかっている。精神保健福祉士は、そうしたクライエントの希望を支持し、同じ生活者としての視点で側面的に支援する役割を担っているといえる。

**参考文献**
- ラップ,C.A.&ゴスチャ,R.J.著／田中英樹監訳『ストレングスモデル―精神障害者のためのケースマネジメント』金剛出版,2008.
- 小松源助「ソーシャル・サポート・ネットワークの実践課題―概念と必要性」『社会福祉研究』(42),鉄道弘済会社会福祉部,1988,pp.19-24.

# 第7章 行政における相談援助

1 住民にもっとも身近な市町村で働く精神保健福祉士の役割を知る。権利擁護の視点での相談支援、社会資源や行政施策を創造する間接援助について学ぶ。

2 精神保健福祉は、保健・医療・福祉の一連の流れでの支援が必要である。クライエントを中心とした包括的、継続的な支援ができるよう連携が重要で、それを意識した事例を紹介する。

3 広域行政機関(精神保健福祉センター・保健所)における相談援助と、市町村との関係を概観する。

4 広域行政機関である保健所などが地域でどのような役割を果たしているかを実際の相談や社会資源づくりを通して学ぶ。

# 1. 市町村における相談援助の担い手

## A. 市町村による精神障害者への相談援助の背景

### [1] 精神保健福祉法以前の施策の状況

それまで公衆衛生の位置付けだった精神保健施策は、1993（平成5）年障害者基本法施行により初めて障害福祉施策となり、身体障害・知的障害に合わせ「3障害」と位置付けられた。また、1994（平成6）年、保健所法が地域保健法に改正され、住民に身近な保健サービスが市町村に位置付けられた。しかし当時は「30歳になる長男が自宅にひきこもってしまい働けない。どうしたらよいか」などの家族相談は「精神障害に関する相談は、市では対応していません」といわれることがあたりまえであった。市町村（福祉事務所）では、「精神障害対策は、保健所（都道府県）の仕事」「市では（ニーズを）把握していない」「法的根拠も予算も裏付けがない」など施策は進まなかった。

> 障害者基本法

2002（平成14）年精神保健及び精神障害者福祉に関する法律（以下「精神保健福祉法」という）が施行され、市町村が精神保健福祉事業を本格的に開始することとなったが、精神障害者の福祉施策は自治体間格差が顕著に広がり、住む場所により受けられるサービスの違いが明白になった。

> 精神保健及び精神障害者福祉に関する法律（精神保健福祉法）

### [2] 精神保健福祉法の制定と施策の変化

1999（平成11）年、精神保健福祉法が改正され、2002（平成14）年から具体的な業務（①精神保健に関する相談並びに精神障害者の福祉に関する相談業務、②啓発、③精神障害者居宅生活支援事業、④精神保健福祉手帳申請・交付事務や、通院医療費公費負担制度（通称32条）の申請事務等）が市町村に位置付けられた。埼玉県では、社会適応訓練事業（旧通院患者リハビリテーション事業）も2000（平成12）年埼玉県精神障害者社会適応訓練事業実施要綱改正により市町村が取り組める事業に位置付けられた。窓口業務が開始された市町村では相談が増加し、これまで見過ごされてきた精神障害者とその家族の生活ニーズが顕著に表れた。その結果専門的な対応が求められ、一部の市町村では2002（平成14）年以降精神保健福祉士の採用が開始されている。

> 精神障害者居宅生活支援事業
> 内容は次の3事業。①精神障害者居宅介護等事業（ホームヘルプサービス）、②精神障害者短期入所事業（ショートステイ）、③精神障害者地域生活援助事業（グループホーム）。
>
> 社会適応訓練事業

## [3] 措置制度から利用者主体の契約制度へ

　2003（平成15）年度「支援費制度」が開始され、身体障害者と知的障害者の支援は「措置制度」から利用者主体の「契約制度」となり、障害福祉行政は大きく変化した。利用者が主体的に選択し契約できる制度になったことから、市町村職員（ケースワーカー）への相談件数、それに伴う事務など業務量は膨大なものとなり、また市町村の財政負担は拡大し、各自治体は対応に苦慮した。支援費制度開始後、障害種別により選択できる障害福祉サービスの格差は顕著となった。

**支援費制度**

## [4] 障害者自立支援法から障害者総合支援法へ—精神保健福祉行政への影響

　2006（平成18）年10月、3障害の障害福祉サービス格差是正と持続可能な障害福祉施策化、介護保険との統合（税から保険の仕組みへ）の大義名分の下、受益者負担を求める障害者自立支援法が施行された。支援策が少ない精神障害者やその家族にとって、①通院医療の自己負担額が5％から10％に増加、②障害福祉サービスの利用者負担が10％となり、手続きの煩雑さとあわせて二重の負担を強いられた。障害者自立支援法は障害者本人や家族、障害者支援団体関係者から強く批判された。厚労省は障害者本人・家族他、専門家を交えた検討会議を繰り返し、介護保険との統合という制度設計を取り下げ、"自立支援法"を"総合支援法"と改正することとなった。

　精神保健福祉行政としては、市町村に相談支援事業が位置付けられたことによりニーズの集約、利用できる障害福祉サービスの量的拡大、自立支援協議会（総合支援法では"協議会"という）による相談支援体制整備や社会資源の開拓などができるようになった。特に居宅介護（ホームヘルプ）や共同生活援助（グループホーム）事業など、精神障害者の在宅支援の制度利用は増加した。都道府県ごとに格差があった小規模作業所運営費補助も、個別給付費の対象となる法定サービス（日中活動系）か市町村の委託事業としての地域活動支援センターへの移行が進められ、補助金額の低かった多くの小規模作業所では運営費が確保しやすくなった。各自治体では法定サービスへの移行により財源確保が見込めるようになった。

　あわせて市町村は障害福祉計画策定により、精神障害者の生活状況を把握し、①退院可能な精神障害者の地域移行、②福祉的就労から一般就労への移行等に関する数値目標、今後の障害福祉サービス見込み量を計上することにより障害福祉サービス（いわゆる法定サービス）と市町村の裁量で取り組み可能な地域生活支援事業を計画的に整備することとなった。障害者本人・家族から相当の批判を受け、自立支援から総合支援と看板をすげ

**自立支援協議会**

**居宅介護（ホームヘルプ）事業**

**共同生活援助（グループホーム）事業**

かえた法改正は、皮肉にも市町村の精神障害者福祉施策の充実に一定の道筋をつけた。グループホームの利用は、2009（平成21）年3月に4万8,000人だったのに対し、2016（平成28）年3月では10万2,000人と倍増した。同様に一般就労への移行者数は、2009（平成21）年3月の3,300人から2015（平成27）年には1万2,000人と4倍増となっている。いずれもこれまで支援策の少なかった精神障害者の利用が増加している。

## B. 市町村における相談援助の担い手

### [1] 保健師の役割と精神保健相談事業

多くの市町村では、2000（平成12）年に地域保健対策の推進に関する基本的な指針が示されたことにより、2002（平成14）年精神保健福祉法施行後、努力義務規定にもかかわらず、主に保健師による随時の個別相談・訪問指導、社会復帰相談指導事業、健康教育（家族教室）事業など、精神障害者とその家族へ個別や集団での相談指導を実施している。市町村保健師は、地区担当制で家庭訪問を行うなど、一番身近な相談相手として、在宅の精神障害者と家族に継続的にかかわっている。精神保健相談のみならず、高血圧や肥満などの生活習慣病、栄養や口腔衛生に関する相談を行うなど、心身の健康指導に取り組める強みを生かしている。

また市町村では、予約制の精神保健相談事業を実施している。これは、精神科病院は敷居が高く受診しにくいため、気軽に精神科医や臨床心理士から助言を受けることができる相談事業で、相談者と精神医療・行政との最初の出会いの場となっている。また本人に病識がなく受診への拒否が強い場合など家族相談も可能であり、専門医等による見立てや対応方法に関する助言を行う。継続支援の必要性がある場合には、地区担当保健師との調整の機会となっている。

### [2] 福祉事務所や福祉部局の現状

市町村（福祉事務所）では身体障害・知的障害の福祉や生活保護などに関する支援を行っており、規模の大きな政令市や中核市等では、福祉部局に社会福祉士が採用されている。しかし多くの自治体では、福祉専門職の配置はなく一般行政（事務）職の社会福祉主事が業務を行っている。人事異動とともに専門知識がないままケースワーカーとして実践が開始され、とまどう職員も多く見受けられたが、精神保健福祉法施行後は、医療と福祉の専門的対応を求められ、保健師を配置したり精神保健福祉士を採用する市町村が増加した。

## [3] 特定相談・一般相談事業

　障害者総合支援法による相談支援体制の強化により、社会福祉法人の障害福祉団体等が、サービス等利用計画作成を行う特定相談事業の指定を受けたり、地域移行を具現化する一般相談事業の指定を受け、障害者相談支援専門員により精神障害者の相談支援を実施している。市町村はこれらの事業所に基本相談支援事業を委託し、各団体の運営の安定化を図っている。これらの法人では社会福祉士や精神保健福祉士を確保し、アウトリーチ型の訪問による生活支援が進められている。

障害者相談支援専門員

アウトリーチ

## [4] 精神障害者相談支援の協働者たち

　市町村は住民にもっとも身近な行政である。相談担当者は、精神障害者のよき理解者・支え手が地域にたくさんいることを把握し協働している。指定（特定・一般）相談事業者の相談支援従事者との連携のみならず、地区住民と精神障害者のパイプ役である民生委員や児童委員、子育て中の精神障害者には家庭児童相談員と協働し支援している。例えば保健師と家庭児童相談員の訪問活動は、障害がゆえに子育てや養育がうまくできない精神障害者の不安を解消し、結果として虐待予防の活動実践となる。近年、精神障害により金銭管理に困難を抱える方については、訪問販売による強要された契約の解消や多重債務の解決に向けて消費生活相談員と連携するケースも少なくない。これら家庭児童相談員や消費生活相談員は、市町村に非常勤特別職として配置されており、保健師や精神保健福祉士と連携している。また、80代の高齢の親が認知症など要介護状態となり50代の子（精神障害者）との生活が破たんする事例が増加している。地域包括ケアシステムにより、地域包括支援センターや訪問看護ステーション、ケアマネージャー等との連携により、高齢・障害世帯へのアウトリーチ型の支援が行われている。

地域包括ケアシステム

## C. 行政による相談支援の担い手としての精神保健福祉士の役割

### [1] 当事者主体・権利擁護の視点による相談支援の実践

　以前、保健所の公費負担医療申請窓口では、多くの当事者は「精神分裂病」の診断名を告知されることも少なく、意見書は封印されていた。家族もしくは医療機関による代理申請があたりまえに行われ、いわば当事者不在の制度であった。同様に家族からの相談が多く、当事者不在・家族主導となっていた。市町村が窓口となった現在は「障害者本人」が来所し、自ら申請や相談を行うことがあたりまえになっている。

**自立支援医療**

精神障害者の自立支援医療やサービス等利用計画作成、障害福祉サービスの利用は大幅に増加した。反面、障害者総合支援法では支えきれない精神障害者の精神保健ニーズや生活ニーズも多々あり、今なお課題も残されている。

障害者自立支援法・障害者総合支援法により、退院可能な精神障害者の地域移行や一般就労への移行など方向性が示されたが、相談支援事業のうち一般相談事業所の指定は、遅々として進まず、指定申請を躊躇する民間法人も多い。また「相談は専門の窓口（指定事業所）でうかがいます」と相談をすべて丸投げする自治体も見受けられる。とりわけ、未治療者や医療中断者の医療導入に向けた危機介入（受診受療援助）は人権擁護の観点から行政による個人支援が必要で、市町村と都道府県型保健所が連携し解決すべき事例であるが、丸投げされた指定相談支援事業所が対応に苦慮していることもある。著者の勤める飯能市（人口8万人）では精神保健福祉士を保健センター、子育て支援、障害者福祉に分散配置し、相談支援事業所と協働し実施している。精神障害者と家族の相談内容は多岐にわたる。障害福祉サービス利用援助のみならず、経済的な問題、恋愛や結婚、進学や就労、近隣や職場での人間関係のトラブル、医療導入など生活のあらゆる面の相談に当事者主体を原則として対応している。

## ［2］問われる精神保健福祉士の役割

**ニーズアセスメント**

市町村で働く精神保健福祉士は、制度申請の受付だけでなく、窓口での「出会い」を精神保健福祉特有のニーズアセスメントの機会とし、インテークにつなげ、精神保健相談や生活支援を調整する役割を任う。さらに行政職として、個別支援の課題の中から地域に必要なサービスを創造し施策化する手腕が問われている。例えば2000（平成12）年度大阪府の精神保健福祉相談員により創設されたモデル事業「精神科病院からの退院促進支援事業」がある。「地域移行」は障害者自立支援法以降全国的な取り組みとなり、各市町村では「自らが住む場所を選択できる」というあたりまえの権利を実現するために、単にグループホームを増床するだけでなく退院の受け皿として地域支援システムを構築することとなった。地域移行を進める中で、グループホームで新たなホスピタリズムを生じさせないよう市民との交流の機会を増やし風通しをよくすることや、グループホームからアパートでの単身生活への2段階移行を支援することなど、地域定着に向けた支援システムの構築は、市町村の精神保健福祉士の役割となっている。

**精神保健福祉相談員**
**退院促進支援事業**

市町村の精神保健福祉業務では権利擁護の取り組みが課題である。例えば、精神保健福祉法市長同意規定の運用である。これは、親族や後見人が

**市町村長同意**

いない入院患者について、入院手続き上の同意を市町村長が行う規定である。精神科病院での精神保健指定医の診察の結果、入院の必要があり親族や後見人がない場合、病院から市町村に電話連絡が入り、市町村は聴き取り調査の上で（その多くは本人の病状を直接確認することなく）同意を行う。現在の市町村の人員体制では、職員が入院時の診察に立ち会い指定医と協議する場面はなかなか得られず、入院ありきの同意事務となってしまう。飯能市では精神保健福祉士ができうる限り即応し、病状を調査し、それができない場合には早い時期に面会を実施する。入院後は、本人の権利擁護のために成年後見制度利用を支援し、成年後見人を選任し個別支援（契約行為や財産管理、退院支援、福祉サービス利用等）を実施している。また、改正精神保健福祉法が2014（平成26）年4月から施行され、市町村長に退院請求権が定められた。市町村長が同意者として退院支援委員会など処遇に参加することにより、単なる事務処理ではなく、退院可能な精神障害者の権利擁護処遇に切り替えることが求められている。

　　　　　　　　　　　　　　　　　　　　　　　　　　　　　　成年後見制度

## ［3］精神保健福祉施策や相談支援体制の構築に向けて

　市町村で精神保健福祉施策や相談支援・権利擁護支援体制を構築するために、精神保健福祉士が障害者計画（障害者基本法）・障害福祉計画（障害者総合支援法）の策定や協議会（旧障害者自立支援法では地域自立支援協議会）に携わることは大変重要である。相談支援の現場から上がる個々の生活ニーズを抽出し、行政施策（予算）化することが、地域に暮らす精神障害者支援の枠組みとなる。中でも、地域移行が進められるなかで、高齢化した精神障害者への生活支援や、地域生活支援事業で必須事業化された成年後見人の養成は喫緊の課題である。弁護士会や司法書士会、社会福祉士会など、専門職後見人のみならず、市民として見守り等身上監護を行う市民後見人を早急に養成し、支援体制を確立することが求められる。一朝一夕には進まない行政運営の中でいかに合意形成し、財源を確保し、施策に取り組むのか。地域でひっそりとつつましく暮らしている精神障害者や、不遇にも精神科病院で暮らしている一人ひとりのニーズへのアドボカシー活動は、行政職の精神保健福祉士として重要な責務と筆者は考えている。

　　　　　　　　　　　　　　　　　　　　　　　　　　　　　　アドボカシー

## ▎理解を深めるための参考文献
- 助川征雄『ふたりぼっち―精神科ソーシャルワーカーからの手紙』万葉新書，万葉舎，2015．
  神奈川県内の保健所で奮闘した精神保健福祉相談員がその実践を"関わったケースへの手紙"にしてまとめた一冊。地域での相談支援活動がリアルに描写されており、これから精神保健福祉士となる人必読の書である。

# 2. 市町村における相談援助の事例

## A. 市町村の体制はいろいろ

市町村の相談支援

　市町村における相談援助のあり方は、各自治体により格差がある。ここでは埼玉県川口市の体制における相談援助の事例を紹介する。

　川口市は県の南部に位置し、荒川を隔て東京都のすぐ隣にあり、駅前を中心としたベッドタウンである。人口約60万人の保健所をもたない特例市で、精神保健福祉の業務は、障害福祉課と保健センターで担当し、それぞれに保健師、精神保健福祉士が配属されている。

精神保健福祉法
正式名称は、「精神保健及び精神障害者福祉に関する法律」。

　障害福祉課精神障害者担当の主な業務は、相談支援・福祉サービス調整・施設支援など「障害者総合支援法」に基づくものが多く、「精神保健福祉法」に基づく業務は、市長同意（33条の3）・精神保健福祉相談（46～49条）などで、精神保健福祉のいわゆる福祉の部分が中心である。

市長同意

精神保健福祉相談

　保健センター精神保健担当は、地域保健を根幹にした支援が中心で、メンタルヘルスの普及と早期発見・早期治療につながるよう市民を対象に「こころの健康相談」「こころの健康講座」や研修会、また、家族・当事者を対象に教室やグループワーク、再発予防を含む地域の見守りなど、予防に力を入れた業務を行っている。

　精神障害者の支援は、保健・医療・福祉の一連のかかわりが重要であり、一つの機関がすべてを抱えることは困難である。そこで、県の保健所と話し合い、精神保健福祉の業務を保健（保健センター）・医療（保健所）・福祉（障害福祉課）と主に業務を分け、お互いが連携し、つながりをもってソーシャルワークすることを心がけている。

## B. 市町村におけるソーシャルワークの事例

　以下の事例は、事例の意味を理解しやすくするために、筆者が意図的に作成しているものである。

　事例1　長期入院者の初めての退院、地域生活

　61歳男性、統合失調症で42年間入院。入院生活は苦もなく、まさしく病院の開放病棟で生活していた。父母は既に亡くなり、妹が引き継ぎ、障

害年金と親が残した貯金で入院費を支払っていた。病状は安定していたが社会との接点が少ないためか、「退院」に対し不安が強く、退院の話を主治医がするとソワソワした。病院PSWより地域移行支援事業を勧められ指定一般相談支援事業所のスタッフと面接。先に退院した仲間の生活を見学、当事者会や地域活動支援センターの体験参加など「地域生活」について、不安を抱えさせない地道で長期的な支援が功を奏したと感じている。　　　　地域生活

障害福祉課支援係精神障害者担当のかかわりは、地域移行支援事業の利用決定を行い。また、地域移行支援のカンファレンスにも出席し、彼の情報を共有した上で本人面接を数回行い、自立支援医療（精神通院医療）および精神障害者保健福祉手帳の説明や手続き、ヘルパーの利用など福祉制度の説明をし、地域生活の具体的なイメージを抱いてもらうことだった。　　　　地域移行支援事業／退院促進事業

彼は、いろいろな人がかかわってくれるから安心だといって「地域生活」を始めた。病院まで徒歩15分ほどのアパートを妹の協力で借り、月1回の訪問看護と週1回ヘルパーに家事の指導をしてもらいながら単身生活をしている。

### 事例2　民生委員が悩む、地域の有名人

70歳女性、元OL、持ち家に単身で生活。7年前に母死亡。姉妹なし、結婚歴なし。母親が死亡した後、ゴミがたまり、家の中は床がみえない状態となった。もともと理屈っぽく変わった人として、近所とのかかわりは薄い。

民生委員が訪問し、「困ったことはないか」「お手伝いすることはないか」と声をかけるが「シッシッ」と追いやられてしまう。しかし近隣の住民は火事になったらどうするか、などの不安もあり、つい民生委員を頼ってしまう。　　　　民生委員

民生委員から相談を受け、早速訪問するが門前払い。以後約1年間、民生委員との訪問を月1～2回続け、やっと話ができるようになった。元気で活動的な本人は困っていることはないというが、保険や税金等の書類に手をつけていないことがわかり、介入のきっかけとなった。書類の処理を手伝い、関係を深めるうちに介護保険制度の申請に至り、受診となった。

受診先は精神科の病院。受診に同行し、経緯を説明したが、診断ははっきりしなかった。現時点では認知症との説明があり、意見書を作成した。ケアマネージャーにより介護保険制度を利用し、共同住宅への転居という処遇になる。ゴミ屋敷は、従兄弟により片付けられ、本人も近隣住民も安心した。

## 事例3　相談支援事業所とともに支える

相談支援事業所

　58歳女性、うつ病。相談支援事業所の常連で、最低でも一日一回は電話があり、不安を訴える。一人で年金生活や先のことを考えると、些細なことでも不安になるようだ。そんな中、電話の回数が増え、内容も不安から生活、治療、福祉制度と広がり、収拾がつかなくなってきた。

ケースカンファレンス

　相談支援事業所より、本人の了解のもとケースカンファレンスを行うので出席してほしいとの連絡が入った。カンファレンスでは相談支援事業所よりいままでの経過と問題点、頻繁な電話と対応について話があり、医療機関からは相談室の精神保健福祉士（PSW）が出席し、医師の意見および病院の方針について説明があった。

　結果は、相談内容により相談先を分けることが提案され、本人も了解した。不安の対処や治療内容の相談は病院へ、生活全般の相談や話を聞いてもらいたい時は相談支援事業所へ、福祉制度やサービスについては障害福祉課へと分け、図に示し本人へ渡した。また、一回の相談は10分程度とし、緊急でなければ一日一回を原則とすると話した。本人は不安そうであったが、「今回はこの内容で試し、うまくいかない時はまた相談しましょう」と伝え終了した。相談の内容で担当を分けることにより、自分で相談内容を整理できるようになったと思われ、相談の頻度も減る結果となった。

## 事例4　保健センターでキャッチ　精神科受診へ

こころの健康相談

　「こころの健康相談」に予約してきたうつ状態の45歳男性。妻と子二人の四人暮らし、会社での対人関係トラブルから仕事が手につかず、やる気が出ない。相談は妻と同席で行った。

　妻は精神科への受診を勧めるが、本人は気が進まない。一回一時間の相談枠で二人から話を聞き主訴をまとめた。その後、妻に退席してもらい、本人と20分ほど面接し、本人の気持ちをゆっくり聞く。本人の状態は見かけよりも深刻で、不眠が続きイライラもあり、毎日が辛いと話す。自責の念が強く、問題はすべて自分の問題と自分が何とかしなくてはと考えている。

　二人を前にあらためて相談者としての考えを述べる。夫のうつ状態は治療の対象と考えられる。治療を受け状態がよくなってから今後のことを考えよう、いまの状態で自分のこと、家族のことを考えても前向きな考えにならないことを伝え、さらにうつ病に関する情報提供を行い、早期治療の必要性を説いた。結論はここでは求めなかったが、後日、本人より近くのクリニックを教えてほしいとの連絡が入った。

### 事例 5　医療中断の生活保護受給者

34歳男性、統合失調症。生活保護を受給しアパートで単身生活。

病院デイケアと精神科訪問看護を受けていたが、デイケア欠席が続き、ついには通院もしなくなった。訪問看護で説得しても拒否されるためこれ以上は訪問できないと、病院より生活保護担当へ連絡があった。被害的な妄想がきっかけで中断しているらしい。生活保護担当者より相談があり、同行訪問し本人と面接する。このままではいけないと本人も理解している。

緊急に受診を促す状態でもないと考え、本人と今後について相談を受ける約束をし、市役所の面接室で相談が始まった。面接は傾聴が中心で、理解者であることを強調しながら、生活保護の制度や精神科の入院治療について説明を加えた。一回の面接は20分くらいとし、3回行った2か月後、理由は不明だが、本人から受診を口にし、生活保護ケースワーカー（CW）と一緒に受診し、以前のようにデイケアと訪問看護の利用を始めることになった。

時々電話で、病院の愚痴やデイケアメンバーとの出来事を話してくれる。「困ったことや悩みがあったら連絡してください」といつも答えている。

### 事例 6　地域包括支援センターより「息子が介護の邪魔をする」

48歳男性、統合失調症。精神障害者保健福祉手帳2級。高齢の母親と二人で暮らす。通院・服薬中で、障害年金は自己管理していた。

「母親に介護保険サービスが入る時、息子が邪魔をする」と地域包括支援センターより連絡が入った。事前に了解をとり、地域包括支援センターとともに訪問し、息子本人と面接する。病状は安定しているが、こだわりが強く納得できないとヘルパーに対して命令することがわかった。

／地域包括支援センター

本人の主張を聞くため、母親の介護について息子本人も入れてケアマネージャーと話し合い、決定事項をみんなで理解し書面で確認した。また息子としての役割も明記し、介護に協力してもらうことにした。息子本人より意見がある場合は直接ケアマネージャーに話すのではなく、障害福祉課を通すこととした。

その後、自分の役割についての話はあったが、ヘルパーについては文句をいわなくなった。

### 事例 7　義務教育・子育て支援、本当に必要なのは母の支援

子育て支援課の依頼により学校でのカンファレンスに同席した。5年生の男子児童の子育てで母が悩んでいる。児童は落ち着きがなく乱暴なところもあり、学校からも注意を受けている。母は精神科へ通院しており、う

／子育て支援課

つ状態の時もあると説明があった。母は家事を苦手としており、家事をしない（できない）時もある。子育てに対してネグレクトという意見も出た。

精神障害者担当として、母の状況を詳しく把握する必要があるため、学校よりアポイントをとり、母と面接を行い、病院との連携について承諾してもらった。診断は、うつ病、パーソナリティーに問題ありと付け加えがあった。生育歴には母子家庭で、母からの暴力もあったと記録がある。「母親」の見本がないことを主治医より聞き取りした。

後日、再び学校で関係機関が集まり、子どもの保護や対応について話し合われた。母についての情報を伝えると、母の家事能力が向上すれば子どもも母親と認め、変化があるのではないかと考えがまとまった。母と話し合い、ヘルパー支援と精神障害者保健福祉手帳の申請を同時に行った。ヘルパーには「家事指導を中心に」と指示し、一緒に家事を行い、見本を示すことを心がけてもらう。ヘルパー事業所も情報共有し、担当ヘルパーの年齢も配慮してもらった。母親・児童共にヘルパーとは関係がよく今後の変化に期待している。

#### 事例8　市長同意から後見人へ

68歳男性、進行麻痺。身寄りがなく病院で年金を申請・管理する長期入院患者。市長同意の医療保護入院で、保護室をほぼ一年中利用している。病状調査では改善の兆しはなく、本人と面接するも食べ物の話だけで会話が成り立たない。年金額は貯まる一方で、病院で管理するより後見人が妥当であると判断され、病院長より市長宛に成年後見申請の依頼があった。

精神障害者の成年後見制度の市長申請窓口として受理し、4親等以内の身内調査を行うが、身寄りは一人もおらず家庭裁判所へ市長より申請を行った。半年後、後見人が選任され、病院での通帳等の引継ぎに立会い、鑑定書料や申請費用として市が一旦立て替えした分を後見人へ請求した。

#### 事例9　医療観察法に基づく地域処遇

42歳男性。統合失調症、アスペルガー症候群、軽度知的障害で精神科通院していた。医療観察法の対象行為は強制わいせつ罪。両親は死亡し、妹は関わりを拒否している。入院処遇が終了し通院処遇となる。住み慣れた地元での単身生活を希望しており、医療観察法病棟主催CPA会議に退院後の地域の関係者が参加した。治療により幻覚妄想状態は改善。疾病教育も順調で少しは病気について理解できてきた。同時に内省も進んでいる。CPA会議を4回行い、外泊時は関係者との面接も行った。

退院後の支援は、保護観察所主催のケア会議で次のように決まった。指

定医療機関への通院とデイケア（月〜金）参加。週1回の訪問看護による服薬指導。相談支援事業所による定期面接。土日祝日利用の地域活動支援センター、週1回家事指導のヘルパー、月1回程度の保健所訪問、生活保護CWと障害福祉課精神障害者担当は本人の相談窓口として随時かかわることとなった。多機関による手厚いフォローで問題なく生活している。

## C. 市町村相談支援のまとめ

　事例で紹介した通り、市町村の相談支援は、窓口における個々の相談だけでなく関係機関からの相談や協力依頼が多い。単独でケースワークするよりケースのマネジメントをしっかりして、関係機関と連携しソーシャルワークすることが求められる部署である。また、現場の相談支援よりニーズを積み上げ、地域に何が必要か地域診断し施策につなげることも市町村担当者としての役目だと筆者は思っている。

　　　　　　　　　　　　　　　　　　　　　　　　　ソーシャルワーク

# 3. 広域行政機関

## A. 行政機関における相談援助の原則

　行政機関における相談援助は、「地域責任性」を原則として行われている。「地域責任性」とは、相談援助対象者の所在地を管轄する行政機関が、責任をもって対応しなければならないという考え方である。なお医療および相談援助の継続性を担保するため、相談援助対象者の生活地域内において、可能な限り医療や相談援助がパッケージされるべきであり、当該地域内に社会資源等が不足している場合には、精神保健福祉士は創造や開拓に取り組む必要がある。

　　　　　　　　　　　　　　　　　　　　　　　　　地域責任性

## B. 精神保健福祉センターにおける相談援助

　精神保健福祉センターにおける相談援助は「精神保健福祉センター運営要領」で、「精神保健福祉相談」「診療機能やデイケア」に加え「障害者総合支援法に規定する障害福祉サービス等のリハビリテーション機能」をもつことが望ましいとされている。さらに「医療観察法による地域処遇への

関与」、また「地域の実情に応じ精神保健福祉分野における技術的中枢として必要な業務」を行うこととされている。

### (1) 精神保健福祉相談

精神保健福祉センターは、「精神保健及び精神障害者の福祉に関する相談及び指導のうち、複雑又は困難な相談に対応する」こととされている（精神保健福祉法6条第2項の2）。特定相談事業としてアルコール関連問題や思春期精神保健に関する相談指導、自殺対策としてうつ病専門相談や自死遺族に対する援助が行われている。さらに家族心理教育プログラムとして、統合失調症、うつ病、アルコール依存症、薬物依存、ひきこもり等の家族グループ相談や家族教室が実施されている。こころの健康づくり推進事業の一環として、専用相談電話「こころの電話」が設置されており、インターネットの普及に伴い、「メール相談」も導入されつつある。また、精神障害のある当事者（ピア）が相談員となり、電話相談に対応している精神保健福祉センターもある。

> **自死遺族**
> 自殺者の遺族。

### (2) 診療機能やデイケア

2017（平成29）年4月現在、保険診療を行っている精神保健福祉センターは6か所（内1か所は集団認知行動療法）の他、保険診療外でセカンドオピニオン外来を行っている精神保健福祉センターもある。デイケア（ショートケアを含む）については6か所で実施している。デイケアは統合失調症を主たる対象としたものの他、うつ病、発達障害、高次脳機能障害、思春期・青年期を対象としたもの、就労支援や復職支援（リワーク）を目的としたものが実施されている。

### (3) 障害者総合支援法に規定する障害福祉サービス等

障害者総合支援法に規定する障害福祉サービスについては、限られた精神保健福祉センターのみが実施しているにすぎない。

### (4) 医療観察法による地域処遇への関与

医療観察法の地域処遇における都道府県の役割としては、生活環境調査への協力、生活環境の調整（101条）、処遇の実施計画の策定・見直し（104条）、処遇の実施計画に基づく処遇の実施（105条）、対象者の生活状況等に関する保護観察所への報告（106条第2項1号）、関係機関相互間の連携確保（108条）、保護観察所に対する通報（111条）、地域社会における処遇終了時における配慮（『地域処遇ガイドライン』）がある。

精神保健福祉センターの地域処遇への関与として、指定入院医療機関で開催されるCPA会議や、地域で開催されるケア会議への参加などが行われている。

### (5) その他の相談援助

精神保健福祉センターでは、犯罪被害者、発達障害、高次脳機能障害、DV被害者、若年性認知症等を対象とした相談援助や、CRT、医療中断事例等に対するアウトリーチ、精神疾患に対する早期介入の取り組み、地域生活支援の一環としての一時入所事業など、多様な事業が行われている。さらに、精神科救急情報センター、地域自殺対策推進センター、発達障害者支援センター、ひきこもり地域支援センターが設置されている精神保健福祉センターもある。

## C. 保健所における相談援助

保健所の相談援助について「保健所及び市町村における精神保健福祉業務運営要領」では、「相談」「訪問指導」「家族や障害者本人に対する教室等」など、社会復帰及び自立と社会参加への支援業務として「保健所デイケアその他の支援の実施」、「移送に関する手続きへの参画」などがそれぞれ挙げられている。

### (1) 相談

保健所で対応している相談内容は多岐にわたるが、事例性および疾病性を考慮して援助方法が決定されている。保健所では、精神保健福祉担当職員の他、嘱託の精神科医や臨床心理士による相談、子どもの心の健康、ひきこもり、うつ病など、対象を限定した相談が実施されている。

### (2) 訪問指導

未受診事例や医療中断事例への受診勧奨や受診援助、地域生活の支援や再発予防を目的とした訪問指導が行われている。

### (3) 家族や障害者本人に対する教室等

家族心理教育プログラムとして、統合失調症、うつ病、アルコール依存症、認知症等の患者をもつ家族を対象とした、家族教室や家族グループ相談が行われている。またピアカウンセリングを当事者グループと協働して実施している保健所もある。

### (4) 保健所デイケアその他の支援の実施

精神科デイケアが多くの精神科医療機関で実施されている今日、保健所デイケアの実施根拠は薄くなりつつある。また、精神障害者社会適応訓練事業についても法的根拠がなくなったこと、障害者総合支援法による就労支援が拡充したことから縮小傾向にある。

### (5) 医療観察法対象者への支援

保健所においては、指定入院医療機関で開催されるCPA会議や、地域

---

**CRT; Crisis Response Team**
コミュニティーの危機に際し、支援者への支援を中心に、期間限定で精神保健サービスを提供する多職種の専門職チーム。

**精神科救急情報センター**
精神科救急医療に関する電話相談を受け付け、緊急性をトリアージし、必要に応じて医療機関の紹介や、対応についての助言を行っている。

**地域自殺対策推進センター**
「自殺対策連携推進員」及び「専門的知識を有する職員」を配置し、市町村等における自殺未遂者及び自死遺族支援指導等、自殺予防に関する情報収集や情報提供、自殺対策計画の策定支援、自殺問題に関する知識についての普及啓発、自殺対策ネットワークの強化、研修会の実施、人材育成などを行っている。

**発達障害者支援センター**
発達障害者やその家族等に対して、相談支援、発達支援、就労支援及び情報提供等を行っている。2014（平成26）年度から市町村や事業所等への支援、医療機関との連携や困難事例への対応等を行う「発達障害者地域支援マネージャー」を配置することができることとなった。

**ひきこもり地域支援センター**
「ひきこもり支援コーディネーター」を配置し、ひきこもり状態にある本人やその家族の相談に応じ、適切な機関につなげる。また、関係機関からなる連絡協議会を設置するとともに、ひきこもり問題に対する普及啓発を図り、支援機関や支援事業等の情報発信を行っている。

で開催されるケア会議への参加、通院処遇中の面接や訪問などの個別援助が行われている。

### (6) 移送に関する手続きへの参画

移送制度(精神保健福祉法34条)は、応急入院もしくは医療保護入院による治療が必要な病状にある精神障害者に対し、受診勧奨や受診援助等あらゆる相談援助を行った後に選択すべき手段である。移送を実施するにあたっては、当該精神障害者の人権に充分配慮するとともに、事前調査、精神保健指定医の診察の要否および移送の要否を判断する検討会の開催等の手続きを行う必要があり、保健所の責任は重い。なお、移送件数については自治体間で大きな差がある。このことは行政機関には国家的管理機能と相談援助機能が併存し、時に対立することを、物語っているのかもしれない。

### (7) 地域移行・地域定着への取り組み

精神障害者の地域移行・地域定着を推進するため、関係者会議の開催、ピアサポーターの養成、自立支援協議会への参画等の取り組みがなされている。

## D. 広域行政機関と市町村との関係

都道府県と市町村との関係については、精神保健福祉法49条第3項で、「都道府県は市町村が行う障害福祉サービス事業等の利用についてのあっせん、調整及び要請に関し、その設置する保健所による技術的事項についての協力その他市町村に対する必要な援助及び市町村相互間の連絡調整を行う」とされている。また、地域保健法8条では、「都道府県の設置する保健所は、(中略)所管区域内の市町村の地域保健対策の実施に関し、市町村相互間の連絡調整を行い、及び市町村の求めに応じ、技術的助言、市町村職員の研修その他必要な援助を行うことができる」とされている。

具体的には、保健所職員と市町村職員が協働して、相談や訪問指導を実施し、また広域行政機関が市町村と事業を共催するなどして、地域精神保健福祉活動のスキルが、市町村に伝えられている。

## E. 広域行政機関における課題

今後の精神保健医療福祉のあり方等に関する検討会報告書『精神保健医療福祉の更なる改革に向けて』(2009〔平成21〕年9月24日)は、地域における精神保健体制の強化について次のような指摘を行っている。

①精神障害者やその家族等からのさまざまな相談に対し、身近な地域において、より適切に対応できる体制を確保するため、精神保健に関する相談への対応や、医療に関する相談や複雑困難な事例への対応を含め、市町村、保健所、精神保健福祉センターが、適切な役割分担と密接な連携の下で、精神保健福祉に関する相談に応じ、適切な支援を行えるよう、地域の連携体制の明確化とその充実を図るべきである。

②精神保健福祉相談、地域移行・地域定着のための支援、未治療・治療中断者等への訪問による支援等の質を向上し、地域精神保健の機能の底上げを図る観点から、地域精神保健を担う行政機関である市町村、保健所、精神保健福祉センターのそれぞれの機能のあり方とその強化等について検討すべきである。

③自殺対策の観点も踏まえて、地域精神保健の機能の充実を図るため、保健所、精神保健福祉センター等と、メンタルヘルス対策支援センターやハローワーク、児童相談所等との地域レベルでの連携の強化を図るべきである。

④近年高い水準で推移する自殺防止対策の推進や、大規模災害や犯罪被害者におけるPTSDへの対応等、心の健康づくりに関するニーズは多様化しており、保健所、精神保健福祉センター等が、地域における関係機関のネットワークの中で充分に機能することが重要である。

⑤自殺防止対策においては、保健所、精神保健福祉センター等が自ら精神保健活動を担うことに加え、産業保健や雇用、児童福祉、地域福祉、学校教育等の領域の多様な主体との連携を確保すること。

さらに『これからの精神保健医療福祉のあり方に関する検討会報告書』（2017〔平成29〕年2月8日）では、長期入院精神障害者の地域移行を進めるにあたっては、精神科病院や地域援助事業者による努力だけでは限界があり、自治体を中心とした地域精神保健医療福祉の一体的な取り組みの推進に加えて、地域住民の協力を得ながら差別や偏見のない、あらゆる人が共生できる包摂的（インクルーシブ）な社会を構築していく必要があるとしている。このことへの対応の方向性として、精神障害者が地域の一員として安心して自分らしい暮らしをすることができるよう、精神障害にも対応した地域包括ケアシステムの構築を目指すことを理念として明確にすべきである。また、医療と福祉等のさまざまな関係者が情報共有や連携を行う体制を構築できるように、障害保健福祉圏域ごとに都道府県・保健所・市町村等の重層的な役割分担・協働を推進するべきであるとしている。

---

**地域移行・地域定着のための支援**
精神障害者地域移行・地域定着支援事業については、2014（平成26）年度から、障害者総合支援法に基づく地域生活支援事業の都道府県必須事業である精神障害者地域生活支援広域調整等事業のなかで実施されることになった。2014（平成26）年7月には、長期入院精神障害者の地域移行に向けた具体的方策の今後の方向性が取りまとめられた。

**メンタルヘルス対策支援センター**
厚生労働省が独立行政法人労働者健康福祉機構に委託し、職場におけるメンタルヘルス対策についての総合支援窓口として各都道府県に設置されている。

**精神障害にも対応した地域包括ケアシステム**
2017（平成29）年度から国は精神障害にも対応した地域包括ケアシステムの構築に向けた自治体支援事業として、①精神障害にも対応した地域包括ケアシステムの構築推進事業、②精神障害にも対応した地域包括ケアシステムの構築支援事業を創設した。

> **理解を深めるための参考文献**
> ● 加納光子『改正精神衛生法時代を戦った保健所のPSWたち―萌芽するコミュニティソーシャルワークを支えた開拓型支援モデル』MINERVA社会福祉叢書，ミネルヴァ書房，2017.
> 精神障害者に対する人権意識が希薄であり、かつ隔離収容政策が推し進められていた精神衛生法時代における精神保健福祉相談員の活動から、これからの保健所と市町村における精神保健福祉業務のあり方について示唆されている。

# 4. 広域行政機関における事例

## A. 広域行政機関の相談支援のあらまし

広域行政機関
精神保健福祉業務
精神保健福祉法
正式名称は、「精神保健及び精神障害者福祉に関する法律」。
精神保健福祉相談員
保健師

地域の広域行政機関の精神保健福祉業務は、精神保健福祉法47条に位置付けられている。都道府県によって事情は異なるが、主として精神保健福祉相談員や保健師、臨床心理技術者などがその任を担っている。

埼玉県の場合は、15か所の保健所（さいたま市、川越市を含む）と2か所の精神保健福祉センター（さいたま市を含む）に配置されている。

業務の中核をなすものは、相談業務であり多岐にわたる。

主訴として、病気かどうかわからない・病院を紹介してほしい・どうやって病院へ連れて行ったらいいか・病院を転院したい・社会復帰施設を紹介してほしい・近所から迷惑をかけられている・障害年金を取りたい・学校に行きたがらない・ひきこもりがちな生活をなんとかしたい・虐待が疑われるなどが挙げられる。

相談経路としては、警察、保護観察所（医療観察法処遇）、病院、児童相談所、高等学校や小中学校、保育園、地域包括支援センター、障害者相談支援センター、保健センター、市役所（障害者福祉課、高齢者福祉課、生活福祉課、児童福祉課など）などさまざまなところから紹介される。

相談方法としては、本人・家族・関係者などからの電話で始まり、面接予約していくことになる。時には、突然来所という形で急きょ面接の時間を確保することが必要になる。さらに、生活状況を把握するためには訪問を設定していくことになる。また、専門相談として子どもの心の相談、ひきこもり相談、うつ病に関する相談、酒害相談などの枠を設けている場合もある。

機関の性質上、保健や医療に関する相談が多いことが特徴として挙げら

れる。1つの広域行政機関だけでは決して相談は完結しないし、よりよい地域生活支援を実践していくためにも身近な保健センターや市役所などとの連携は欠かせないものである。

## B. 相談支援の実際

### 事例1　精神保健福祉法23条の対応

「スーパーで大声を上げて騒いでいる人を保護した。精神保健福祉法23条（警察官の通報）としたいので対応してほしい」と警察より保健所に通報が入った。警察官の保護は24時間なので、他の業務より優先して対応することなる。警察の保護室で本人の調査をしてみると「知らない人が自分に声をかけてきたり、襲ってきそうになったので大声を上げた。どこに行っても知らない人につきまとわれるし、夜もろくに眠れず、食事もままならなかった」ということがわかる。

家族に話を聞くと「この1か月は特にひどくて、突然、夜中に外出したり、ブツブツ独語をいっていることもありとても心配していたが、どうしたらいいのかわからなかった。警察から連絡があった時はびっくりした」と不安そうに語る。いままでの家族の労をねぎらうとともに、自傷他害の恐れということで保護されたこと、精神保健福祉法に基づき措置入院が必要かどうかを、2名の精神保健指定医による精神保健診察を受けるために2か所の精神科病院に移送すること、措置入院が必要と判断された時は都道府県知事命令による強制入院となることなどを説明する。

2名の精神保健指定医による精神保健診察の結果、要措置と判断され、措置入院となる。家族には、措置入院に伴う入院費用算定の説明や退院を含めたかかわりを整理していくために保健所での面接を約束する。

> 精神保健福祉法23条
> （警察官の通報）

> 措置入院

### 事例2　精神保健福祉法24条の対応

ある芸能人のコンサートに行った際、その芸能人が自分のことを愛してくれていると思い込み、プロポーズをするために警備員の制止を振り切り、楽屋へ入りこもうとしたため、逮捕される。逮捕後、精神疾患が疑われたため不起訴となった。そのため、精神保健福祉法24条（検察官の通報）に基づき2名の精神保健指定医の診察の結果、措置入院となる。数か月後、措置解除となるが、入院継続と判断され、本人の兄の同意による医療保護入院となった。

「入院経過の中で症状がだいぶ落ち着いてきたが、家族が退院をしぶっている。そのため、入院が長引いている」と病院の退院後生活環境相談員

> 精神保健福祉法24条
> （検察官の通報）

（精神保健福祉士）から連絡が入る。このままでは社会的入院になりかねないと判断し、地域で支援できることとしてキーパーソンである兄の面接を繰り返し行うことになる。その中でわかってきたこととして、本人は退院してもすぐ具合が悪くなることを繰り返していること、本人以外にも病院に入院している家族がいることなどを心配していることが挙げられる。

その後、退院支援委員会が開催され、本人、兄、主治医、退院後生活環境相談員（精神保健福祉士）、保健所が出席となる。保健所より、地域では訪問看護やホームヘルプサービスが使えること、保健所や保健センターも相談や訪問を継続していくことなどを説明し、兄からしぶしぶながらも退院の了承を得る。その結果、退院できることとなる。

> 訪問看護サービス
> ホームヘルプサービス

> 受診援助

**事例3　受診援助**

中学校の時にいじめをきっかけとして不登校になり、市の教育センターに父母が相談する。父母は「見守るように」といわれて様子をみることとなる。

その後、定時制高校に入るが1年の途中で行けなくなり、中退となる。当初はコンビニエンスストアに買い物に出かけたり、家族と一緒に食事をしていたが、次第に自室にひきこもるようになり、昼夜逆転の生活となる。そこで家族は広報でみた他市の「ひきこもりの家族教室」に参加するようになる。他の家族とともに「見守る対応」を継続していたが、ある時「ひきこもって10年以上になり、経過が長いので、一度、保健所に相談してみてはどうか？」と指摘される。

ここへきて初めて地域の保健所相談となる。家族を通して訪問し、なんとか本人に会ってみると、精神疾患のために無為自閉的な生活を送っていた様子である。家族なりに「不登校」や「ひきこもり」として相談していたにもかかわらず、精神疾患によるものとしての見立てがなかなか得られなかったために今まで「見守り」を続けてきたことがわかる。

> 不登校
> ひきこもり

あらためて家族と相談し、家族総意として治療の必要性を本人に伝え、精神科病院に医療保護入院となる。入院治療を経て状態は安定し、退院後は病院のデイケアを利用してリハビリテーションを継続している。

> 医療保護入院
> デイケア

**事例4　思春期精神保健事例の対応**

高校の養護教諭から「リストカットを繰り返している生徒について相談したい」と連絡が入る。まずは、関係者相談として養護教諭に保健所へ来所を促すことから始める。

養護教諭によると「家庭環境が複雑で伯父夫婦の養子となっている生徒

> リストカット

が、リストカットを繰り返している。その伯父夫婦は生徒の行動にかなり高圧的に制約をかけることが多く、生徒が少しでも反発すると口も聞かないことも珍しくない状況にある。精神的に不安定なので治療にかかったほうがいいかどうか」という相談内容である。そこで養護教諭を介して生徒に紹介してもらうために、生活の場である学校の保健室で相談を設定する。

生活の場の支援

定期的に相談を継続していくので、安心して話をしていいこと、困っていることを応援することなどを伝える。また、虐待されている環境と判断されるので、生徒の了解を得て児童相談所にも相談し、必要に応じて協力を求め保護してもらうこともできると説明する。かかわりを通して、リストカットなどの衝動行為は減少し、学校生活を維持しつつある。

虐待

そのため、取り急ぎ精神科に受診というより、継続相談で様子をみることとなる。

## C. 地域精神保健福祉活動の実際—児童青年期マネジメント事業

児童青年期マネジメント事業

地域では、1つの相談から始まり、関係機関とともに必要な社会資源を創っていくことが大切である。必要な社会資源が地域にないなら、あきらめるのではなく地道に関係者と創り上げていくプロセスが重要である。

(1) きっかけ

本人が10代の頃より、不登校やひきこもりの相談に家族が動いている。しかし、30代を過ぎるまで見守りの支援のみで、関係者は統合失調症としての見立てをしてこなかった事例場合がある。もっと早い段階で治療的に介入する方法はなかったのだろうかという疑問がある。

(2) ニーズ

不登校やひきこもりなどの相談は、病気、障害、家族問題など多角的な相談が必要である。ところが、学校在学中は文部科学省だが、卒業あるいは中退してしまうと厚生労働省の管轄となるため窓口が異なり、相談が継続されない状況にある。結果として、問題がこじれて保健所などに持ち込まれることが珍しくないのである。問題がこじれることを予防する取り組みが必要となる。

(3) 方法

不登校やひきこもりのフリースクールやフリースペースにかかわるNPOスタッフ、発達障害のある人の親の会、精神保健福祉士、臨床心理士などが協働して、月1回土曜日の午後の総合相談室を開設する。複数で多角的に相談にのることで、現在必要な対応や今後必要となる相談機関につなげることができる。また、協働することで関係機関同士の交流や連携

協働

が深まる効果もある。

(4) 結果

「今までどこに相談してよいかわからなかった」「相談を継続できるようになってよかった」「土曜日なので父親としても来所しやすかった」などの反応があり、今後も児童青年期の総合相談の継続の必要性があると思われる。

## D. 広域行政機関の今後の課題

広域行政機関の役割として、「いかに関係をつくるか」が挙げられる。本人や家族はいうにおよばず、地域の関係者との関係づくりは欠かせないものである。特に保健所などは広域化が進んでいるため、市町村などの関係機関そのものを支援していくことも大切である。

その一方で広域的な課題には、保健所がイニシアティブを発揮して調整機能を使い、複数の地域にまたがるニーズを結びつけ、社会資源化を図ることも必要である。

決して、形式だけのネットワークではなく、顔のみえるつき合いを重ねてニーズの隙間を埋める努力が求められる。

---

**参考文献**
- 全国精神保健相談員会編『精神保健相談』地域精神保健実務実践シリーズ3, 萌文社, 1995.
- 全国精神保健福祉相談員会編『精神保健福祉相談ハンドブック』中央法規出版, 2006.
- 春日武彦『病んだ家族、散乱した室内—援助者にとっての不全感と困惑について』シリーズケアをひらく, 医学書院, 2001.

## コラム　動き出したソーシャルファーム

　東京都池袋から急行電車で 50 分。飯能市は、8 割が山林の森林文化都市である。江戸の木造建築を支えた西川材で作られた「夢馬（むーま）」は、人が乗って動く木馬としてギネスブックに掲載され、また、都会から近い里山は環境省「エコツーリズム大賞」を受賞した。その飯能市も、高齢化率では全国平均を超え人口は減少、シャッター通り商店街とコインパーキングに囲われた中心市街地の活性化は行政課題となっている。そんな中、全国に注目されるもう一つの自慢が生まれた。NPO 団体が 2010（平成 22）年に「農業ソーシャルファーム」を起業し、高齢者と精神障害・知的障害のある方が運営に主体的に参画。畑を開墾し、土をつくり、無農薬野菜の栽培を始め収穫に至った。地産地消の実践、買い物難民への引き売りを行うほか、たんぽぽ自然農園やフラワーガーデンでの小学生や地元住民との交流、収穫した無農薬野菜の介護施設への販売など、実績を上げている。

　ソーシャルファームは「社会的企業」と訳される。その起源はイタリアのトリエステ。精神科病院を廃止した国で、地域の受け皿となった取り組みである。さまざまな社会的ハンディにより一般企業で働くことができない方を、公的な福祉施設に囲うのではなく、「第 3 の就労」として障害があっても経営に参画できる雇用を創設していくことを目指している。障害者の就労継続支援事業所が、パン屋や喫茶店、レストランに取り組み市民交流を行う実践は全国で展開されているが、多くは公的補助金に依存している。月給 5,000 円の就労継続支援事業所とは違い、「ソーシャルファームたんぽぽ」では、障害者が最低賃金を保障され生き生きと働いている。「『どうして仕事に行かないの？』と娘に聞かれ肩身が狭かった」と語る A さんは、いまではファームの中心的な存在である。

　現在、日本の社会保障政策では、持続可能な支援システムの構築が求められている。ソーシャルファームは、新たな公共の仕組みとして注目されている。全国的にも有数の観光地である奈良県、京都府の行政担当者や小田原市長、シンガポールやフランスの政府高官らが、この飯能に視察に来ている。採算ベースの確立により、新たな雇用が生まれインクルーシブな社会が実現することを確信する毎日である。

---

**西川材**
江戸の西の川からイカダ組で流れてくる良質の建築材。主に杉や檜。

**ソーシャルファーム**
Social Firm
「第 3 の就労」として欧米諸国で実施されている社会的弱者のための雇用形態。公的補助に頼らず、ビジネスモデルで経営され、障害者などが経営に参画し、特性への配慮を得ながらも応分の給与収入を保証されているもの。日本では、2010（平成 22）年ソーシャルファームジャパンが設立され、国内 2000 社の起業を目標として実践が開始されている。

# 終章 精神障害者と現代社会

**1**
あたりまえの生活はあたりまえすぎて
日常的にはそのありがたさを忘れがちである。
そこで震災とのかかわりから考える。

**2**
市民として生きようと課題に挑戦する
精神障害者の相互交流と地域貢献の
機会が地域に相互支援体制を拓く
源泉になることを理解する。

**3**
現代社会の問題を構造的に理解する。
ソーシャル・インクルージョンの理念と
施策との関連を学ぶ。

# 1. あたりまえの生活をめざして

## A. あたりまえの世界の喪失

　1000年に一度の災害といわれている東日本大震災は、今もわが国を揺さぶっている。まさに未曾有のことである。いまだかつてない一大事件でもあった。このことから阪神淡路大震災の時のことに思いを寄せた。災害により喪失したのはあたりまえの生活であった。

　そのあたりまえの生活を取り戻すべく、復旧・復興に取り組んだ、その経験をされた方々とやどかりの里の生活支援チームが話し合いをもった。災害復興と生活支援とを重ね合わせて考えたのであった。共通することは、失ってわかるあたりまえの大切さであった。今回の震災に当たっても同じことがいえるのである。

　あたりまえという自明性ゆえにみえなかったことが、失ってからとても大切なことであったと浮かび上がってくることである。これは自然破壊についても同じことである。自然が失われて初めて、自然界の法則性に基づいて、自然そのものを大切にしなければならないことに気づかせてくれる。人類はおろかなことに失って初めて、自然の営みの中に共存している自分たちのことを知り、そこから、自然と共存していく知恵を得るのである。

　筆者は仙台の大学で精神保健福祉に関して教えている。このたびの震災は学生たちに大きな影響をもたらした。学生たちはなんらかの形で震災の被害者であった。あやうく津波にさらわれるところであったとか、身近な方が災難に遭ったといったことを共有していた。授業に際して、普段の授業どころではないと感じて、震災の時、どこにいて、何を感じたかを学生に語ってもらうことにした。初めは買い物に出かけた先で地震に遭って、恐ろしい思いをしたと話すのであったが、何人か話すうちに各人が体験した恐怖を語り始めた。聞けば危機一髪で助かったと。いま生きていて、命の大切さをしみじみ考えさせられていると語る。ある学生は父親と喧嘩をして家を出て、町で買い物をしていた時に地震に遭い、3日間避難所で暮らしていたと。家族と連絡が取れて、父親が迎えに来てくれた。家族の絆の大切さを知らされたと語る。

　これらのことから、学生たちはあらためて普段ではあたりまえのこととして受け取めていたことがいかに大切なものであったかを確認しあった。

あたりまえの生活

やどかりの里

ガス・水道・電気などや、家族・地域の人たちとの結びつきなど、考えもしなかったことが浮かび上がってきて、人と人との間で自分たちは暮らしていたのだと学ばされた。この震災の体験を前向きに捉えた学生もいた。避難所で高齢者を支えた体験から、自分の仕事は困っている人を援助することだといって、福祉職を選択したことが自分の人生の目標になったという。

震災は一大事件であり、不幸なことではあった。しかし、このことからあたりまえの生活がいかに大切なものであり、日常生活の中では気づかなかったことに気づきを与えてくれた。

## B. 失って知る仲間の大切さ

先に震災体験と生活支援とを重ねた話し合いをもったと記した。生活支援チームの経験からは、統合失調症の方々が、病や心身の変調から健康であった時のあたりまえの生活を手に入れるのに、さまざまな苦難の体験をしたことを語られ、再び手に入れることが至難な業であることに気づかされたと述べる。

多くの統合失調症を経験した方々は精神科病院に入院して、友だちや職場の同僚とは自ら関係を切ったという。中には親戚にも知らせず、音信不通になってしまったという人もいて、面会は家族がみえるだけであった。その家族とも冷えきった状態で自ら孤立し、家族の絆や友だちとの結びつきも求めることもなかったと語る。あたりまえの生活以前に、あたりまえの付き合いを喪失してしまったのであった。

その状態から立ち上がり、今は何を目標にするかという話し合いがもたれた。多くの方の望みは元の生活と健康状態の再現であった。そこにある人から元の生活が自分にとってよかったとは思えないと。さらに、他の人から病気をして10年も経って自分もまわりも変化しているので、前の状態への復元はあきらめたという。すかさず、ある人が自分にとっての社会復帰は元に戻るということではなく、名誉挽回、失地回復、社会的復権だという。手に入れたいのは「復権」である、とのこと。筆者はこのやりとりを聞きながら、失ったものの大きさと回復して手に入れるべき復権の困難さを思わずにはいられなかった。

長い時が経過して、同じ人たちが自らの回復を振り返りつつ語りあった。彼等の一人が「病気をしてよかった。それは仲間ができたから。病気をする前は仲間がつくれなかったので」それを受けて「病気をしてよかったとは考えられないけど、人生における重要な経験だった」「地獄（入院体験）をみてきたので、もう怖いことはない。これ以上失うものはない」

社会的復権

「人にはないこと（病気をした人しかわからないとの意）を経験したのだから、この経験を生かさなければ」「人の痛みや悲しみがよくわかるようになった」「仲間の力のすごさを知った。仲間（病気の体験者）の力によって癒やされた」等々語る。

　筆者はこれを聞いて、これこそが復権への第一歩であると思った。各人は病気をしてしまったことや現在の自分を否定的に捉えていたことから、やや居直った形で開き直って痛みや苦しみを通して、自己の再生であると肯定的に捉え直したのである。否定的な見方から、肯定的な見方に至るには長い時間を要した。しかし、一人でもこのような体験を語ることによってまわりの人たちに変化が現れた。

　自分も人のために何かをしようと気持ちが前向きになった。人のために役立つことで、喜ばれ感謝の意を表された。自らの存在感がふくらみ、生きてきてよかったと思えるようになった。まさに、自分の手の中に自分の人生が再び戻り、夢や希望に向けてその人なりの人生を歩みだしたということなのであろう。

## C. 再生と創造

再生

　私たちが自然の破壊や震災によって失われた生活の再生について考えることはそれほど難しいことではない。いつ自分が体験するかもしれない不安をもっていて、他人事ではない気持ちをもっているからであろう。

　しかし、精神の病いから自己の内的世界が脅かされることを思い浮かべることは容易でないかもしれない。私たちはいまを生きることで精一杯だったり一生懸命で、死について考えたり、ましてや死に直面することは少ない。しかし、精神の病いを体験した人たちの多くは、一度は死にたいと考えたという人たちである。死に直面し、そこから再び生きることへと方向を切り替えることは大変なことであったろう。その人たちの語る言葉は重いのである。あたりまえの生活を失い[1]、再度取り戻すことに大変な苦労をしてきたのである。それゆえに、病いの体験者から学ぶことは多い。

　私たちがあたりまえすぎて見過ごしてきた大切なものに気づきを与えてくれたり、日常生活の営みの中で人と人との絆の重要さを知らされ、「病気の人」としてではなく、「病気を抱えながらもその人なりの生きる姿」から学び直すことが大切なことなのである。

標準的な暮らし

　一般的にあたりまえの生活といえば、平均的、標準的な暮らしを思い浮かべるであろう。高齢者や社会的弱者といわれている人たちにとっても、精神障害をもっている人たちにとっても、それは１つの目標でもある。

しかし、今回の震災のことや精神の病いの人たちのことから、単なる平均化した生活だけが目標ではないことを考えさせられるのである。その人なりの豊かな人生を考える時に、あたりまえの生活をめざして、その人なりの豊かな人生を目標にして、協力しあいながら共に生きていくことが目標なのである。

　従来は病気をした人としない人、障害をもっている人と健康な人、経済的弱者と普通の暮らしをしている人という区分がはっきりとしていた。今回のような震災被害者になると従来の区分は通用しない。また、高齢化社会になるにしたがって、従来の区分で分けることが不自然に思えたりしてくる。さらに、「その人らしい人生」という目標になると一人ひとりの目標が違っていて多様化してくるし、個別に支援を検討することが必要になってくる。

　ともあれ、あたりまえの生活をめぐって、生活のあり方からその生活の豊かさの意味まで、従来とは違ったものの見方や考え方が求められてくるのである。その人やその地域の特殊性といったりもするのであるが、ここではそれぞれの独自性を捉え直してみることである。単なる再生が元に戻ったということだけでなく、その内容が問われていることなのであろう。つまりはいかに創造的な生活や生き方を求めているかということである。そのことは一般化したあたりまえの生活の意味ではなく、その人にとって独自の生き方や生活のスタイル等を認めつつ、協同して作りあげていくことを意味するのである。精神障害をもつ人たちの「リカバリーへの道」の中にも、ごくあたりまえの生活をめざして、再生と創造への道程に一歩踏み出した姿を見出すことができるのである。

リカバリー

注）
(1) 「あたりまえの生活を失い」とは、病いをする前には、日常の会話や挨拶、買い物などさりげなくできたものができなくなるということ。さらに以前には気にもしなかった人との関係で敏感になり、やや被害的な受けとめ方をしてしまい、かつてのなごやかな、親しい、温かい雰囲気はそこには感じられなくなる。

※ 法制度が激変する関係で、本書の改訂も第3版となるが、2012年12月に病いで亡くなられた谷中輝雄氏の本章の文章は、とても重要で不変的なものであるので継続して掲載している。

### 理解を深めるための参考文献
- 谷中輝雄『生活支援―精神障害者生活支援の理念と方法』やどかり出版，1996.
  やどかりの里における生活支援の集大成。
- 石神文子『心病む人々の生活支援―精神保健福祉相談員の記録』やどかり出版，1998.
  心病む人々の具体的な事例を通しての生活支援。
- 全国精神障害者社会復帰施設協会編『精神障害者生活支援の体系と方法―市町村精神

保健福祉と生活支援センター』中央法規出版，2002.
生活支援センターと市町村精神保健福祉との体系について。
● 寺谷隆子『**精神障害者の相互支援システムの展開――あたたかいまちづくり・心の樹「JHC板橋」**』中央法規出版，2008.
板橋区におけるJHC板橋の活動を通した相互支援システムについて。

# 2. 市民として生きる

　誰もの生活や人生は、互いに尊重し合い、あらゆる活動に参加・参画し、学び支え合う責任を分かちもつ「市民として生きる」共生社会の実現の道程である。市民としてごくあたりまえに生きるために、課題に直面している人々が求め必要とする支援には、頼りにし合える市民の参加・協働が期待される。市民として生きる精神障害者の生活支援には、支援のパートナーとして学び支え合う責任を分かちもつ市民の相互支援を基盤にした包括的な地域支援体制づくりが求められ、必要とされる。

## A. 生活支援システムと市民

　生活支援システムは、市民として生きるために求め必要とされる、多様な支援の仕組みである。障害者が分け隔てなく、ありのままに自分らしく安心した生活を築き、学び支え合う責任を分かちもつ共生社会の実現を目的とする。障害と社会的障壁による生活のしづらさへの挑戦は、「生きることを追求し生き方を構築する人間に等しくある権利[1]」を人々の共通のものとする。

　精神障害を経験し「自分の生き方そのものの変革を目指す[2]」さまざまなタイプの生活を築く過程は、支え合う責任を分かちもつ市民として生きることそのものと理解できる。排除や孤立ではない「つながり」の中で、市民として生きようとする姿は、共に生きるまちづくりのモデルともいえるものである

　生活支援システムは、「自分の生き方を自分で選択、決定し、その結果に責任がとれるようにする[3]」本人主導で構築される地域の資源である。市民として生きる願いと夢をもつ人に、「対等な立場に立つパートナーシップを基盤にした支援体制づくり[4]」が必須である。生活支援システムは、市民の誰もが支援のパートナーになって参加・協働する。いってみれば協

**生活支援システム**
市民として生きるために、求め必要とされる多様な支援で構成される包括的支援の仕組み。人々とのつながりを築き、日常生活や社会生活上の対処力、住居、情報提供、仲間づくり、社会参加・参画の機会、動機や自己評価、国民の理解促進など。自立と社会参加への地域を基盤にした相談および個別的支援と体制づくりによる総合的かつ包括的支援。

**生活のしづらさ**
病者としてではなく、ごくあたりまえな生活者として捉える、生活支援の焦点を表すもの。障害者基本法による障害者の定義は、障害及び社会的障壁により継続的に、日常生活又は社会生活に相当な制限を受ける状態のこと。

力し合う相互交流の基地ともいえるものである。

## B. 互いに助け合う社会の構築―相互交流と地域貢献

今日、無縁社会とも称される現代社会だが、さらに東日本大震災という人間存在の危機に直面し、生活のしづらさの深刻化が浮き彫りにされている。生活のしづらさに直面する状態は「他者を思いやる気持ちを、変化した新しい人間関係の生活の場で、積極的に育み、互いに助け合う社会の構築(5)」が課題である。

精神障害のある人を身近にする相互交流は、さまざまな人々と、お互いに学び支え合うことを共に学習する機会といえる。

生活のしづらさに挑戦する人として賞賛され、共感し共有して共に挑戦しようとする寛容の姿勢は、同じ市民同士として友情を育み、励ましとなって自信をもち、困難な状況にあきらめずに立ち向かうことができる。

生活支援システムにおける相互交流の機会は、学び支え合う相互学習のコミュニティカレッジと呼べるものであり、互いにエンパワメントを分かち合う相互信頼の人間関係を築くものである生活の再構築という時機にある人に、親しみをもち、思いやり敬う気持ちで自尊心を育む連帯感は、市民として共に生きることを実感できる相互交流の意義である。

さまざまな人々との相互交流は、市民として生きる願いと夢に共感し、支援のパートナーとして共に行動して、相互支援体制を地域に築く源泉である。

## C. 相互支援の権利擁護活動―ピアサポート

生活支援システムは、生活のしづらさに挑戦して蓄えた経験や知識を、相互支援の権利擁護活動に生かすピアサポートを構成要素とする。ピアサポートは、相互支援の方法のピアカウンセリングと相互支援システムのクラブハウスモデルなどの権利擁護の活動であり、ピアアドボケイトの役割と責任をもつものといえる。

## D. ピアカウンセリング(6)

ピアカウンセリングは、可能性への気づきと自発的な行動を促す「エンパワメントを分かち合う相互学習と支援の過程である。ピアとは共通の経験を基盤とする「対等な仲間同士の関係」のことである。援助技術の中心は「傾聴と情報提供」で、解釈やコントロールするのではなく、自分のや

---

**ピアサポート**
ピアとは共通の経験と関心を共有する人たちが、対等な関係の仲間（ピア）として、傾聴と情報提供によって互いに支え合うこと。

**ピアカウンセリング**

**クラブハウスモデル**
職員のマネジメントサービスを利用して、自助の力を培い相互支援を築いて、自立と社会参加を目指す参加と協働形式の地域リハビリテーション施設。

り方や生き方を「選択・決定」できるようにする。互いの経験や気持ちを安心して語る「自己開示」、経験に基づいた対処の仕方を「情報交換」して、仲間の経験をモデルとして自由に選んでやってみようと自信をもつ「回復のモデル」である。つまり、傾聴と情報提供を中心技術にした相互支援であり、精神障害を経験した仲間による権利擁護のピア・アドボカシーの機能をもつものである。JHC板橋会のピアカウンセリング研修は1990（平成2）年にスタートしたが、1992（平成4）年に開設されたクラブハウスの週間教育プログラム―セルフヘルプグループ育成講座は、20年目を迎えている。クラブハウスの世界共通のプログラムである友愛訪問は、病院や自宅への訪問など年間1万件を超えている。生活支援センターのピア相談やその他の就労移行や就労継続支援においても、ピアジョブコーチとして貢献する。

　2011（平成23）年の障害者基本法改正が、ピアサポートの権利擁護活動の制度化に布石となっていくことを期待する。

## E. ピアアドボケイトに学ぶ

　精神障害のある人の市民として生きる願いと夢を、自分のことのように感じ、自分にできることは何かを考え、共に行動するように促す市民教育は、ピアアドボケイトの役割であり責任である。市民として生きるために、自らの経験を生かして支援環境を築くことへの貢献は、すべての市民の人々の敬意の態度を問うものである。

　2011（平成23）年に起こった自然災害で明らかなように、人間関係や生活の再構築に必要な課題「生活のしづらさ」は、限定された関係職員や障害者、家族にのみ問われる課題ではないことを教示するものである。

セルフヘルプ・グループ　　ピアカウンセリング研修やセルフヘルプ・グループ育成講座への市民の参加を身近に感じる度に、相互支援が「地域の支援ネットワークの軸[7]」になることを実感する。社会の構成員として、誰もが学び支え合い責任を分かちもつというこうした市民の姿勢は、社会的障壁を共通の挑戦課題として取り組むことであり、そのことにより共生社会の実現に近づくことができる。

　カリフォルニア州サクラメント郡では、1992年に、ピアカウンセラーの権利擁護プログラムを、公的職務のピアアドボケイトとして位置付け、ピアカウンセラーに委託している。

ピアアドボケイター　　市民として生きるために学び経験することを、あらゆる人々を対象に教育するピアアドボケイターの活動についての例とし、以下に「スターナマ

ン（Starnaman, Daniel）とロビンソン（Robinson, Connie）の二人のピアアドボケイターの講義」⁽⁸⁾の要約を紹介したい。

## [1] 回復のモデル―市民として生きるお手本

### スターナマン⁽⁹⁾ 「回復の鍵は自分を大切にする自己決定」

スターナマン
Starnaman, D.

生活のしづらさに挑戦する時に、不安やおそれというもう一つの課題を伴うことになる。その時に自分を信じてくれる「つながりと人間関係」が安心の核になる。親しく付き合う仲間や関係機関、地域社会の人などのバディシステム（仲間づくり）を築いておくことが大切。

● 学び合うこと

社会は、あなたがダメだと思うほど、汚名を着せることは望んでいない。ストレスのタイプを知ることは、自分に必要なサポートを創る契機となり、自分の生活のしづらさをどのように理解しているかが挑戦の課題となる。経験という宝物は、かけがえのない自己学習であり、自分で対処しようとして支援の資源を学ぶことは、誰にも必要な過程。自分の健康を保つために、どのようにしたいのかを自ら理解し、対処を学びやってみる時間と練習が必要。

● 支え合うこと

大丈夫でない時があってもよい、支援のシステムはそのためにある。支援の専門家や家族は、仲間同士の助け合いの支援に期待できる存在で、孤立や孤独ではないと思えるようになる。

周囲のメッセージはその人が心配な状態にいることに気づき、そのことを本人に伝える思いやりの行為。感情を表明している人を敬い、傾聴することによって、その感情について共有し学ぶことが相互尊重の鍵になる。同じような感情や経験をどのように感じ、解決してきたかを話すことで、答えをみつけられるようになる。信頼関係は、経験、強さ、希望を分かち合うことで築くことができる。

2011（平成23）年5月に、経済協力開発機構（OECD）が発表した「より良い暮らし指標」（Your Better Life Index）によれば、過去1か月で他人の手助けをしたことがあると答えた割合は、日本は23％で、OECD諸国（平均47％）の中で最も低い。友人や同僚などとともに過ごすことが「ほとんど」もしくは「まったくない」と答えた割合は15％で、OECD諸国平均7％の中で最も高いことが指摘されている。

より良い暮らし指標

厚生労働省における「一人ひとりを包摂する社会」特命チームは、支え合うこと、学び合うことは、社会的排除のリスクを経験したアドボケイタ

「一人ひとりを包摂する社会」特命チーム

ーの、つながり合う相互信頼関係を築くということに通じる社会的包摂への提言である。これは、障害の有無や年齢にかかわらずに、人間としての基本的な学習であるといえる。

### [2] 地域生活の道程──病院から地域へ成功の秘訣

ロビンソン
Robinson, C.

**ロビンソン**[10]「人生が自分の学歴、経験は教育課程」

病院から退院して暮らす道程は、地域に友だちがいることが大切。面会に来てくれる人の地域での楽しい話がきっかけとなって、「外っていいかもしれない」と思い始め、「心配だけれど、やってみよう」という勇気（エンパワメント）へとつながる。地域生活の道程として学ぶこととして、次のことを挙げることができる。

**(1) つながりと人間関係は希望の灯**

あなたのことを信じてくれる人物が、あなたの回復を支援してくれる。共通の経験と課題をもつ仲間とのつながりを創ることで、機関・団体、地域の人とのつながりを築くこと。人間が変わろうとする希望の灯は、役割モデル、励ましの言葉、心からのケア、他者への関心を通して灯すことができる。もう一つの計画という選択肢をもつことができる。

**(2) 安全に地域で生きる**

信頼は安全と感じるための一歩。安全だと感じた時、新しい生活に対する感情やリスクを受け入れられる。例えば、カリフォルニアには、ピアスタッフが配置された24時間介護の危機の時の居住施設があるが、利用するかどうかの自己決定は地域で生きる回復の鍵である。それは、いまここで、自分が大切にしなければならないこととは何か、家事または育児なのか、その他の支援資源なのか、生活のスキルを学ぶ時期にあるからである。

**(3) 社会的孤立からの解放を学ぶサポートネットワーク**

自分をまるごとの潜在能力のある一人の人間と思い描くことが、孤立から解放する第一歩。人間として社会生活をする条件をニーズとして気づくことが自分のための支援計画の準備。自分が何をしてほしいのかを知るピアサポートの支援ネットワークを築くこと。地域において、自分たちで築くネットワークが、いままで以上の選択・決定を自分でできるようにする。

**(4) 自分と付き合うスキルを学び行動計画を策定する**

ピアカウンセラーや仲間の役割モデルは、うまく対処する方法を学ぶ効果的方法である。セルフヘルプ・グループは対処方法を学んで、やってみる相互学習の教室。毎日の生活に必要なスキルを学び、どのようなやり方がよいのか行動計画を立てる。そのことが、助けが必要な状態の予防対応になる。

### (5) 感情と付き合い、ユーモアをもつ

感情は事実と違っていても病状ではない。自分の感情に対する自分の反応を自分で知って、自分で対処する方法を学ぶ教育や経験、ピアサポートが必要とされている。自分を笑える余裕をもつユーモアは、癒しのプロセス。深刻に考えすぎて自分や他者に現実的でない期待をもつことがある。挑戦心を楽しむリラクゼーションが耐えがたさを克服する力となる。

### (6) 発言権をもち、自分をコントロールできる意識をもつ

自尊心がもてずにいたことで、大事な課題を避けてきた人の発言には価値があるもの。自分自身に対する自分の考えをもち、自立生活に何が必要か、自分の将来を決める権利があるのはなぜかを知る。

「人生が自分の学歴、経験は教育課程」であるといって、はじめた講義である。生活や人生で誰もが直面するストレスの自分のタイプを知り、生活上のさまざまな対処を学ぶこと。自分の考えをもつことは、自立生活に何が必要か、自分の将来を決める権利を学ぶことは、人間に共通する人生の計画を設計する教室であるとユーモアたっぷりの講義であった。自分らしく生きるために、人々とのつながりの大切さを、孤立や排除ではない社会を創る責任があり、一緒に学び支え合うことの大切さであると結んだ。

## F. リカバリーの道を地域に拓く

自分らしく市民として生きる学習支援のピアアドボケイターは、「人生は自分の学歴であり、教育課程は経験である」と進学を断念せざるをえなかった自らの回復への挑戦を自己評価している。その教育過程として捉える経験とは、サービスのコンシューマー（消費者）として参加し、エンパワメントの機会を、専門家、仲間や家族、住民とともに創って、リカバリーの道を地域に拓く活動である。

ラップはリカバリーの道として、以下12の活動を提示した。

ラップ
Rapp, Charles A.

①職員を置きプログラムをマネジメントする
②他の人たちを教える
③危機の時そばにいて助ける
④日常生活のヘルプ
⑤創作活動
⑥互いに支え合う
⑦知識を分かちあう
⑧自分の物語を語る
⑨回復を管理する
⑩政策の決定に参加する

⑪他の人たちの仕事を助ける
⑫プログラムを管理する

　ピアアドボケイトの講義で学んだように、コンシューマーの視点に立つエンパワメントの機会をまちに拓くことである。そのエンパワメントの機会とは、①自分のことを自分のために話すという感情を表明する「カミングアウト（自己開示）」が保障され、②過去の経験を課題への挑戦として「尊重され敬意され」、③「情報と教育の機会」を得て、④自らの生活と人生を決定し実行する」力を蓄え、⑤社会の一員として所属し他者への貢献など「積極的参加」を果たす[11]ことである。

　精神障害者の課題に対する挑戦、すなわち「自らの経験を他者の支援に活かした相互支援に期待し、ソーシャルサポートシステムの開発に取り組み支援する福祉援助」[12]は、ソーシャル・インクルージョンの必須要件である。悲劇的で無力な存在として葬り去りたい過去の経験を、課題に挑戦する姿として称えられる、弱みではなく強みとして理解するストレングスモデルの実践であるといえよう。

　相互支援を築く意義は、市民として生きる他者を助ける心が、相互のエンパワメントを分かち合うことにある。自分の挑戦している課題を他者と共有することで「愛他心」を育み、課題に挑戦してきた経験を生かす機会を得て生活や人生の「有意義さや価値」を見出し強め「自己評価を高める」ことができる。自己開示を促がす傾聴を通して、他者を尊敬し受け止める自分を知り「自己肯定感を得る」。支援チームと協働して他者を援助する自分が生かされることを実感し、社会との連帯を育む「社会的統合感」を得ることである[13]。

## G. 相互支援の地域力形成

　精神保健福祉士は、自己決定を原理とし、敬って傾聴してクライエントから学ぶ人間尊重の姿勢を基本姿勢とする。それは「新しい生きる意味を創るプロセスにかかわり、人生における状況のユニークさを無条件に尊重し、自分の先入観を意識し、押し付けないように理解と価値を共有する[14]」ことである。自然災害に見舞われ、無縁社会といわれる現代社会において、地域で暮らす不安を分かち合う、相互支援の体制づくりは、市民として生きる誰もの役割と責任であるといえるだろう。

　そのためには、自分たちの生活支援システムが、他の諸サービスに相互活用され、誰もが市民として生きる地域資源として貢献する存在になることである。ソーシャル・インクルージョンの「課題を抱えている人々に人

---

**ソーシャル・インクルージョン**
社会的包摂

**ストレングスモデル**
ラップによると、①回復し生活を改善し質を高めることができる、②焦点は病理ではなく強みである、③地域は資源のオアシスである、④利用者が支援過程の監督者である、⑤支援者と利用者との人間関係が根本であり本質である、⑥仕事の場は地域である、の６つの原則がある。

**エンパワメント**

間の仲間として信頼関係を築き、より広い人間の輪につなぎ問題の解決を図る⁽¹⁵⁾」ことである。

　ソーシャル・インクルージョンは、ソーシャルワーク専門職の価値であり社会的責務である。生活支援システムは、誰もが、社会の構成員としてつながりを築き、学び支え合う責任を分かちもつ相互支援を中核とした相互交流を必須とする。そのことが、ソーシャル・インクルージョンを推進する地域資源としての存在意義を証するものといえる。「人生は自分の学歴であり、教育課程は経験である」ことを共通の理解にして、市民として肩を並べて歩けるようにする、生活必需品の生活支援システムであってほしい。

注）
(1) 菊池馨実「生存権と介護保障」『社会保障の法理念』有斐閣，2000，p.219.
(2) 天野正子『「生活者」とはだれか―自律的市民像の系譜』中公新書，1996，pp.12-13.
(3) 谷口明広「はじめに」『障害をもつ人たちの自立生活とケアマネジメント―IL概念とエンパワメントの視点から』ミネルヴァ書房，2005，p.vi.
(4) 東雄二「回復と支援のプロセス」蜂矢英彦・岡上和雄監修／安西信雄他編『精神障害リハビリテーション学』金剛出版，2000，pp.89-94.
(5) 高木修「現実生活における援助問題―対処行動としての援助」「あとがき」『人を助ける心―援助行動の社会心理学』サイエンス社，1998，p.151，pp.184-185.
(6) ロビンソン，N．＆ロビンソン，C．＆JHC板橋会編『ピアカウンセリングマニュアル』JHC板橋会，1998，pp.45-53.
(7) 世界保健機関（WHO）編／中野善達監訳「精神保健問題の解決」『世界の精神保健―精神障害、行動障害への新しい理解』明石書店，2004，p.99，pp.104-105.
(8) JHC板橋会編「報告集　退院促進コーディネイト事業―ピアアドボカシーセミナー」JHC板橋会，2008.
(9) 1971年生まれ。14歳～18歳まで児童精神科ホームの生活を経験。ボランティアのピアカウンセラーを経て1998年からカリフォルニア州サクラメント郡精神保健局青少年アドボケイター。
(10) 1990年からJHCピアカウンセリング教育講師を務め、日本の専門家や当事者を迎え、あるいは来日して教育に貢献してきている。四人の子どもと六人の孫をもつコンシューマー夫婦。夫とコンシューマー・セルフヘルプセンター設立。ピアカウンセラー、ジョブコーチなど当事者活動を経て、カリフォルニア州サクラメント郡精神保健福祉委員会委員長、患者の権利擁護局長。
(11) グティエーレス，L．M．＆パーソンズ，R．J．＆コックス，E．O．編／小松源助監訳「精神保健システムにおけるエンパワーメント」『ソーシャルワーク実践におけるエンパワーメント―その理論と実際の論考集』相川書房，2000．pp.123-127.
(12) マグワァイア，L．著／小松源助・稲沢公一訳『対人援助のためのソーシャルサポートシステム―基礎理論と実践課題』川島書店，1994，pp.52-54.
(13) 前掲書（5），pp.151-157.
(14) グリーン，R．R．編著／三友雅夫・井上深雪監訳「社会構成主義アプローチ」『ソーシャルワークの基礎理論―人間の行動と社会システム』みらい，2006，p.394.
(15) 熊本理沙「ソーシャルインクルージョンと地域人権センター」日本ソーシャルインクルージョン推進会議編『ソーシャル・インクルージョン―格差社会の処方

箋』中央法規出版, 2007, p.13.

■ 理解を深めるための参考文献
- ラップ, C. A. & ゴスチャ, R. J. 著／田中英樹監訳『ストレングスモデル—精神障害者のためのケースマネジメント（第2版）』金剛出版, 2008.
  リカバリーの基盤となるストレングスモデルを、目的、6原則を挙げ詳説。個人と環境にある潜在力への視座が、本人や支援者の双方にとっていかに創造的であるかを伝えている。地域支援におけるリカバリーの道を共に歩む支援者に必携の書。
- グリーン, R. R. 編／三友雅夫・井上深雪監訳『ソーシャルワークの基礎理論—人間の行動と社会システム』みらい, 2006.
  ソーシャルワークは日常生活の経験に基づく対話の中から、個人的意味と社会的実在の見解が生まれ、生きる意味を創るプロセスにかかわることであるとした。社会構成主義のアプローチを採用するソーシャルワーカーのためのガイドラインとして一般的ガイドラインを挙げた上で、対応の際に考慮すべき具体的ガイドラインを詳解。
- 日本ソーシャルインクルージョン推進会議編『ソーシャル・インクルージョン—格差社会の処方箋』中央法規出版, 2007.
  ソーシャル・インクルージョンの「理念と政策課題」「まちづくり実践」「鼎談」の3部構成。社会の一員としてつながりを築き、課題に直面している人々に仲間として信頼関係を築き、課題解決を図る福祉コミュニティ構築への取り組みが期待されている。
- グティエーレス, L. M. & パーソンズ, R. J. & コックス, E. O. 編／小松源助監訳『ソーシャルワーク実践におけるエンパワーメント—その理論と実際の論考集』相川書房, 2000.
  ソーシャルワーク実践にとってのエンパワメントを、対応する住民および女性・貧困・レズビアン・ホームレス・青年・家族など分野に分けて実践を紹介している。中でも精神保健プログラムにおける利用者の視点は、多様な支援サービスによって構成される生活支援システム構築に重要なモデルを提示するものといえる。

# 3. ソーシャル・インクルージョンの理念と現代社会

## A. 現代社会の問題とその背景

　児童虐待、老々介護の末に起きた殺人事件、高齢者の単身生活における孤独死、ホームレス、出所者社会復帰、3万人近くの自殺者、うつ病患者の急増、薬物依存・中毒者の問題など、近年多くの深刻な社会問題が表出してきている。これらの問題に対して、国はさまざまな対策を講じてきているが、一向に問題が好転しない状況が続いている。

　これらの問題の背景は、国内外の政治・経済、教育などの制度・施策の動向によってもたらされる社会的な変化が、複雑に重なり合い、多面的に影響しあって生じてきたものであることが考えられる。ここでは以下3点の社会的変化を挙げておく[1]。

### (1) 家族構造の変化

家長制度の崩壊、労働中心の家族形態（単身赴任など）、核家族化、少子化、単身生活者の増加などによってこれまでの日本の家族が果たしていた相互扶助、福利厚生の機能が失われてきた。

### (2) 企業の変化

日本の企業は終身雇用制により家族の経済的基盤を支えてきた。しかし、それでは企業が国際的な経済競争に打ち勝てない状況となってきたため、新たな雇用・労働施策として派遣社員・パートタイマーを始めとする非正規雇用制が導入され、終身雇用制が廃止された。その結果、リストラが公然と行われるようになり、働きたくとも労働の機会を奪われてしまう人たちが増加している。

### (3) 地域社会の変化

経済の発展は大都市に集中したため、地方から都市への人口流出現象が起き、地元の農業や漁業などの第一次産業に従事する人たちの高齢化が進み、地元に密着した第一次産業が衰退してきている。また、冠婚葬祭や地域の行事、日常的な交流など、住民同士の相互扶助関係も希薄になってきている。

このように、家族、企業、地域の相互互助関係やつながりが崩壊してきている。そのため、例えば長期に患う病気になったり、リストラされ職を失う、家族が多くの問題を抱えたりするなどといった危機的状況に陥ると、いとも簡単に家族、企業、地域から排除され、孤立化してしまう構造が形成されつつあり、これらの排除・孤立の形成が、個々の福祉の問題として解決できるレベルを超え、複雑に現代の社会システムに組み込まれてきていることが深刻な社会問題の背景となっているのである。

## B. 現代社会の問題に対する改善・解決に向けて

### [1] ソーシャル・インクルージョンの理念と政策

世界的にグローバル化された現代において、どの国でも起きている社会問題は、従来の政策に基づいた方策では解決の方向が見出せないでいる。特に排除・孤立の問題は、社会的に弱い立場に立たされた人々も含めて、すべての国民の社会的帰属意識をこれまでの政策の視点では重視してこなかったことにも起因しているといわれている[2]。

社会的排除に対して帰属意識を高めていく政策として、すべての人々を社会的構成員として包含し、支え合う仕組みづくりとして、ソーシャル・インクルージョンの理念と政策がヨーロッパにおいて広がってきた。ソー

シャル・インクルージョンとは、社会的に排除されている人々を地域社会の仲間に包含していくことである。日本語で「社会的包摂」と訳される場合もあるが、ソーシャル・インクルージョンの用語がそのまま用いられる場合も多い。ソーシャル・インクルージョンを実現していくための重要な要素として、人々のつながり、互助関係の再構築、主体的な生き方と社会参加、エンパワメントなどが挙げられる。

　ソーシャル・インクルージョンの理念を反映した政策は、地域においてはコミュニティ再生、雇用・労働政策においては雇用拡大・積極的な労働参加、そして社会全体の安定と統合を目指している。

## [2] コミュニティ再生に向けて

　コミュニティ再生の一例としてイギリスのロンドンのイーストエンドにあるスラム街の地域活性化活動を紹介する。そこでは、従来の行政や篤志家主導で試みられた対策は何度も失敗していた。ついに崩壊寸前のスラム地域を救ったのは、そこに居住している牧師を始めとした地域住民たちであった。彼らは自らが立ち上がり、NPO組織であるCANを組織し、そこに集まった人たちで協議を重ね、自らが寄付を募り資金を調達し、地域生活に必要な住宅、診療所、教会、店、保育園などを整備していき、その結果住民が主体的にスラム街を見事に立て直したのである。

> CAN; Community Action Network

　わが国でもホームレス問題、スラム街対策は数多くの深刻な問題を含んでいるが、大阪の一部では、CANの取り組みを学び、地域の活性化に取り組んでいる地域も出てきている。人と人との日常的な顔のみえる関係を基本にして、人が人を排除しない互助関係を構築し、生活しあい、住み合うためにお互いに知恵を出しあうことを積み重ねて地域を活性化しようとしている。これはソーシャル・インクルージョンの理念を地域で具現化し成功している例といえる[3][4]。

## [3] 雇用・労働参加の拡大
### (1) コミュニティビジネス・社会的企業の展開

　経済状況が厳しい中、既存の企業における雇用拡大も課題であるが、その課題の解決に向けて新たな動きも生まれている。その一つがコミュニティビジネスである。コミュニティビジネスとは、地域の人たちを対象とし、地域の人たちのつながりを活用した地域密着型のビジネスを起業・展開することである。高齢者支援のデイサービス、保育園、学校給食、食事サービス、リサイクル、防災センターなど、近年さまざまなコミュニティビジネスが展開されるようになってきている。地域に必要なこと、自分のでき

> コミュニティビジネス

ることを地域の仕事として地域の中に創設していく。これが失業している人たちの雇用対策にもなり、労働の機会を奪われている人たちにとっては、労働の参加の機会を創出していくことにもなる。

こうしたコミュニティビジネスが拡大・充実して、社会的に意義のある事業としてビジネス展開が進み、近年では、「社会的企業」と呼ばれている。

全国各地で先進的な事例が創出されているのでリサーチしてみることを勧めたい[5]。

### (2) ソーシャルファーム

ソーシャルファームは、社会的企業の一つであるが、障害者あるいは労働市場で不利な立場にある人たちのために仕事を創出し、支援付き雇用の機会を提供することに焦点を当てたビジネスである。1970年代後半、イタリアのトリエステで精神病院に入院している患者を地域で生活できるようにするために、地域にさまざまな仕事を創出していったのが起源であるといわれている。以来、ヨーロッパを中心として発展してきている。従来の障害者の就労形体である福祉的就労や一般就労とは異なる、労働者としての権利と主体性を発揮した労働参加の新しい働き方と雇用の形体として注目されているところである。わが国でも北海道、埼玉県、大阪市、奈良県などの自治体では地域性を生かした行政支援が開始されている。

ソーシャルファームは、ソーシャル・インクルージョンの理念に基づき、労働市場で不利な立場にある人たちの労働者としての権利獲得のために、今後の発展が望まれる[6][7][8][9]。

ソーシャルファーム

## C. ソーシャル・インクルージョンの理念を施策化へ

わが国では、厚生労働省社会・援護局の「社会的な援護を要する人々に対する社会福祉のあり方に関する検討会」の報告書（2000〔平成12〕年）で初めてソーシャル・インクルージョンの理念が紹介された。その中で「社会的な援護を必要とする人々に対する社会福祉のあり方」を考える場合、「対象となっている人々とのつながりを前提にした社会福祉のあり方から、意識的にそういうつながりを再構築する社会福祉の仕事の仕方、またその中で社会的に排除されている人や社会的に孤立している人を社会的に受け入れ、必要な場合には福祉サービスが提供されるように、福祉サービスが届くようにしていくことが、これからの大きな課題である。」とし、「21世紀のわが国の社会保障は、経済や社会状況も踏まえる必要はあるが、それとあわせて生活する人々の意識や思想、人々の助け合いをどのよ

うに構築していくかが大きな課題である」と記している。そしてそれは、「社会福祉基礎構造改革」の理念に反映され、2000（平成12）年の社会福祉法制定へとつながり、半世紀続いた国主導の福祉政策である措置制度から福祉サービスを利用する利用者主体の契約へ、地域福祉の重視へと転換させたのである。

その後、2005（平成17）年に障害者自立支援法（現障害者総合支援法）が成立し施行されているが、ソーシャル・インクルージョンの理念が適切に制度・施策の中で反映されているのか、逆に新たな排除を生み出し、対象者の権利を脅かしていないかどうか、今後検証していく必要がある。

注）
(1) 日本ソーシャルインクルージョン推進会議編『ソーシャル・インクルージョン—格差社会の処方箋』中央法規出版, 2007, p.105.
(2) 岩田正美『社会的排除—参加の欠如・不確かな帰属』有斐閣, 2008, p.iv.
(3) 炭谷茂編著『社会福祉基礎構造改革の視座—改革推進者たちの記録』ぎょうせい, 2003, pp.139-140.
(4) 炭谷茂・大山博・細内信孝編著『ソーシャルインクルージョンと社会起業の役割—地域福祉計画推進のために』ぎょうせい, 2005, pp.14-15.
(5) 前掲書（4），pp.50-59.
(6) 精神保健福祉白書編集委員会編『精神保健福祉白書（2011年版）岐路に立つ精神保健医療福祉—新たな構築をめざして』中央法規出版, 2010, p.108.
(7) 日本障害者リハビリテーション協会『平成21年度国際セミナー報告書　障害者の新しい雇用—インクルーシブな雇用の実現』2010.
(8) 国際交流基金（ジャパンファウンデーション）『国際シンポジウムソーシャル・ファームを中心とした日本と欧州の連携—報告書』2011.
(9) コミュニティシンクタンクあうるず編『ソーシャルファーム—ちょっと変わった福祉の現場から』創森社, 2016.

# キーワード集

- 解説文中の太字は重要箇所です。
- 解説文中の法律名は（原則として）略称としています。

## IPS（個別職業紹介と支援）
〔Individual Placement and Support〕
アメリカにおいて1980年代後半に開発された、精神保健機関における**臨床と職業サービスを統合した就労支援**。ジョブコーチによる支援、従来重視されてきた一般就労に就く前に訓練・教育等を行うこと（train then place〔訓練してから就労する〕）よりも、早く一般就労に参入すること（place then train）、ストレングスの重視、といった特徴がある。

## ACT（包括型地域生活支援プログラム）
〔assertive community treatment〕
重度の精神障害者が、病院外の地域で質の高い生活を送れるように種々の専門職がチームを組んで支援するプログラムである。種々の生活上のニーズに関する多彩な支援を**24時間で365日**、生活の場である地域に出向いて継続して実施する。

## アドボカシー
〔advocacy〕
権利を侵害されやすい認知症高齢者、障害者、子どもなどの本人に代わり、**支援者等が代弁・弁護する「権利擁護」機能**である。その担い手はアドボケートと呼ばれ、**本人が自ら権利を主張できるよう支援**し、共に主張する。アドボカシーには、自らの権利について主張する**セルフ・アドボカシー**や、同じ仲間が代弁する**ピア・アドボカシー**などがある。

## 医学モデル／生活モデル
〔medical model/life model〕
「医学モデル」とは障害を**疾病・外傷から直接的に生じるものとして、個人的な問題として捉えて**いる。一方、「生活モデル」とは**個人の心身状況と環境状況が相互に影響し合って生じるものとして捉えて**いる。ソーシャルワーカーは、診断や問題発見に重点を置く「医学モデル」を参考にしつつ、「生活モデル」の視点に立った支援が求められる。

## 移動支援事業
障害者総合支援法における市町村が行う地域生活支援事業の1つ。屋外での移動が困難な障害者等に対し、外出のための支援を行い、地域における自立生活や社会参加を促すことを目的とする。

## エンパワメント
〔empowerment〕
ソーシャルワーク実践において、心理的・社会的に不利な状況におかれた当事者が、その問題状況に対して自ら改善するためのパワーを高め、行動していくための支援を行うこと。

## QLS（クオリティ・オブ・ライフ評価尺度）
〔Quality of Life Scale〕
アメリカにおいて、統合失調症の非入院患者を対象として作成されたもので、精神障害者の生活の質を明らかにするための調査法として用いられる評価尺度の一つ。点数が高いと社会生活機能が保たれた状態である。なかでも、「SF-36」と「SF-8」は包括的尺度と呼ばれ、障害の有無にかかわらず健康関連QOLを測定することもできる。

## 共同生活援助（グループホーム）
障害者総合支援法における訓練等給付サービスの1つ。地域で共同生活を営むのに支障のない障害者について、主として夜間の、共同生活を営むべき住居において相談その他の日常生活上の援助を行うことを指す。利用に際して申請は必要であるが、市町村

審査会における障害程度区分の判定は受ける必要がない。

### 居宅介護（ホームヘルプ）
障害者総合支援法（5条2項）の介護給付費の支給対象となる障害福祉サービスの1つ。入浴、排せつ又は食事の介護等、居宅での生活全般にわたる援助サービスを行う。対象は障害程度区分1以上の者となる。

### クラブハウスモデル
1948年にアメリカのニューヨークにて「ファウンテンハウス」の名称で、精神障害者とソーシャルワーカーをはじめとする支援者が一緒につくった包括的かつ総合的な地域リハビリテーションの実践モデルである。精神障害者はメンバーと称され、運営や諸活動に主体的に参加し、仕事や教育に関するスタッフのマネジメントサービスを利用したり、ピアサポート等の相互支援によって、自立と社会参加を目指すことができる。リカバリー志向で、連帯・協働によって進められるクラブハウス方式は、その理念となる世界共通の国際基準（36項目）にそって、各国に広がっているグローバルモデルである。

### 欠格条項
障害があることを理由に国家資格や営業等の許可を与えないとする法令上の規定（条項）のこと。1998（平成10）年の総理府（当時）障害者施策推進本部による欠格条項に関する見直しに向けての基本的な考え方と具体的な対処方針が決定された。それを受けて関係省庁の見直し作業の結果、**精神障害者関係に関しては絶対的欠格条項はすべて廃止もしくは相対的欠格条項**となっている。

### 広域障害者職業センター
独立行政法人高齢・障害・求職者雇用支援機構が運営する障害者職業センターのなかに位置付けられている3種類のセンターのうちの1つである。全国に2か所設置され、障害者職業能力開発校や医療機関等と密接に連携した系統的な職業リハビリテーションを実施している。

### 公共職業安定所（ハローワーク）の職業相談員
職業リハビリテーションを希望する障害者に対して、ハローワークによっては専門的な経験を有する職業相談員を配置し、職業紹介、就職後の指導、求人開拓や法定雇用率未達成事業所への指導等、地域障害者職業センターと連携して職業リハビリテーションの全過程に関わっている。

### 国際生活機能分類（ICF）
〔International Classification of Functioning, Disability and Health〕
2001年に世界保健機関（WHO）総会において採択され、国際障害分類（ICIDH）を改訂した生活機能分類。ICFの「**生活機能と障害**」は、**心身機能・身体構造、活動、参加**の3つの次元に分類され、**環境因子・個人因子という観点**を加えている。

### シチズン・アドボカシー
〔citizen advocacy〕
権利擁護（アドボカシー）の担い手は、福祉専門職であるが、もう一方でその担い手はシチズン（市民）の役割であるという考え方。障害のある人が自らの希望を表明できるように助けるという一市民の活動である。

### 市町村における精神保健福祉業務
1994（平成6）年の地域保健法と1995（平成7）年の精神保健福祉法において、市町村には精神障害に関する正しい知識の普及並びに相談指導の業務が位置づけられた。その後、1999（平成11）年の同法改正（平成14年施行）において精神障害者の地域生活支援における相談の第一線機関として位置付けられた。

### 社会的障壁（バリア）
障害がある人にとって日常生活または社会生活を営む上で障壁（バリア）となるような社会における事物、制度、慣行、観念その他一切のもの。交通機関、建築物等における物理的な障壁、資格制限等による制度的な障壁、点字や手話サービスの欠如等による文化・情報面の障壁、障害者を庇護されるべき存在としてとらえる等の意識上の障壁に分けられる。

### 社会的入院

医療上入院の必要のない状態にもかかわらず、地域における受入れ体制が不十分であることで、入院継続を余儀なくされて、長期化している状態。入院期間を最小限とし、早期退院や地域生活支援システムの構築が必要とされる。

### 社会的排除

〔social exclusion〕
現代的な貧困を認識する概念。経済的な意味での貧困だけでなく、貧困をもたらす要因となる生活環境や状態、そのプロセスをも含むニーズ把握のための概念として理解されている。ソーシャル・インクルージョン（社会的包摂）の対義語である。

### 社会福祉法

社会福祉基礎構造改革の中で、社会福祉の再編成が強調され、従来の措置制度から利用（契約）制度に転換するという社会福祉のパラダイム転換が図られることになった。福祉はサービスであり、市場原理を導入し、利用する側が選択でき、サービスの質の向上を図るという大改革を進めていくというものである。このような状況を踏まえて、1951（昭和26）年に制定された「社会福祉事業法」が、2000（平成12）年6月、半世紀ぶりに大改正され、「社会福祉法」となった。例えばこの法律では、社会福祉事業の経営者に対して、自らその提供する福祉サービスの質を評価することなどによって、良質で適切な福祉サービスを提供するよう努めるべきことを定めている。わが国における社会福祉に関する事項の共通基礎概念を定めた法律である。

### 住宅入居等支援事業（居住サポート事業）

広域の相談支援事業者が24時間、障害者や家主からの相談を受け、安心して賃貸住居等に入居し続けることを支援する。実施主体は市町村であるが、社会福祉法人等への委託も可能である。障害者総合支援法における地域生活支援事業に位置付けられている。

### 住宅問題

精神障害者の退院を阻害する要因の1つである。地域における居住先の確保を支援するために、公営住宅、民間住宅の入居支援策や、グループホーム・福祉ホーム等の充実が求められる。

### 就労移行支援

障害者総合支援法における訓練等給付サービスの1つ。就労を希望する障害者に対し、一定期間（原則2年）、生産活動やその他の活動の機会の提供を通して、就労に必要な知識及び能力の向上のための必要な訓練等を行う。

### 就労継続支援（A型＝雇用型、B型＝非雇用型）

障害者総合支援法における訓練等給付サービスの1つ。通常の事業所に雇用されることが困難な障害者に対して、就労の機会を提供するとともに、生産活動その他の活動の機会の提供を通して、その知識及び能力の向上のために必要な訓練等を行う。A型は雇用契約に基づき施設内で就労の機会を実際に提供しながら、就労のために必要な知識や能力の向上を目指し、B型は雇用契約は結ばないものの施設内で就労の機会や生産活動を提供しながら行う。利用期限は定められていない。また利用に際しては障害支援区分の判定を受ける必要はない。

### 就労支援ネットワーク

ソーシャルアクションを視野に入れつつサービスの開発や改善に取り組み、地域の就労支援サービスを提供する各機関の特色を把握し、障害者雇用に関心を持つ協力的な事業主とのネットワークづくりを支援する。

### 就労定着支援

障害者総合支援法の2018（平成30）年の改正で創設された事業。就労移行支援事業等の利用を経て一般就労へ移行した障害者について、就労に伴う生活面の課題に対し、就労の継続を図るために企業・自宅等への訪問や障害者の来所により必要な連絡調整や指導・助言等を行うサービス。

### 障害支援区分の認定

障害者総合支援法における障害支援区分の認定では、障害者手帳の有無にかかわらず、認定調査の結果等の資料をもとに審議する市町村審査会の審査を

経なければ支給決定を受けることができず、その審査に障害者手帳の障害等級が用いられることはない。

### 障害者加算（生活保護）
生活保護における生活扶助基準に含まれる加算の1つ。基準生活費に上乗せされることにより、加算対象者が加算を受けない者と同水準の生活保障を受けることとなる。精神障害者の場合、**精神障害者保健福祉手帳の1・2級の所持者が加算対象**となる。

### 障害者控除（税制上の優遇措置）
精神障害者が**精神保健福祉手帳を所持することにより、所得税や住民税・相続税**の障害者控除や、贈与税等の減額・免除、利子等の**非課税**といった優遇措置が受けられる。税の種類によって、該当等級は異なる。

### 障害者雇用支援センター
市町村レベルでの障害者の地域就労支援を推進するために1994（平成6）年の障害者雇用促進法の改正により創設され、平成24（2012）年に事業が廃止された。地域の就労希望者の把握、**職業準備訓練**、職場実習や就職者の定着指導のほか、事業所に対する指導助言等を行う。従来の「施設設置型」に加え、自らは訓練を行わずに既存施設との連携を行う「あっせん型障害者雇用支援センター」が1997（平成9）年に制度化されたが、これは2002（平成14）年に「障害者就業・生活支援センター」に改組されている。

### 障害者雇用促進制度と障害者雇用率制度
障害者雇用促進法においては、精神障害者を含むすべての障害者に対する雇用について具体的施策を定め、雇用の促進を図っているが、2018（平成30）年3月までは、同法における事業主の雇用義務は身体・知的障害者に限られていた。なお、2006（平成18）年度より精神障害者（手帳所持者に限る）については、雇用義務の対象ではないものの雇用された場合には雇用率に算入できるとされていた。**2018（平成30）年4月からは、精神障害者も雇用義務の対象となっている**。

### 障害者雇用納付金制度
法定雇用障害者数に足らない障害者の数に応じて、納付金を徴収する制度。この納付金収入を基に、雇用障害者数が法定数を超えている事業主には申請があった場合に障害者雇用調整金が支給される等の仕組みがある。**雇用率未達成の場合、事業主は雇用納付金が徴収されるが、納付金の納付をもって障害者雇用義務が免ぜられるものではなく、事業主は国より障害者雇用率未達成指導を受けることとなる**。

### 障害者雇用率制度
障害者雇用促進法に基づいて、事業主に対し、従業員の一定比率以上の障害者雇用を義務付け、障害者の雇用を促進する制度。2018（平成30）年3月までは雇用すべき割合（法定雇用率）は民間企業では2.0％、国・地方公共団体等では2.3％だったが、同年4月からは民間企業では2.2％、国・地方公共団体等では2.5％となる。算定において、**週所定労働時間20時間以上30時間未満の短時間労働者の場合、0.5人としてカウントされる**。

### 障害者就業・生活支援センター
**障害者に対する就業面と生活面の一体的支援を提供する地域の拠点施設として創設**。①就職や職場への定着が困難な障害者からの相談に応じ、必要な指導助言を行う、②**雇用・福祉・教育等の関係機関との連絡・調整**などの援助を総合的に行うこと、③職業準備訓練を受けることについて斡旋すること、④その他職業生活における自立を図るために必要な業務を行う。

### 障害者就労に向けたハローワークを中心とした「チーム支援」
福祉施設などを利用する障害者が、福祉的就労から一般雇用への移行を図るため、ハローワークが中心となり福祉施設や就労支援機関などからなる障害者就労支援チームをつくり、就職に向けた準備から職場定着までの一貫した支援を連携チームで支援する。

### 障害者職業カウンセラー
高齢・障害・求職者雇用支援機構で採用、養成さ

れ、各障害者職業センターに配置されている専門職員。障害者に対する職業評価や職業リハビリテーション計画の策定、職業リハビリテーションカウンセリング、障害者および事業主に対する職場適応援助者による支援、事業主に対する障害者の雇用管理に関する事項についての助言・援助等を行う。障害者雇用促進法24条において規定されている。

### 障害者職業生活相談員

5人以上の障害者である労働者を雇用する事業所において選任され、その職業生活に関する相談および指導を行うことが、当該事業所の事業主に義務付けられている。事業主は、障害者職業生活相談員を選任したときは、遅滞なく公共職業安定所長に届け出なければならない。

### 障害者職業センター

独立行政法人高齢・障害・求職者雇用支援機構が運営し、障害者職業総合センター、広域障害者職業センター、地域障害者職業センターの3つの職業センターがある。障害者の就職に向けての相談や、職業準備のための訓練などその人の状況に応じたサービスを行う。また障害者を雇用する事業主に対して、雇用する際の職場環境の整備についての相談などの支援が行われる。

### 障害者職業総合センター

独立行政法人高齢・障害・求職者雇用支援機構が運営しており、国内に1か所設置されている。職業リハビリテーションに関する調査および研究、障害者職業カウンセラーや職場適応援助者等の養成および研修、地域障害者職業センターや障害者就業・生活支援センター等への職業リハビリテーションに関する技術的事項についての助言・指導などを行っている。

### 障害者職業能力開発校

職業能力開発促進法に基づき、国または都道府県に設置された施設。公共職業安定所（ハローワーク）、障害者職業センター等の関係機関との密接な連携の下、障害の種類・程度等に対応した職業訓練を実施する。

### 障害者総合支援法（障害者の日常生活及び社会生活を総合的に支援するための法律）

障害者基本法の理念に基づき、障害者や障害児の有する能力や適性に応じ、自立した日常生活や社会生活を営むことができるよう、必要な障害福祉サービスの給付やその他の支援を行うことによって障害者・障害児の福祉の増進、障害の有無にかかわらず国民が相互に人格と個性を尊重し安心して暮らすことのできる地域社会の実現に寄与することを目的として「障害者自立支援法」という名称で2006（平成18）年4月より施行された法律。法改正を経て2013（平成25）年4月より現在の名称となっている。

### 障害者トライアル雇用助成金（障害者短時間トライアルコース）

就職が困難な精神障害者等のうち、ただちに20時間以上の勤務による就労が困難である者を、ハローワークの紹介により一定期間（3～12か月）を定めて試行的に雇用するものであって、雇い入れ時の週の所定労働時間を10時間以上20時間未満とし、障害者の職場適応状況や体調等に応じて、同期間中にこれを20時間以上とすることを目指すもの。事業主に対しては、助成金が支給される。

### 障害者トライアル雇用助成金（障害者トライアルコース）

障害者雇用の拡大のための事業。事業主に障害者雇用のきっかけを与え、**試行就業期間（原則3か月）**終了後に常用雇用への移行を進める。事業主と対象障害者との間で有期雇用契約を締結して実施される。事業主に対しては、助成金が支給される。

### 障害年金

国民年金法等の年金各法に基づく障害を支給事由とする年金給付。一定の受給用件に基づき、該当する者に対して支給される。**障害基礎年金該当者の場合は障害等級1級、2級のみが対象**。障害厚生年金の場合は障害等級1～3級の該当者が対象となる。

### 職場適応援助者（ジョブコーチ）
〔job coach〕
一般事業所に就労している障害者の職業生活や仕事内容への適応について直接援助するとともに、職場環境の調整や仕事内容の指導方法について事業所に提案助言する間接支援も行う専門職のこと。地域障害者職業センターの職員である**配置型ジョブコーチ**、社会福祉法人等に所属する**訪問型ジョブコーチ**、企業に所属する**企業在籍型ジョブコーチ**がある。

### 職場適応訓練事業
都道府県知事が事業主に委託して、障害者の能力等に適した作業に従事させることを通して、その職場への適応を図ることを目的とした事業。訓練期間は6か月（重度障害者は1年）以内。訓練終了後は引き続き、その事業所において雇用されることが前提となっている。

### 職場復帰支援
厚生労働省の「心の健康問題により休業した労働者の職場復帰支援の手引き」では、病気休業開始から職場復帰後のフォローアップまでを5つのステップに分けている。第1ステップでは、病気休業開始及び休業中のケア。第2ステップは主治医による職場復帰可能の判断。第3ステップは職場復帰の可否の判断及び職場復帰支援プランの作成。第4ステップは最終的な職場復帰の決定段階。第5ステップでは職場復帰後のフォローアップとなっている。

### 自立訓練（機能訓練・生活訓練）
障害者総合支援法における訓練等給付サービスの1つ。障害者支援施設やサービス事業所に通所、もしくは居宅に訪問し、一定期間、必要な支援を行う。**機能訓練**は身体障害者を対象とし、身体的リハビリテーションや生活等に関する助言・指導等を行う。**生活訓練**は知的障害者・精神障害者を対象とし、入浴、排せつ、食事等に関する自立した日常生活を送るための訓練や生活等に関する助言・指導等を行う。

### 自立支援医療
障害者総合支援法に基づく医療費助成の制度。同法施行前の更生医療（身体障害者福祉法）、育成医療（児童福祉法）、精神障害者通院医療費公費制度（精神保健福祉法）が移行されている。**自己負担は原則として10%、有効期限は1年であるが更新可能**。ただし世帯の所得水準に応じて1か月あたりの負担に上限が設けられている。精神通院医療の場合、診察代の他、**薬代やデイケア、訪問看護にかかる医療費も対象**となる。

### 自立生活運動（IL運動）
〔independent living movement〕
**重度障害者であっても地域社会において自らの意志と責任において生活する権利を有する**という考えに基づき、所得保障や、住居や介助者の確保、社会参加の機会や教育、リハビリテーションの充実等を確保するために、当事者を中心として1960年代以降にアメリカにおいて起きた運動である。

### 自立生活センター（CIL）
〔center for independent living〕
1960年代以降のアメリカで起こった**自立生活運動（IL運動）**の拠点としてカリフォルニア州バークレーにおいて設立。その後世界各地に拡がりをみせる。障害者が地域で生活するにあたり、①ピアカウンセリング、②介助者の斡旋、③住宅、④移動、⑤就労等の支援活動を展開し、障害者の自立生活への移行と地域統合を目指す。活動が当事者中心であるところに特徴がある。

### 生活困窮者自立支援制度
生活保護に至る前の段階におけるセーフティネットとして、生活困窮者自立相談支援事業の実施、生活困窮者住居確保給付金の支給、その他の生活困窮者に対する自立の支援に関する措置を講ずることにより、**生活困窮者の自立の促進を図ることが目的**である。利用対象者は、現に経済的に困窮し、**最低限度の生活を維持することができなくなるおそれのある者**（要保護者以外の生活困窮者）であり、実施主体は、福祉事務所を設置する自治体となっている。

## 生活の質（QOL）
〔quality of life〕
「生命の質」「生活の質」「人生の質」などと訳される。様々な生活場面を質的に捉える概念である。わが国では1970年代以降、「心の貧困」が指摘され「心の豊かさ」が強調されるようになり、QOLを重視する必要性が語られている。

## 生活のしづらさ
障害は固定したものではなく、生活環境を整えることで改善できるという、谷中輝雄（やどかりの里創設者）が提唱した考え方である。これは、精神障害者を病者としてではなく、生活者として捉えることであり、生活支援の焦点を表すものといえる。生活者として、一人前の人としてみること、ごくあたりまえの生活の実現を共通目標として、一方向の関係ではなく、双方向の関係を意識する営みが、精神障害者を一人の人として、責任能力のある人として付き合うことの重要性を示している。

## 精神障害者共同（小規模）作業所
成人期の精神障害者に対する制度・施策の不足を背景に、家族、当事者、関係者を中心に設置運動が展開。1980年代から全国各地で急増。障害者自立支援法の施行により、自立訓練（生活訓練）、就労移行支援、就労継続支援、地域活動支援センター等への事業移行が推進された。

## 精神障害者雇用トータルサポーター
ハローワークにおいて、精神障害者等の求職者に対して精神症状に配慮したカウンセリングを行う等の就労支援を行い、事業主に対しては精神障害者等の雇用に関する意識啓発や理解促進を行う。2011（平成23）年3月までは「精神障害者就職サポーター」という名称だったものが、就業準備プログラムや事業所に対する支援が役割として加わったことにより名称変更となった。

## 精神障害者社会復帰施設
精神障害者を対象とした地域生活を支援することを目的とした社会福祉施設の総称。従来は精神保健福祉法において精神障害者生活訓練施設、精神障害者授産施設、精神障害者福祉ホーム、精神障害者福祉工場、精神障害者地域生活支援センターが規定されていた。現在は障害者自立支援法（現、障害者総合支援法）の施行に伴う2005（平成17）年の改正により、法文から削除された。

## 精神障害者総合雇用支援事業
障害者雇用促進法に基づき、精神障害者の雇用支援の強化を目的として2005（平成17）年10月より全国の地域障害者職業センターで実施。主治医をはじめとする医療関係者と事業主との連携のもと、雇用促進、職場復帰、雇用継続のための専門的かつ総合的な支援を行う。利用に際しては精神障害者保健福祉手帳取得の有無は問われない。

## 精神障害者通院医療費公費負担制度
精神障害者がその精神疾患治療のために外来通院する際の医療費助成制度。1965（昭和40）年の精神衛生法改正により導入された。この制度の適用により、自己負担割合は総額の5％、有効期間は2年であったが、障害者自立支援法の施行に伴う2005（平成17）年の精神保健福祉法の改正により削除され、現在は、**障害者総合支援法における自立支援給付（自立支援医療）に移行している。**

## 「精神障害者の生活の質」の調査法
精神障害者の生活の質に関する評価尺度として、WHOQOL-26やクオリティ・オブ・ライフ評価尺度（QLS）がある。また、共通の経験や特徴をもつ人々で構成されたフォーカスグループに対する質的調査法であるフォーカスグループ・インタビューや質的研究のグラウンデッド・セオリー・アプローチ等がある。

## 精神障害者保健福祉手帳
精神障害者が、一定以上の障害にあることを証明するもの。この手帳を所持することにより、税金の減額・免除をはじめとするさまざまな優遇制度が受けられる。障害等級は1～3級。有効期間は2年（更新可）。**申請の窓口は市町村となっており、**2006（平成18）年10月からは、申請の際には顔写真の添付が必要となっている。**2016（平成28）年3月末日現在の手帳の交付状況は86万3,649件である。**

### 精神病者の保護及び精神保健ケア改善のための諸原則

通称、国連原則。1991（平成3）年12月、第46回国連総会において採択された原則（国際基準）。精神医療の濫用防止、精神障害者の人権擁護を目的とし、ノーマライゼーションやインフォームドコンセントの考え等が盛り込まれている。法的拘束力はないが、国連加盟国のガイドライン（勧告）としての指針となっている。

### 精神保健福祉センター

1965（昭和40）年の精神衛生法改正時に創設。精神保健福祉に関する技術的側面における中核行政機関。設置主体は都道府県及び政令指定都市。①精神保健福祉に関する知識の普及や研究調査、②複雑又は困難な精神保健福祉相談及び指導、③精神医療審査会の事務局、④精神障害者保健福祉手帳及び自立支援医療費（精神医療分）の判定等の業務を行う。

### 精神保健福祉相談員

精神保健福祉センター、保健所及び市町村等において、精神保健及び精神障害者の福祉に関する相談に応じ、精神障害者及びその家族等を訪問して必要な指導を行う職員のこと。その**任用資格の1番目に精神保健福祉士**が挙げられている。ただし、配置については任意であり、義務とはなっていない。

### 精神保健福祉法（精神保健及び精神障害者福祉に関する法律）

精神障害者の医療及び保護を行い、障害者総合支援法と相まって、社会復帰の促進及び自立と社会経済活動への参加の促進に必要な援助を行い、発生予防、その他国民の精神保健の向上を図ることを目的とした法律。

### 成年後見制度利用支援事業

認知症高齢者や知的障害者、精神障害者のうち判断能力が不十分な者に対して、福祉サービスの利用契約の締結等が適切に行われ、成年後見制度の利用促進を図る事業。申し立てに要する経費の負担が困難な対象者に対し、その経費及び後見人等の報酬の全部又は一部を補助する。障害者総合支援法において2012（平成24）年4月より市町村地域生活支援事業の必須事業の1つとして実施されている。

### 成年後見人

精神上の障害で事理弁識能力を欠く常況にある者を保護する者（民7〜9・858・859条、**複数でも法人でも可能**）。本人、配偶者、4親等内の親族、検察官、**市町村長**、他の類型の法定後見人・監督人、任意後見受任者等の請求により、家庭裁判所の後見開始の審判を経て、要保護者は成年被後見人となる。**財産に関する法律行為は成年後見人が全て代理**し、法律行為も**日常生活に関する行為以外は取消せる**。現実の介護行為までは職務に含まれない。

### セルフヘルプ・グループ
〔self help group〕

病気や障害などの生活上の困難や問題をもつ人が、**同じ悩みや経験など共通の課題**をもちつつ生きる人々と出会い、相互に支援しあうために組織され運営されるグループのことである。また、自助グループともいわれている。セルフヘルプ・グループは、AA（Alcoholics Anonymous）や断酒会、NA（Narcotics Anonymous）、GA（Gamblers Anonymous）等がある。

### 相談支援専門員

障害者が自立した日常生活および社会生活を営むことができるよう、障害福祉サービスなどの利用計画の作成や地域生活への移行・定着に向けた支援、住宅入居等支援事業や成年後見制度利用支援事業に関する支援などの全般的な相談支援を行う者である。障害者総合支援法に規定されている指定相談支援事業所や基幹相談支援センター等に配置される。資格要件として、3年以上の実務経験が必要である。

### ソーシャル・インクルージョン（社会的包摂）
〔social inclusion〕

すべての人々を、その属性（性別、年齢、身体的・精神的状況、宗教的・文化的背景、経済状況等）にかかわらず、孤立、孤独、排除、摩擦などから守り、社会の構成員として包み込み、支えあう理念をいう。なお、この理念は、**日本社会福祉士会の倫理網領（2005年）**で、社会に対する倫理責任の1つ

として唱えられている。

## ソーシャルサポート・ネットワーク
〔social support network〕
家族・友人・同僚など親密な人間関係から得られる情緒的・物質的サポートをソーシャルサポートという。キャッセル（Cassel, J.）やカプラン（Caplan, G.）等は、それらに公的資源も含めてネットワーク化することでコミュニティワークの技法とした。

## ソーシャルファーム
〔social firm〕
従来の「福祉的就労」「一般就労」とは異なる「第三の就労」として、欧米諸国で実施されている障害者を含む社会的弱者のための雇用形態のこと。ソーシャル・インクルージョンの理念に基づく社会的企業の1つであり、労働市場で不利な立場にある人々のために仕事を創出し、支援付き雇用の機会を提供することに焦点をあてたビジネスである。そこに集う人々が労働者としての権利と主体性を発揮した労働参加の新たな働き方と雇用の形体として注目されている。

## ソーシャルロール・バロリゼーション
〔social role valorization〕
ヴォルフェンスベルガー（Wolfensberger, W.）が提唱したポスト・ノーマライゼーション理論。障害者の社会的な価値を高めるために、環境調整のみではなく、障害者本人を援助するためのシステム構築を強調。社会的な役割を確立、増進、維持し、肯定的な価値を得、さらに価値下げを防止するという考え方。現在のノーマライゼーションにおける中核概念となっている。

## 退院後生活環境相談員
2013（平成25）年の精神保健福祉法改正によって、医療保護入院者の退院促進に関する措置を講ずる義務が精神科病院の管理者に対して新たに課され、その役割を担う者として選任される。医療保護入院時に、患者本人およびその家族にその担う役割を説明し、入院期間中より退院に向けた相談支援業務を果たす者として、精神保健福祉士が中心的に担っている。

## 退院支援相談員
診療報酬で定められ、2014（平成26）年4月1日以降に精神療養病棟へ入院となった患者1人に対して、精神保健福祉士または保健師、看護師、准看護師、作業療法士または社会福祉士として精神障害者に関する業務に従事した経験を3年以上有する者から1名以上を指定し、当該機関内に配置するものである。これは、診療報酬上のものであり、退院後生活環境相談員とは異なる。

## 脱施設化
1963年のアメリカのケネディ（Kennedy, J. F.）教書に端を発する。精神科病院の閉鎖的な環境の中で、一律に処遇を受けることで生じる施設症の問題を改変していく考え方や運動を意味する。

## 短期入所（ショートステイ）
障害者総合支援法における自立支援給付（介護給付）の1つ。自宅でその障害者に対して介護している者が病気の場合などに、短期間、夜間を含めて施設において入浴、排せつ、食事等の介護を行う。

## 地域移行支援
障害者総合支援法に基づく地域相談支援は、地域移行支援と地域定着支援のことをいい、その指定一般相談支援事業の1つ。地域生活の準備のための外出への同行支援・入居支援等があり、退院後のアパート探しなどに利用できる。対象は、障害者支援施設等の入所者や精神科病院の入院患者等であり、住居の確保、その他の地域における生活に移行するための活動に関する相談、障害福祉サービス事業所等への同行支援等を行う。利用期間は、6か月以内となっている。

## 地域障害者職業センター
障害者雇用促進法に基づき、各都道府県に設置。公共職業安定所（ハローワーク）との連携のもとに地域に密着して、**障害者に対する専門的な職業リハビリテーションを実施**する。「精神障害者総合雇用支援」、「職場適応援助者（ジョブコーチ）支援事業」等の事業を行っている。障害者職業カウンセラーが配置され、職業評価、職業指導、職業リハビリテー

ション計画策定などを行う。

### 地域生活支援事業
地域の特性や利用者の状況に応じて、柔軟な形態による事業を計画的に実施する。障害者自立支援法（現、障害者総合支援法）により創設。都道府県が実施主体の都道府県地域生活支援事業と、市町村が実施主体の市町村地域生活支援事業がある。

### 地域定着支援
障害者総合支援法に基づく地域相談支援は、地域移行支援と地域定着支援のことをいい、その指定一般相談支援事業の1つ。施設の退所や病院からの退院、家族との同居から一人暮らしへの移行など、地域生活が不安定な障害者等との常時の連絡体制を確保し、その障害の特性によって生じる緊急の事態等において、相談・支援を提供する事業である。利用期間は、12か月以内となっている。

### 地域包括支援センター
地域住民の健康の保持及び生活の安定のために必要な援助を行うことにより、住民の生活を包括的に支援することを目的として設置された機関。包括的支援事業（介護予防ケアマネジメント、総合相談・支援など）や介護予防支援業務などを実施する。社会福祉士、主任ケアマネジャー、保健師等が配置される。市町村が責任主体であるが、運営は社会福祉法人、医療法人、NPO法人などが行っている。

### 中小企業障害者多数雇用施設設置等助成金
労働者数300人以下の事業主が、障害者の雇用に係る計画を作成し、それに基づき障害者を新規に5人以上雇用し（現に雇用している対象労働者の数との合計数が10人以上であること）、障害者雇用に必要な事業所の施設・設備等の設置や整備をした場合に、その要する費用に対して助成されるものである。

### 特定求職者雇用開発助成金（特定就職困難者コース）
高年齢者、障害者、母子家庭の母などの就職困難者を、公共職業安定所（ハローワーク）等の紹介により、継続して雇用する労働者（雇用保険の一般被保険者）として雇い入れる事業主に対して、国から助成金を支給するものである。

### 特例子会社制度
法定雇用率を達成するための1つの仕組み。事業主が障害者の雇用に特別の配慮をした子会社を設立し、一定の条件を満たすとその子会社に雇用されている従業員も親会社を含む企業グループ全体の実雇用率の算定に合算できるという**障害者雇用促進法に基づいた制度**。

### 日常生活自立支援事業
認知症高齢者や知的障害者、精神障害者等、判断能力が十分でない人の地域自立生活を支えるための事業。社会福祉法によって規定された**福祉サービス利用援助事業**の1つで、都道府県・指定都市社会福祉協議会によって運営される。2007（平成19）年4月より、「地域福祉権利擁護事業」の名称が「日常生活自立支援事業」に変更となった。

### ノーマライゼーション
〔normalization〕
高齢や障害があっても地域において普通の生活を営み、差別されず、それが当たり前であるという社会をつくる基本理念をいう。1950年代にデンマークにおいて障害児をもつ親の会から草の根運動的に広がり、バンク-ミケルセン（Bank-Mikkelsen, N. E.）を中心に展開された。その後スウェーデンのニィリエ（Nirje, B.）や北米のヴォルフェンスベルガー（Wolfensberger, W.）らによって広められた。わが国は1981年の国際障害者年を皮切りに、ノーマライゼーションが展開されている。

### ピアカウンセリング
〔peer counseling〕
職場や学校などで仲間同士で行うカウンセリングのこと。ピアとは「仲間」を意味し、クライエントにより近くにいる人がカウンセリングを行うことで気やすく話せる、話が通じやすい等の利点があるが、非専門家が行うことによる限界があることも指摘されている。

### 福祉的就労
障害者就労継続支援B型をはじめとする福祉施設において働くこと。指導員等の支援者のいる環境下

で働くことを通して、自立、更生を促進し、自己実現を図るという意味合いをもつ。

## ペイシェント・アドボカシー
〔patient advocacy〕
患者権利擁護制度。欧米では、病院から独立したアドボケート（権利擁護者）が病院に常駐もしくは定期的に訪問し、患者の相談にのる。アドボケートは常に患者側の立場から、患者自身での問題解決のための支援を行い、個別的問題だけでなく、時として組織的改革にもつなげていく。インフォームド・コンセントの権利がその存在の根拠となる。わが国においては、まだこの制度は存在していない。

## 訪問指導／訪問看護
**精神科を標榜する医療機関**の担当医師の指示を受けた当該医療機関の保健師、看護師、作業療法士又は**精神保健福祉士**が通院患者の居宅を訪問すること。なお、個別に患者又はその家族に対して**看護及び社会復帰指導**を行った場合には診療報酬に算定できる（単独での訪問も可）。

## 保健所における精神保健福祉業務
地域精神保健福祉業務の中心的な行政機関として、専門性や広域性が必要な事項について市町村を支援する役割を有する。また、精神保健福祉法34条に規定された**移送制度**や**精神科病院に対する指導監督**の役割も有している。

## リハビリテーション
〔rehabilitation〕
「国連・障害者に関する世界行動計画」（1982年）において、「リハビリテーションとは、身体的、精神的、かつ社会的に最も適した機能水準の達成を可能とすることによって、各人が自らの人生を変革していくための手段を提供していくことを目指し、かつまた時間を限定したプロセスである」と定義している。すなわち、**全人間的復権を目指す技術的及び社会的、改革的対応の総合的体系**であり、「**生活の質（QOL）の向上**」につながるといえる。

# 索引

（太字で表示した頁には用語解説があります）

## あ〜お

IL 運動（自立生活運動）……… **246**
ILO（国際労働機関）第 159 号条約
　…………………………… 118
ICIDH（国際障害分類）……3, 18
ICF（国際生活機能分類）
　………………… 4, 19, 94, **242**
ICD（国際疾病分類）………2, 17
IPS（インテンショナル・ピア
　サポート）……………… 157
IPS（個別職業紹介と支援）… **241**
アウトリーチ……… 106, 203, 213
アカウンタビリティ……………69
アクセシビリティ………………70
ACT（包括型地域生活支援プログ
　ラム）…… 37, 44, 107, 175, **241**
あさやけ作業所………………… 8
アセスメント……………27, 189
あたりまえの生活……………… 224
あっせん型雇用支援センター… 132
当てはめ支援……………………12
アドボカシー…………67, 205, **241**
アレクサンダー
　Alexander, Ken……………… 161
EA ……………………………… 140
医学モデル……………………… 3
医学モデル／生活モデル……… **241**
移送……………………………… 213
一般システム理論……………… 162

一般的意見 4 ……………………85
移動支援事業………………… **241**
医療観察法…………………… 177
医療法………………………… 172
医療保健福祉……………………37
医療保護入院……… 172, 210, 218
インテーク…………………… 204
インフォームド・コンセント
　………………………27, 63, 69
インフォームド・チョイス… 27, 69
内なる偏見………………………69
宇都宮病院事件……… 56, 81, 171
英国ケアプログラムアプローチ
　……………………………… 164
エコマップ…………………… 193
援護寮……………………… 8, 97
エンパワメント
　………… 62, 84, 148, 234, **241**
エンパワメント・アプローチ… 195
岡上和雄……………………… 2
オーダーメイドの支援……… 192

## か〜こ

改革のグランドデザイン（今後の障
　害保健福祉施策について）… 100
核家族化……………………… 237
学生無年金障害者訴訟…………34
隔離収容…………………… 28, 36

家族が元気になるための 14 の原則
　……………………………… 161
家族支援……………………… 164
家族支援に関する調査報告…… 164
家族療法……………………… 161
家族療法家…………………… 162
家長制度……………………… 237
活動プログラム…………………27
家庭児童相談員……………… 203
カミングアウト（自己開示）… 234
川崎市社会復帰医療センター…… 7
寛解………………………………16
環境因子…………………………19
関係づくり（波長合わせ）…… 107
関係妄想…………………………39
看護師………………………… 106
危機介入……………………… 204
機能訓練……………………… **246**
機能・形態障害…………………19
基本的人権の享有………………55
基本的人権の尊重………………54
虐待…………………………… 219
救急医療体制………………… 174
QLS（クオリティ・オブ・ライフ
　評価尺度）………………… **241**
QOL（生活の質）
　………… 12, 20, 59, 91, 147, **247**
協議会………………64, 108, 132
共生型サービス……………… 103

| | | |
|---|---|---|
| 強制入院 | 172 | |
| 協働 | 219 | |
| 共同生活援助（グループホーム） | | |
| | 8, 36, 96, 190, 201, **241** | |
| 居住サポート事業（住宅入居等支援事業） | 34, 88, 102, **243** | |
| 居宅介護（ホームヘルプ） | | |
| | 35, 201, 218, **242** | |
| 禁治産 | 72 | |
| 禁治産制度 | 72 | |
| クオリティ・オブ・ライフ評価尺度（QLS） | **241** | |
| クラーク勧告 | 55 | |
| クラブハウスモデル | 229, **242** | |
| クリニック（診療所） | 173 | |
| グリフィス報告 | 163 | |
| グループホーム（共同生活援助） | | |
| | 8, 36, 96, 190, 201, **241** | |
| 呉秀三 | 55 | |
| ケアアセスメント票 | 164 | |
| ケアマネジメント | 89, 163, 194 | |
| ケアマネージャー | 163, 203 | |
| ケアラー | 163 | |
| 契約 | 71 | |
| 契約制度 | 201 | |
| ケースカンファレンス | 208 | |
| ケースワーカー | 202 | |
| 欠格条項 | 59, **242** | |
| 健康状態 | 19 | |
| 健康保険法 | 106 | |
| 権利擁護 | 66, 90, 204 | |
| 広域行政機関 | 216 | |
| 広域障害者職業センター | **242** | |
| 公営住宅法施行令 | 88 | |
| 公益社団法人日本社会福祉士会 | 76 | |
| 公益社団法人日本精神保健福祉士協会 | 76 | |
| 公共職業安定所（ハローワーク）の職業相談員 | **242** | |
| 後見 | 72 | |
| 後見人 | 210 | |

| | |
|---|---|
| 高次脳機能障害情報・支援センター | 178 |
| 公衆衛生審議会 | 3 |
| 厚生労働省「社会保障審議会障害者部会（第29回）資料」 | 99 |
| 行動制限 | 56 |
| 行動特性 | 107 |
| 高齢者のホームヘルプ | 107 |
| 高齢・障害・求職者雇用支援機構障害者職業総合センター | 112 |
| 国際疾病分類（ICD） | 2, 17 |
| 国際障害者年 | 18, 84 |
| 国際障害者年行動計画 | 4 |
| 国際障害分類（ICIDH） | 3, 18 |
| 国際人権規約 | 55 |
| 国際生活機能分類（ICF） | |
| | 4, 19, 94, **242** |
| 国際労働機関（ILO）第159号条約 | 118 |
| 国連社会権規約委員会 | 85 |
| 国連障害者権利条約 | 63 |
| 国連・障害者の十年 | 84 |
| こころの健康相談 | 208 |
| こころの健康づくり推進事業 | 212 |
| こころの電話 | 212 |
| 個人因子 | 19 |
| 子育て支援課 | 209 |
| 個別支援計画 | 139 |
| 個別職業紹介と支援（IPS） | **241** |
| コミュニティビジネス | 238 |
| コメディカルスタッフ | 173 |
| 今後の障害保健福祉施策について（改革のグランドデザイン） | 100 |
| コンボ（COMHBO） | 158 |

### さ〜そ

| | |
|---|---|
| 在宅治療チーム | 163 |
| 作業療法士 | 106 |
| 札幌宣言 | 56 |
| サービス管理責任者 | 96, 129 |
| 差別・偏見 | 59 |

| | |
|---|---|
| 3障害 | 200 |
| CIL（自立生活センター） | **246** |
| CRT | 213 |
| 支援費制度 | 201 |
| 思考伝播 | 39 |
| 自己開示（カミングアウト） | 234 |
| 自己対処 | 106 |
| 自殺予防総合対策センター | 177 |
| 施設ケア | 162 |
| 施設−地域コンフリクト | 60 |
| シチズン・アドボカシー | **242** |
| 市町村における精神保健福祉業務 | **242** |
| 市長同意 | 206 |
| 疾病性 | 213 |
| 指定一般相談支援事業所 | 97 |
| 指定ソーシャルワーカー | 163 |
| 指定入院医療機関 | 212 |
| 児童委員 | 203 |
| 児童相談所 | 219 |
| CPA会議 | 212 |
| シーボーム報告 | 162 |
| 社会参加 | 35, 59 |
| 社会資源 | 37, 219 |
| 社会的障壁（バリア） | |
| | 59, 61, 146, **242** |
| 社会的入院 | 55, 66, 90, 218, **243** |
| 社会的排除 | **243** |
| 社会的復権 | 225 |
| 社会的不利 | 19 |
| 社会的包摂（ソーシャル・インクルージョン） | 146, 196, 234, 237, **248** |
| 社会福祉協議会職員 | 105 |
| 社会福祉士 | 66, 202 |
| 社会福祉士及び介護福祉士法 | 66 |
| 社会福祉法 | 4, 75, **243** |
| 社会復帰調整官 | 177 |
| 就業支援担当者 | 127, 132 |
| 住宅確保要配慮者に対する賃貸住宅の供給の促進に関する法（住宅セーフティネット法） | 102 |

| | | |
|---|---|---|
| 住宅入居等支援事業（居住サポート事業）……… 34, 88, 102, **243** | 障害者差別禁止指針………… 119 | 職場適応訓練事業………… **246** |
| 住宅問題…………………… **243** | 障害者試行雇用事業（トライアル雇用制度）……………… 137 | 職場復帰支援……………… **246** |
| 集団精神療法……………… 173 | | ショートステイ（短期入所）………………………98, **249** |
| 就労移行支援……………… **243** | 障害者就業・生活支援センター…………………64, 132, **244** | ジョブコーチ（職場適応援助者）………………… 137, **246** |
| 就労移行支援事業………64, 116 | 障害者就労に向けたハローワークを中心とした「チーム支援」… 244 | 自立…………………………… 189 |
| 就労移行支援事業所……… 139 | 障害者職業カウンセラー…… 244 | 自立訓練（機能訓練・生活訓練）………………………… **246** |
| 就労継続・移行支援事業……35 | 障害者職業生活相談員…… **245** | 自立支援医療………35, 204, **246** |
| 就労継続支援……… 116, 138, 190 | 障害者職業センター……… **245** | 自立支援協議会…………… 201 |
| 就労継続支援（A 型＝雇用型、B 型＝非雇用型）…… 116, **243** | 障害者職業総合センター… **245** | 自立生活運動（IL 運動）…… **246** |
| | 障害者職業能力開発校…… **245** | 自立生活センター（CIL）… **246** |
| 就労支援員………………… 129 | 障害者自立支援調査研究プロジェクト……………… 164 | 事例性……………………… 213 |
| 就労支援制度……………… 116 | | ジレンマ………………………68 |
| 就労支援ネットワーク…… **243** | 障害者自立支援法……… 35, 86, 116, 131, 141, 201, 204 | 新障害者プラン（新障害者基本計画及び重点施策実施 5 か年計画）……………………………85 |
| 就労支援部会……………… 132 | | |
| 就労定着支援……………117, **243** | 障害者総合支援法（障害者の日常生活及び社会生活を総合的に支援するための法律）……… 2, 11, 58, 116, 171, 206, **245** | |
| 受給者証…………………… 138 | | 心身機能・身体構造…………20 |
| 宿泊型生活訓練施設………… 96 | | 心身障害者対策基本法………… 3 |
| 受診援助…………………… 218 | | 身体障害者雇用促進法…… 118 |
| 準禁治産………………………72 | 障害者トライアル雇用助成金（障害者短時間トライアルコース）……………………… **245** | 心的外傷後ストレス障害（PTSD）…………………………32 |
| 準禁治産制度…………………72 | | |
| 障害……………………………67 | 障害者トライアル雇用助成金（障害者トライアルコース）……… **245** | 心理家族教育……………… 162 |
| 障害支援区分の認定……… **243** | | 診療所（クリニック）…… 173 |
| 障害者加算（生活保護）… **244** | 障害者の権利に関する条約… 55, 143 | スティグマ……………………54 |
| 障害者基本法………………… 3, 4, 16, 81, 85, 146, 200 | 障害者の職業リハビリテーション及び雇用に関する条約……… 118 | ストレングス……………… 113 |
| | | ストレングス視点………26, 196 |
| 障害者虐待防止法…………… 58 | 障害者白書………………………36 | ストレングスモデル……… 234 |
| 障害者計画（障害者基本法）… 205 | 障害者プラン（ノーマライゼーション 7 か年戦略）………… 85 | 住まいの場……………………90 |
| 障害者控除（税制上の優遇措置）…………………………… **244** | | 生活課題（ニーズ）……… 105 |
| | 障害者ホームヘルプ……… 107 | 生活訓練…………………… **246** |
| 障害者雇用支援センター… **244** | 障害年金……… 34, 61, 136, 209, **245** | 生活困窮者自立支援制度… **246** |
| 障害者雇用促進制度と障害者雇用率制度……………………… **244** | 障害福祉課………………… 206 | 生活支援………………… 54, 106 |
| | 障害福祉計画（障害者総合支援法）……………………… 205 | 生活支援員………………………75 |
| 障害者雇用促進法（障害者の雇用の促進等に関する法律）……………58, 114, 118, 123, 131, 140 | | 生活支援システム…… 189, 228 |
| | 職業指導官………………… 125 | 生活支援担当者………… 128, 132 |
| | 職業リハビリテーション… 118 | 生活者………………………24, 54 |
| 障害者雇用調整金………… 121 | 職場適応援助者（ジョブコーチ）…………………… 137, **246** | 生活の質（QOL）………………… 12, 20, 59, 91, 147, **247** |
| 障害者雇用納付金制度…… 121, **244** | | |
| 障害者雇用率……………… 120 | | |
| 障害者雇用率制度………… **244** | 職場適応訓練……………… 122 | 生活のしづらさ……… 228, **247** |
| 障害者差別解消法…… 58, 61, 63, 118 | | |

生活保護……………………136, 209
生活保護法……………………………87
生活モデル………………………………3
生活モデル／医学モデル………241
せいしれん（旧長野県精神障害者
　地域生活支援連絡会）…………62
精神医療審査会……………………57
精神衛生法………2, 42, 55, 81, 171
精神科医……………………………202
精神科医療…………………………171
精神科救急情報センター……213
精神科クリニック…………………172
精神科特例……………………56, 175
精神科病院……………………………36
精神科訪問看護……………………106
精神科訪問看護・指導料………106
精神疾患………………………………19
精神疾患を有する者の保護及び
　メンタルヘルスケアの改善の
　ための諸原則……………………55
精神障害者……………………………2, 32
精神障害者共同（小規模）作業所
　…………………………………………247
精神障害者居宅生活支援事業
　…………………………86, 180, 200
精神障害者雇用トータルサポーター
　…………………………………………247
精神障害者社会適応訓練事業
　…………………………40, 136, 200
精神障害者社会復帰施設…9, 16, 247
精神障害者授産施設……8, 81, 85, 86
精神障害者小規模作業所…………8
精神障害者生活訓練施設
　………………………8, 81, 85, 86, 97
精神障害者総合雇用支援事業…247
精神障害者地域生活援助事業（精神
　障害者グループホーム）………85
精神障害者地域生活支援センター
　……………………………………9, 86
精神障害者通院医療費公費負担制度
　…………………………………………247

精神障害者通所施設………………40
「精神障害者の生活の質」の調査法
　…………………………………………247
精神障害者福祉工場……………8, 86
精神障害者福祉ホーム…………8, 86
精神障害者保健福祉手帳
　…………………………61, 122, 247
精神障害にも対応した地域包括
　支援ケアシステム……………176
精神病院入院患者の通信・面会に関
　するガイドラインについて……56
精神病院法……………………………55
精神病者…………………………………2
精神病者監護法………42, 55, 80
精神病者の保護及び精神保健ケア
　改善のための諸原則…………248
精神病と精神障害に関する
　王立委員会報告書……………162
精神保健医療福祉の改革ビジョン
　…………………………57, 82, 174
精神保健指定医………172, 214, 217
精神保健診察………………………217
精神保健相談事業………………202
精神保健福祉業務………………216
精神保健福祉士……66, 106, 189, 200
精神保健福祉士の養成の在り方等
　に関する検討会中間報告書……91
精神保健福祉士法………66, 68, 177
精神保健福祉センター
　……………………178, 211, 248
精神保健福祉相談………………206
精神保健福祉相談員
　……………………176, 204, 216, 248
精神保健福祉法（精神保健及び
　精神障害者福祉に関する法律）
　…………………3, 16, 35, 43, 48, 56,
　　　63, 81, 85, 124, 171, 177,
　　　200, 206, 216, 217, 248
精神保健法……………2, 16, 63, 81
成年後見制度………63, 71, 205, 210
成年後見制度利用支援事業…71, 248

成年後見センターぱあとなあ…76
成年後見人………………………73, 248
世界行動計画………………………18
世界人権宣言…………………………54
世界保健機関（WHO）………2, 17
セルフ・アドボカシー……67, 68
セルフヘルプ・グループ
　……………………64, 230, 248
全国社会福祉協議会…………………9
全国精神障害者家族会連合会…43
全国精神保健福祉会連合会
　（みんなねっと）…………44, 164
専門員…………………………………75
総合的技術センター……………178
総合病院（地域医療支援病院）
　…………………………………………174
相談援助……………………………206
相談支援事業…………………11, 35
相談支援事業者……………………180
相談支援事業所……………………208
相談支援専門員……………105, 248
ソーシャル・インクルージョン（社
　会的包摂）
　……………146, 196, 234, 237, 248
ソーシャルインクルージョン
　システム……………………………12
ソーシャルサポート……………194
ソーシャルサポート・ネットワーク
　……………………………195, 249
ソーシャルファーム…221, 239, 249
ソーシャルロール・バロリゼー
　ション……………………………249
ソーシャルワーク………………211
措置制度……………………………201
措置入院………………………172, 217

## た〜と

退院後生活環境相談員……………249
退院支援……………………………104
退院支援相談員……………………249
退院促進支援事業………………204

第2回国連人間居住会議
　（ハビタットⅡ）……………85
代弁者………………………………71
多職種チーム………………………95
脱施設化…………………… 162, **249**
WHO（世界保健機関）………2, 17
短期入所（ショートステイ）
　………………………………98, **249**
地域移行…………………………204
地域移行支援……………………**249**
地域移行支援事業………………207
地域医療支援病院（総合病院）
　…………………………………174
地域活動支援センター
　………………47, 114, 158, 192, 201
地域ケア…………………… 106, 162
地域ケア計画……………………163
地域ケア白書……………………163
地域ケア法………………………163
地域自殺対策推進センター… 213
地域障害者職業センター………**249**
地域自立支援協議会……………205
地域生活…………………………207
地域生活支援事業………………**250**
地域精神科医療………… 171, 174
地域責任性………………………211
地域体制整備コーディネーター 104
地域定着支援……………………**250**
地域に備わる資源………………146
地域ネットワーク………………163
地域福祉権利擁護事業………71, 75
地域包括ケアシステム…………103
地域包括支援センター
　………………………203, 209, **250**
地域保健…………………………206
地域保健法………………………179
地方精神保健福祉審議会………178
チーム支援………………………125
中間施設……………………………16
中小企業障害者多数雇用施設
　設置等助成金…………………**250**

中心的な行政機関………………179
通院医療…………………………172
デイケア……………… 173, 209, 218
当事者……………………………156
当事者活動………………………156
特定求職者雇用開発助成金
　………………………………137, **250**
特定相談事業……………………212
特別障害給付金制度………………34
特例子会社………………………142
特例子会社制度…………………**250**
トライアル雇用制度（障害者試行
　雇用事業）……………………137

## な〜の

7つの国の標準……………………163
ナラティヴ・アプローチ………195
二次的なハンディキャップ………36
ニーズ…………………… 105, 200
ニーズアセスメント……………204
日常生活自立支援事業………71, **250**
日常生活自立支援事業担当者… 106
日本国憲法…………………………54
入院医療…………………………172
入院形態…………………………172
入所施設（旧社会復帰施設）……36
任意後見……………………………72
任意後見契約………………………74
任意後見人…………………………74
認定成年後見人ネットワーク
　「クローバー」…………………76
ネグレクト………………………210
ネットワークづくり………………28
能力障害……………………………19
ノーマライゼーション
　………………………4, 44, 84, 90, **250**
ノーマライゼーション7か年戦略
　（障害者プラン）………………85

## は〜ほ

配置型ジョブコーチ…… 126, 133

バークレイ報告…………………163
バザーリア法……………………174
パーシー報告……………………162
発達障害者支援センター………213
発達障害者支援法………………177
発達障害情報センター…………178
ハビタットⅡ（第2回国連人間
　居住会議）………………………85
バリア（社会的障壁）
　…………………… 59, 61, 146, **242**
ハローワーク（公共職業安定所）
　の職業相談員…………………**242**
ピアアドボケイター……………230
ピアカウンセリング…… 229, **250**
ピア活動…………………………153
ピアサポーター…………………191
ピアサポート…………… 153, 229
ピアスペシャリスト……………158
ひきこもり………………………218
ひきこもり地域支援センター… 213
非自発的入院……………………172
PTSD（心的外傷後ストレス障害）
　……………………………………32
ピープルファースト………………33
福祉サービス…………………4, 35
福祉サービス事業所………………11
福祉サービス利用援助事業………75
福祉的就労………………………**250**
福祉避難所…………………………65
複数後見人…………………………75
普通の市民…………………………4
不適応現象（障害）………………17
不登校……………………………218
プロシューマ………………………24
ペイシェント・アドボカシー… **251**
包括型地域生活支援プログラム
　（ACT）…… 37, 44, 107, 175, **241**
報奨金……………………………121
法定後見……………………………72
法定雇用率……………… 35, 64, 143
法定サービス……………………201

訪問看護………… 173, 209, 218, **251**
訪問看護師………………… 105
訪問看護ステーション………… 203
訪問指導／訪問看護………… **251**
訪問診療………………… 173
保健師………………… 202, 216
保健所………………… 179, 206
保健所における精神保健福祉業務
　………………………… **251**
保健センター………………… 206
保護者…………………………57
保佐……………………………72
保佐人…………………………73
補助……………………………72
補助人…………………………73
ホームヘルパー……………… 106
ホームヘルプ（居宅介護）
　………………35, 201, 218, **242**

本人主体………………………68

**ま～も**
マイノリティ…………………67
みえない障害…………………32
民生委員………………… 203, 207
民生児童委員………………… 105
みんなねっと（全国精神保健福祉会
　連合会）………………44, 164
メンタルヘルスクリニック…… 173
メンタルヘルス対策支援センター
　……………………………… 215

**や～よ**
家賃債務保証制度…………… 102
やどかりの里………… 7, 20, 224
優生思想………………………61
養護教諭……………………… 218

**ら～ろ**
ライフイベント………………32
ラップ
　Rapp, Charles A. ……………90
WRAP®（ラップ）………… 158
リカバリー……………… 28, 64, 153
リストカット………………… 218
リハビリテーション………… **251**
リワーク支援………… 134, 173
臨床心理士…………………… 202
倫理綱領………………………68

**わ**
Y問題…………………………56
若者向け心のバリアフリー事業…62
わたしたち家族の７つの提言… 164

## 福祉臨床シリーズ編集委員会

| | | |
|---|---|---|
| 小林光俊 | (こばやし　みつとし) | 学校法人 敬心学園　理事長、全国専修学校各種学校総連合会　顧問 |
| 坂野憲司 | (さかの　けんじ) | 日本福祉教育専門学校精神保健福祉研究科　スーパーバイザー |
| 福田幸夫 | (ふくだ　さちお) | 静岡福祉大学社会福祉学部　教授 |
| 古屋龍太 | (ふるや　りゅうた) | 日本社会事業大学大学院福祉マネジメント研究科　教授 |
| 柳澤孝主 | (やなぎさわ　たかしゅ) | 東京保健医療専門職大学リハビリテーション学部　教授 |

## 責任編集　　　　　　　　　　　　　　　　　　　　　　　　　執筆分担

上野容子　（うえの　ようこ）　東京家政大学　名誉教授
　　　　　　　　　　　　　　……………………………………はじめに、序章、第1章コラム、第2章3節、
　　　　　　　　　　　　　　　　　　　　　　　　第5章1節・4節、第6章4節、終章3節

宮﨑まさ江　（みやざき　まさえ）　山口県立大学社会福祉学部　教授
　　　　　　　　　　　　　　……………………………………はじめに、第3章1節・3-4節、キーワード集

## 執筆者（五十音順）　　　　　　　　　　　　　　　　　　　　執筆分担

| | | |
|---|---|---|
| 岩崎　香 | (いわさき　かおり) | 早稲田大学人間科学学術院　教授……第2章1節・コラム、第6章8-9節 |
| 遠藤哲一郎 | (えんどう　てついちろう) | 川口市保健センター　精神保健福祉相談員………………第7章2節 |
| 大堀尚美 | (おおほり　なおみ) | 長野県ピアサポートネットワーク　代表、NPO法人ポプラの会　事務局長 |
| | | ………………………………第3章2節・コラム |
| 金成　透 | (かなり　とおる) | 医療法人社団 幸悠会 所沢慈光病院　理事………………第6章5節 |
| 川村宣輝 | (かわむら　のぶき) | 日本大学文理学部　教授…………………………………第5章6節 |
| 近藤友克 | (こんどう　ともよし) | 社会福祉法人豊芯会　常務理事…………………第5章5節・コラム |
| 斎藤秀一 | (さいとう　しゅういち) | 川越市保健所　精神保健福祉相談員……………………第7章4節 |
| 杉田義夫 | (すぎた　よしお) | 長野大学　客員教授／NPO法人ウィズハートさく　理事長 |
| | | …………………………………………第4章1-3節 |
| 塚本哲司 | (つかもと　てつじ) | 埼玉県立精神医療センター療養援助部　部長 |
| | | ………………………………第6章6節、第7章3節 |

# 執筆者（続き）

| | | | |
|---|---|---|---|
| 寺谷隆子 | （てらたに たかこ） | 山梨県立大学人間福祉学部　特任教授 | 第6章1節、終章2節 |
| 中野　学 | （なかの まなぶ） | 社会福祉法人豊芯会ハートランドひだまり | 第2章2節 |
| 福田　隆 | （ふくだ たかし） | 医療法人友愛会多機能型事業所ピア・ちくま　施設長 | 第4章4-6節・コラム、第6章7節 |
| 藤原正子 | （ふじわら まさこ） | 福島学院大学福祉学部　教授 | 第6章3節 |
| 増川ねてる | （ますかわ ねてる） | WRAP®ファシリテーター（アドバンス・レベル） | 第6章2節 |
| 谷中輝雄 | （やなか てるお） | 2012年12月、逝去 | 第1章、終章1節 |
| 山本悦夫 | （やまもと えつお） | NPO法人ポプラの会　会長 | 第3章2節 |
| 山本　賢 | （やまもと けん） | 飯能市健康福祉部障害者福祉課　主幹 | 第7章1節・コラム |
| 若林　功 | （わかばやし いさお） | 常磐大学人間科学部　准教授 | 第5章2-4節、キーワード集（就労・雇用支援関連） |

---

**精神障害者の生活支援システム［第3版］**
**【精神保健福祉士シリーズ8】**

2012（平成24）年4月30日　初　版1刷発行
2015（平成27）年3月10日　第2版1刷発行
2018（平成30）年3月15日　第3版1刷発行
2023（令和5）年2月28日　　同　　4刷発行

編　者　上野容子・宮﨑まさ江
発行者　鯉渕友南
発行所　株式会社 弘文堂　101-0062　東京都千代田区神田駿河台1の7
　　　　TEL 03(3294)4801　振替 00120-6-53909
　　　　https://www.koubundou.co.jp
装　丁　水木喜美男
印　刷　三美印刷
製　本　井上製本所

© 2018 Yoko Ueno, et al. Printed in Japan

JCOPY 〈（社）出版者著作権管理機構　委託出版物〉
本書の無断複写は著作権法上での例外を除き禁じられています。複写される場合は、そのつど事前に、（社）出版者著作権管理機構（電話 03-5244-5088、FAX 03-5244-5089、e-mail: info@jcopy.or.jp）の許諾を得てください。
また本書を代行業者等の第三者に依頼してスキャンやデジタル化することは、たとえ個人や家庭内の利用であっても一切認められておりません。

ISBN978-4-335-61122-3

平成24年度からスタートした新たな教育カリキュラムに対応。

# 精神保健福祉士シリーズ

**全22巻**

福祉臨床シリーズ編集委員会編

【共通科目】
- 社会福祉士シリーズ 19 権利擁護と成年後見制度
- 社会福祉士シリーズ 17 保健医療サービス
- 社会福祉士シリーズ 16 低所得者に対する支援と生活保護制度
- 社会福祉士シリーズ 14 障害者に対する支援と障害者自立支援制度
- 社会福祉士シリーズ 12 社会保障
- 社会福祉士シリーズ 10 福祉行財政と福祉計画
- 社会福祉士シリーズ 9 地域福祉の理論と方法
- 社会福祉士シリーズ 4 現代社会と福祉
- 社会福祉士シリーズ 3 社会理論と社会システム
- 社会福祉士シリーズ 2 心理学理論と心理的支援
- 社会福祉士シリーズ 1 人体の構造と機能及び疾病

【専門科目】
- 精神保健福祉士シリーズ 11 精神保健福祉援助実習
- 精神保健福祉士シリーズ 10 精神保健福祉援助演習(専門)
- 精神保健福祉士シリーズ 9 精神保健福祉援助演習(基礎)
- 精神保健福祉士シリーズ 8 精神障害者の生活支援システム
- 精神保健福祉士シリーズ 7 精神保健福祉に関する制度とサービス
- 精神保健福祉士シリーズ 6 精神保健福祉の理論と相談援助の展開Ⅱ
- 精神保健福祉士シリーズ 5 精神保健福祉の理論と相談援助の展開Ⅰ
- 精神保健福祉士シリーズ 4 精神保健福祉相談援助の基盤(専門)
- 精神保健福祉士シリーズ 3 精神保健福祉相談援助の基盤(基礎)
- 精神保健福祉士シリーズ 2 精神保健の課題と支援
- 精神保健福祉士シリーズ 1 精神疾患とその治療

## 精神保健福祉士シリーズの特徴

### Ⅰ 新カリキュラムに準拠しながら、ソーシャルワークの観点が貫かれていること

本シリーズは、新しい精神保健福祉士の養成カリキュラムに準拠し、できるだけ精神保健福祉士の養成機関で使いやすい編集を行っています。

また、それだけではなく、精神科ソーシャルワークの視点から、臨床現場の仕事のおもしろさや大変さ、今後の課題などを盛り込み、現場の精神保健福祉士や関連職種の方、当事者や家族の方にも役に立つシリーズになるよう工夫しています。

### Ⅱ 各学問領域の背景を明確化すること

新しい精神保健福祉士の養成カリキュラムは、旧カリキュラムが精神医学や精神保健学など、主に学問体系の分類に基づいて科目が構成されていたのに対して、精神科リハビリテーション学が相談援助の展開に位置づけられるなど、主に知識や技術の体系によって分類されています。

精神科ソーシャルワークの領域は多くの学問分野が相互に乗り入れる領域のため、複数の学問領域から実践技術を取り入れています。

しかし、それぞれの学問分野には、独自の価値や理念が存在しています。

精神科ソーシャルワーカーは、一方でソーシャルワーク独自の技術と他分野から取り入れた技術とを峻別しながら、一方で他分野の技術をソーシャルワークの価値と理念のもとに統合していく必要があります。

したがって、本シリーズでは種々の理論や援助技術の学問背景をできるだけ明確にしながら紹介していきます。

編集者一同

**好評発売中！** 国家試験科目全巻に「キーワード集」を収録。

福祉臨床シリーズ編集委員会編

### 専門科目 全11巻　11巻 揃価（28,500円＋税）

1. **精神疾患とその治療**［第2版］… 寺田善弘 編　B5判　256頁　定価（本体2700円＋税）
   ― 精神医学 ―　ISBN978-4-335-61118-6
2. **精神保健の課題と支援**［第2版］… 松久保章・坂野憲司・舟木敏子 編　B5判　264頁　定価（本体2700円＋税）
   ― 精神保健学 ―　ISBN978-4-335-61114-8
3. **精神保健福祉相談援助の基盤（基礎）**… 柳澤孝主 編　B5判　186頁　定価（本体2400円＋税）
   ― 精神保健福祉援助技術総論　ソーシャルワークの価値・理念 ―　ISBN978-4-335-61103-2
4. **精神保健福祉相談援助の基盤（専門）**［第2版］… 柳澤孝主 編　B5判　192頁　定価（本体2400円＋税）
   ― 精神保健福祉援助技術総論　ソーシャルワークの理論・実践 ―　ISBN978-4-335-61119-3
5. **精神保健福祉の理論と相談援助の展開 I**［第2版］… 古屋龍太 編　B5判　288頁　定価（本体2700円＋税）
   ― 精神保健福祉援助技術各論　精神科リハビリテーション ―　ISBN978-4-335-61115-5
6. **精神保健福祉の理論と相談援助の展開 II**［第2版］… 坂野憲司 編　B5判　240頁　定価（本体2400円＋税）
   ― 精神保健福祉援助技術各論　ソーシャルワークの展開 ―　ISBN978-4-335-61116-2
7. **精神保健福祉に関する制度とサービス**［第3版］… 古屋龍太 編　B5判　264頁　定価（本体2700円＋税）
   ― 精神保健福祉論　サービスシステム論 ―　ISBN978-4-335-61120-9
8. **精神障害者の生活支援システム**［第3版］… 上野容子・宮﨑まさ江 編　B5判　276頁　定価（本体2700円＋税）
   ― 精神保健福祉論　支援システム論 ―　ISBN978-4-335-61122-3
9. **精神保健福祉援助演習（基礎）**［第2版］… 坂野憲司・福冨 律・森山拓也 編　B5判　184頁　定価（本体2400円＋税）
   ― 精神保健福祉援助演習　理論編 ―　ISBN978-4-335-61121-6
10. **精神保健福祉援助演習（専門）**［第3版］… 坂野憲司・福冨 律 編　B5判　260頁　定価（本体2700円＋税）
    ― 精神保健福祉援助演習　事例編 ―　ISBN978-4-335-61124-7
11. **精神保健福祉援助実習**［第2版］… 河合美子 編　B5判　248頁　定価（本体2700円＋税）
    ― 精神保健福祉援助実習指導　精神保健福祉援助実習 ―　ISBN978-4-335-61123-0

### 共通科目 全11巻　11巻 揃価（27,500円＋税）

社会福祉士シリーズとの共通科目となります。

1. **人体の構造と機能及び疾病**［第4版］… 朝元美利 編　252頁　定価（本体2500円＋税）
   ― 医学知識 ―　ISBN978-4-335-61184-1
2. **心理学理論と心理的支援**［第3版］… 岡田 斉 編　288頁　定価（本体2500円＋税）
   ― 心理学 ―　ISBN978-4-335-61185-8
3. **社会理論と社会システム**［第3版］… 久門道利・杉座秀親 編　296頁　定価（本体2500円＋税）
   ― 社会学 ―　ISBN978-4-335-61190-2
4. **現代社会と福祉**［第5版］… 福田幸夫・長岩嘉文 編　260頁　定価（本体2500円＋税）
   ― 社会福祉・福祉政策 ―　ISBN978-4-335-61192-6
9. **地域福祉の理論と方法**［第3版］… 山本美香 編　272頁　定価（本体2500円＋税）
   ― 地域福祉 ―　ISBN978-4-335-61177-3
10. **福祉行財政と福祉計画**［第4版］… 池村正道 編　244頁　定価（本体2500円＋税）
    ― 社会福祉行財政・福祉計画 ―　ISBN978-4-335-61205-3
12. **社会保障**［第6版］… 阿部裕二 編　276頁　定価（本体2500円＋税）
    ― 社会保障制度・社会保障サービス ―　ISBN978-4-335-61195-7
14. **障害者に対する支援と障害者自立支援制度**［第4版］… 峰島 厚・木全和巳・冨永健太郎 編　300頁　定価（本体2500円＋税）
    ― 障害者福祉制度・障害者福祉サービス ―　ISBN978-4-335-61187-2
16. **低所得者に対する支援と生活保護制度**［第5版］… 伊藤秀一 編　264頁　定価（本体2500円＋税）
    ― 公的扶助 ―　ISBN978-4-335-61197-1
17. **保健医療サービス**［第4版］… 佐久間淳・幡山久美子 編　272頁　定価（本体2500円＋税）
    ― 保健医療制度・医療福祉 ―　ISBN978-4-335-61198-8
19. **権利擁護と成年後見制度**［第4版］… 福田幸夫・森 長秀 編　296頁　定価（本体2500円＋税）
    ― 権利擁護と成年後見・民法総論 ―　ISBN978-4-335-61188-9